New Perspective : Diagnosis and Treatment of Anal Fistula

# 肛瘘诊治新视点

主　编　金黑鹰　张春霞

副主编　刘建磊　陈战斌　周德富

东南大学出版社
SOUTHEAST UNIVERSITY PRESS
·南京·

**图书在版编目(CIP)数据**

肛瘘诊治新视点 / 金黑鹰，张春霞主编. -- 南京 ：
东南大学出版社，2025. 2. -- ISBN 978-7-5766-1808
-2

Ⅰ. R657.1

中国国家版本馆 CIP 数据核字第 2024WT3932 号

# 肛 瘘 诊 治 新 视 点

Ganglou Zhenzhi Xin Shidian

| | | |
|---|---|---|
| 主　　编 | 金黑鹰　张春霞 | |
| 责任编辑 | 褚　蔚 | |
| 责任校对 | 子雪莲　　**封面设计**　王　玥　　**责任印制**　周荣虎 | |
| 出版发行 | 东南大学出版社 | |
| 出 版 人 | 白云飞 | |
| 社　　址 | 南京市四牌楼 2 号(邮编:210096　电话:025－83793330) | |
| 经　　销 | 全国各地新华书店 | |
| 印　　刷 | 苏州市古得堡数码印刷有限公司 | |
| 开　　本 | 787 mm×1092 mm　1/16 | |
| 印　　张 | 13.5 | |
| 字　　数 | 280 千字 | |
| 版　　次 | 2025 年 2 月第 1 版 | |
| 印　　次 | 2025 年 2 月第 1 次印刷 | |
| 书　　号 | ISBN　978-7-5766-1808-2 | |
| 定　　价 | 98.00 元 | |

# 编委会

主　编：金黑鹰　张春霞

副主编：刘建磊　陈战斌　周德富

编　委（以姓氏笔画排序）：

丁雅卿　王　灿　王　俊　王　琛　邓　雪

叶晓瑞　朱　雅　刘曜安　许妍妍　孙平良

贡钰霞　李海玲　杨　阳　杨柏霖　沈彬艳

张心怡　张美琪　陈吉含　金　超　贾克良

顾家博　郭修田　龚　涛　舒　磊　蔡志阳

谭　星

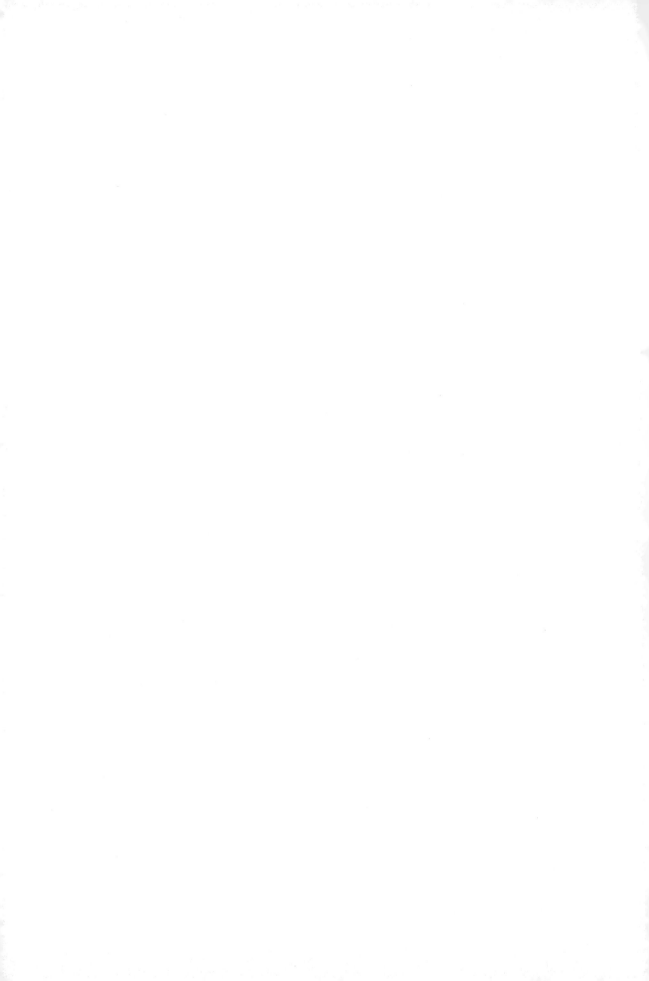

# 自 序

## PREFACE

我有时开玩笑说,正是因为有肛瘘这个疾病,才撑起了中医肛肠科。不信的话你看,除了肛瘘以外,肛肠科其他疾病如结直肠癌、炎症性肠病、功能性肛管直肠疾病等,都有其他学科(像结直肠外科、消化外科等)的医生和我们"抢",甚至连混合痔这种肛肠科传统疾病,现在有内镜医生和我们"抢",而唯独肛瘘似乎没有人愿意和我们"争"。莎士比亚的喜剧 *ALL'S WELL THAT ENDS WELL* 就是描述国王得了肛瘘去治疗的故事,据此有人考证莎士比亚的外祖父是一个肛肠科医生。

我 2004 年从第二军医大学附属上海长海医院肛肠外科毕业,虽然是肛肠外科博士,但惭愧得很,肛瘘都没见过几回。同年转业到南京市中医院肛肠科,才跟叶辉等几位主任学习了肛瘘的诊疗技术。在那几年的临床实践和会议交流中,我觉得彼时中医肛肠界在肛瘘的处理上差异较大,规范性较差,重经验而轻影像学诊断。2005 年我到德国红十字医院进修、2007 年到美国克利夫兰佛罗里达医院做访问学者,在外学习时我觉得国外在肛瘘诊疗的很多理念上与国内差异较大,特别是在肛门功能的保护上,要远远比国内重视。2009 年我在号称"肛肠界麦加"的英国圣马可医院进修时,感觉到圣马可医院在肛瘘的诊断、治疗上非常规范,而且他们的医生对于肛门功能的保护非常重视。在英国的学习生活是枯燥的,所以我就开始动手写一些关于肛瘘治疗的感想,没曾想一发不可收拾,一连写出了好几章,回国后又补充了一些其他的内容,于 2010 年在第二军医大学出版社出版了第一版《肛瘘诊治新视点》。我也不清楚这是不是第一本专门写肛瘘的书,好赖是这么多年工作的一个总结。

后来我有幸参加了国家第四批中医师承学习,师承南京市中医院被人称为"瘘王"的李柏年教授。经过三年的学习,李老给我传授了很多关于肛瘘治疗的经验。李老讲话的口音我有时不太听得懂,门诊上给我讲解时我其实经常听不懂,但也还是不停点头。特别让我感动的是,李老估计知道我这个北方佬很多时候听不懂他的扬州话,在下一次上门诊的时候他就会把问题的解答手写出来交给我。这让我真的非常感动!这些手写的纸张是一个老专家的治学精神和提携后辈的体现,值得我们永远学习。李老治疗肛瘘的临床经验非常丰富,我总结了一点皮毛,写成《李柏年老中医治疗肛瘘的经验》,收录在《李柏年老中医临证经验集》一书中;总结了"李老澄源生新法治疗肛瘘的经验",还获得了江苏省中医科技二等奖。可惜李老猝然离世,让我们不能更多地总结他的经验。后来我在李老名中医工作室总结的基础上,把《肛瘘诊治新视点》第一版进行了重新的修改和增补,在上海科技出版社出版了第二版《肛瘘诊治新视点》。

此后我们在肛瘘诊断治疗方面也做了一些研究,牵头了国内第一个括约肌间瘘管结扎手术(LIFT 手术)治疗经括约肌肛瘘的多中心随机对照研究,文章获登中国精品科技期刊 F5000。后在研究腺源性肛周脓肿的基础上,提出了三间隙引流的概念,并将腺源性肛周脓肿术后肛瘘形成率降低至10%以下而且没有括约肌损伤,并进行了多中心随机对照研究,文章获得了 F5000 和 2020 ASCRS 最佳口头报告的殊荣,同时三间隙引流治疗肛周脓肿的临床研究获江苏省中医药科技进步二等奖。这几年,肛瘘的新技术、新方法和新理念层出不穷。2017 年我由于工作关系,调动到江苏省第二中医院(南京中医药大学第二附属医院)肛肠科工作,2018 年医院才有了肛肠科单独病房,2023 年我院肛肠科成为省中医重点专科,我也如释重负,喘了一口气,想着把这几年的经验再总结一下,同时将最近这几年一些新进展如肛瘘镜技术等也纳入其中,特别是克罗恩病肛瘘的综合治疗有了长足的进步,于是邀请有关专家撰写了相关的内容,由此集结出版第三版《肛瘘诊治新视点》,希望藉此为肛瘘的规范化治疗做一点贡献。

估计这本书出版就到明年了,还有 5 年我就退休了,我也就准备安排退休生活了,但希望我的后辈能继续把这本书 5~10 年更新一版,为肛瘘规范化治疗做一点贡献。

写书是个苦差事,尽管看得眼花缭乱,但是出版了往往仍会有"一眼错"的地方,希望大家原谅。我要感谢所有为本书撰稿、统稿、编辑的专家和老师,谢谢!

**金黑鹰**
**2024 年 6 月 2 日星期日作于南京孝陵卫**

# CONTENTS | 目 录

**总起——对肛瘘诊治过程中存在问题的思考** ……… 001

一、如何对肛瘘进行诊断和分类 ……… 002

二、肛瘘治疗的目标如何确定 ……… 003

三、合理选择手术方法和技巧 ……… 005

**第一章　中医对肛瘘的认识及治疗理念的演变** ……… 008

**第二章　肛瘘的病因和发病学说** ……… 013

一、肛腺感染学说 ……… 013

二、肛瘘的其他病因 ……… 014

三、小儿肛瘘的病因与治疗 ……… 016

**第三章　肛瘘的应用解剖** ……… 021

一、直肠和肛管的发生 ……… 021

二、直肠和肛管的形态 ……… 021

三、肛管直肠的毗邻 ……… 024

四、肛管直肠和盆底肌肉 ……… 025

五、肛管直肠神经支配 ……… 027

六、肛管直肠血供和淋巴回流 ……… 027

七、肛门控便功能的维持 ……… 028

## 第四章 肛瘘诊断方法 ·················· 032

一、指检 ·················· 032

二、探针检查 ·················· 032

三、影像学检查 ·················· 033

四、肛管直肠压力测定 ·················· 043

五、盆底肌电图 ·················· 046

## 第五章 肛瘘的鉴别诊断 ·················· 050

一、克罗恩病肛管直肠周围感染 ·················· 050

二、肛管、直肠及其周围恶性肿瘤 ·················· 051

三、藏毛窦 ·················· 051

四、骶尾部肿瘤 ·················· 051

五、肛周化脓性汗腺炎 ·················· 052

六、直肠阴道瘘 ·················· 052

七、会阴、直肠子宫内膜异位症 ·················· 052

八、坏死性筋膜炎 ·················· 053

## 第六章 肛瘘治疗方法 ·················· 055

一、肛瘘切开术 ·················· 055

二、肛瘘切除术 ·················· 056

三、肛瘘切除缝合术 ·················· 056

四、挂线术 ·················· 057

五、肛瘘栓的应用 ·················· 063

六、推移瓣的应用 ·················· 066

七、括约肌间瘘管结扎术 ·················· 069

八、经肛括约肌间切开术 ·················· 070

九、肛瘘的干细胞治疗 ·················· 073

十、视频辅助下肛瘘治疗技术 ·················· 076

**第七章　不同临床分类肛瘘的治疗策略** ·················· 096

一、肛瘘常用的诊断方法和优缺点分析 ················ 097

二、各型肛瘘的治疗策略和结果预测 ················· 103

**第八章　肛瘘术后创面的处理** ····················· 110

一、创面评估 ································· 110

二、肛瘘术后开放创面的处理 ····················· 110

三、引流条的选择 ······························ 112

**第九章　肛周脓肿的诊治** ························ 113

一、肛周脓肿的诊断和分类 ······················· 113

二、肛周脓肿三间隙学说 ························· 117

三、肛周脓肿的治疗 ··························· 123

**第十章　特殊类型的肛瘘** ························ 131

一、结核性肛瘘 ······························· 131

二、肛瘘癌变 ································· 133

三、直肠阴道瘘 ······························ 135

**第十一章　克罗恩病肛瘘** ························ 145

一、概述 ··································· 145

二、克罗恩肛瘘的诊断 ························· 146

三、克罗恩肛瘘的治疗 ························· 149

## 第十二章 李柏年老中医治疗高位肛瘘的经验和学术思想 …… 160

一、手术方法的选择 ……………………………………………………… 160

二、内口的处理 …………………………………………………………… 162

三、直肠环区组织的处理 ………………………………………………… 163

四、管壁的处理 …………………………………………………………… 164

五、特殊管道的处理 ……………………………………………………… 165

六、手术切口要领 ………………………………………………………… 165

七、如何控制外口的生长 ………………………………………………… 165

八、紧线时机的把握 ……………………………………………………… 166

## 附　录 …………………………………………………………………… 167

一、美国肛周脓肿和肛瘘治疗指南（英文及译文）…………………… 167

二、英国圣马克医院手术记录模板 ……………………………………… 205

# 总 起

## ——对肛瘘诊治过程中存在问题的思考

肛瘘是肛肠外科中一个古老而常见的疾病，早在公元前 4 世纪的希波克拉底时代就有了对肛瘘治疗的详细记录。在我国古代的《古今医统大全》《外科正宗》中也有对肛瘘治疗的记载。从病例数来讲，每年在国内有数万例临床诊治的病例，但由于诊治水平和理念的差异，临床治疗结果的差异较大，而且并发症多见。国内的文献报道中，高位复杂性肛瘘的治愈率在 80%～90% 之间，而国外报道高位复杂性肛瘘的治愈率仅有 30%～70%。为什么有如此差异？而且国内、外对于肛瘘术后肛门失禁报道的差异更大。国内肛门失禁特别是三度肛门失禁的发生率仅为 5%～10%，而国外使用切割挂线病人肛门失禁发生率可以达到 30%～40%。为什么有这么明显的差异？笔者在美国和德国进修期间，发现西方国家肛门失禁的发生率确实明显高于国内，原因并不十分清楚。在欧美一些国家，对任何损伤括约肌的手术均非常谨慎，肛肠外科医生不推荐使用切割挂线（cutting seton），而使用引流挂线（loose seton）、生物蛋白胶填充、肛瘘栓等一些不损伤括约肌的手术进行肛瘘治疗，但同时欧美的病人肛瘘治愈率非常低，治疗时间也非常长。笔者在德国红十字医院进修期间遇到一例高位复杂性肛瘘的患者，使用引流挂线已三年时间，但肛瘘仍没有好转的迹象，病人也非常痛苦。因此，一味追求手术的安全而放弃对肛瘘治愈率的追求是肛瘘治疗的一个极端。但是在国内的一些肛肠中心，笔者又观察到有的医生走到了另一个极端——为了追求高的肛瘘治愈率，随意地破坏肛管括约肌、无限扩大手术损伤，对患者造成了不可挽回的损失。笔者在临床中曾碰到一例转诊而来的患者，医生在第一次进行肛旁脓肿切开引流时就进行了切割挂线，但是患者术后出现了肛瘘的复发，于是进行了一次又一次的肛瘘切除挂线手术，前后共进行了十二次之多，但是肛瘘仍没有治愈，待辗转到我院肛肠中心治疗时，已达三度肛门失禁，肛门无法闭合，从肛门可直接看到直肠黏膜，而且更不幸的是，在我院进一步检查后发现，该患者的疾患并不是单纯的肛瘘，而是骶前囊性占位伴感染。我们进行了手术切除，术后病理显示为骶前畸胎瘤。虽然患者术后切口痊愈，但是肛门功能已造成了不可逆的损害。

肛瘘虽然是一个非常常见的疾病，但是在肛瘘的诊治中有许多问题存在争议：

首先，肛瘘的病因是什么？虽然大部分人认为肛腺感染是肛瘘的发病原因，但是也有人对此提出很多质疑。

其次，肛瘘的诊断标准和分类标准是什么？以什么作为金标准进行肛瘘的诊断？

第三，肛瘘的治疗原则是什么？肛瘘治疗的目的与所导致的损伤之间应如何平衡？

如果为了提高治愈率而无限度地增加创伤显然不可取，但是如果为了增加手术的安全性而无限制地降低手术治愈率，是否也有医生不作为之嫌？肛瘘的治疗是一把双刃剑，怎样平衡治愈率和肛门失禁率之间的矛盾是一个需要研究的问题。

## 一、 如何对肛瘘进行诊断和分类

肛瘘的分类似乎是一个非常容易的事，许多肛瘘单纯凭医生的经验就可以得到诊断，如果配合探针和腔内超声检查，90%以上的肛瘘可以得到一个相对准确的诊断，有经验的医生仅凭直肠指诊就可以得到比较准确的诊断，但问题也由此产生。肛瘘是肛肠外科最为常见的疾病之一，在全国范围内，上至三级甲等医院，下至村医院、个体诊所，均能治疗，许多医院条件甚至非常简陋，仅仅靠医生的直肠指诊就对肛瘘进行分类，没有任何客观的依据作为诊断的证据，这就造成医生凭主观判断患者是否为高位复杂性肛瘘，没有任何客观的依据。一旦有人对该诊断质疑，医院也没有任何证据说明其复杂程度，如果出现医疗纠纷，那医院就会陷入被动。另外，单凭主观的检查，不排除个别医生为了强调疾病的复杂性或因为经验不足，将一些本来不是高位复杂性肛瘘的病例也划入此类。笔者以为，由于肛瘘治疗的复杂性和治疗时潜在的肛门失禁的风险，对于怀疑为高位复杂性肛瘘的病人，建议常规进行腔内超声检查或/和磁共振检查，以明确瘘管的范围、深度及与括约肌之间的关系。

另外，肛瘘如何进行分类也是另一个值得深思的问题。在国内的教科书或专著上，复杂性肛瘘是指有2个或2个以上外口的肛瘘（《黄家驷外科学》第7版）。当然，如果肛瘘的外口和瘘管越多，处理应该越为困难，但是不是所有的2个以上外口的肛瘘治疗均非常复杂？因为肛瘘治疗的难点在于瘘管与括约肌之间的关系，而非外口及瘘管的多少。在国内的分类中，高位肛瘘指瘘管在肛管直肠环以上的肛瘘，而瘘管在肛管直肠环以下肛瘘属于低位肛瘘（《黄家驷外科学》第7版）。我们知道，肛管直肠环以下的括约肌包括了外括约肌皮下部、浅部和深部及整个外括约肌以及大部分内括约肌，如果在手术时切断了这么多的括约肌，患者可能面临很大的失禁风险。因此在国内的肛瘘位置高、低的判断中，对于低位肛瘘的判断范围过大，如果对这些"低位肛瘘"进行无论何种括约肌切断手术，均可能有较大的肛门失禁的风险。然而，目前在国内的很多医院中，仍然使用我国经典的高位肛瘘、复杂肛瘘的诊断，这样的诊断在肛瘘治疗中的指导意义受到限制。在国外的文献和书籍中，肛瘘主要使用 Parks 分类，根据瘘管和括约肌之间的关系分为四类，即：括约肌间肛瘘、经括约肌肛瘘、括约肌外肛瘘和括约肌上肛瘘。该分类最重要的意义在于将肛瘘以瘘管和括约肌关系进行分类，在治疗时能了解括约肌的损伤程度；但是该分类忽视了肛瘘治疗中伴随的"空腔"与瘘管的关系。Keigleoly 在其专著《结直肠外科》中，将 Parks 分类细化，有比较重要的指导意义，但是在进行术前诊断时又比较困难。

总的来讲，在肛瘘诊断时充分考虑内口、外口、瘘管与括约肌之间关系及瘘管与空腔之间关系的诊断和分类才是一个有临床指导意义的分类方法。

谈肛瘘的分类方法，就不能不提肛周脓肿的诊断和分类方法。传统上肛旁脓肿根据脓肿所存在的潜在的间隙将脓肿分为皮下脓肿、括约肌间脓肿、坐骨直肠窝脓肿、直肠后间隙脓肿和骨盆直肠间隙脓肿。该分类方法至今具有重要的临床指导价值。但是，肛周脓肿往往起病比较急，需要做急诊切开引流手术，得到客观指标的可能性更小。因此，笔者建议对于位置较高的脓肿，最好先做脓肿切开引流，等以后再行二期手术，不要试图治愈当前的病情而导致严重的并发症发生。

## 二、 肛瘘治疗的目标如何确定

疾病治疗的终极目标是消除该疾病，恢复病人正常的生理功能，但是在外科治疗中，很少能达到这样的要求。比如进行胃切除术后，就会有消化、营养和代谢方面的问题；进行直肠切除后会出现排便障碍问题；即使是进行美容手术，也会对患者遗留一定的损伤。也就是说，"外科是一门有缺陷的治疗学"，任何外科的治疗都会给病人带来一定的问题。外科在治疗疾病的同时要损伤病人的身体的结构和功能，所以说外科治疗是"双刃剑"，因此外科医生必须为病人选择合适的治疗方法和治疗手段，尽量减少对病人的损伤而最大程度提高对患者的益处。许多外科医生都沾沾自喜于"外科是艺术"的评价，但是笔者认为"外科是有缺陷的艺术"。

在肛瘘治疗中，同样存在着如何平衡功能损伤和疾病治愈之间的关系。肛瘘治疗过程中最常见的并发症为肛门缺损和肛门失禁，如果功能存在但肛门有一点缺损，病人往往还能接受，毕竟对于肛门而言，功能的正常先于结构的完美。对肛瘘治疗来讲，保护肛门功能应该放在所有治疗目标的第一位，因为肛门失禁对生活的影响远远超过肛瘘本身对病人生活质量的影响。

① 对于括约肌间肛瘘，由于切开部分内括约肌对于肛门功能影响较小，这样的肛瘘治疗目的就是应该让患者完全治愈而且肛门功能不受任何损伤，更为完美的目标是使肛门部瘢痕尽量减少。

② 对于经括约肌肛瘘，如果切开不超过1/2外括约肌，术后发生肛门失禁的可能性较小，但是由于切开了外括约肌，这些肌肉就会回缩，肛门部就形成较大的手术缺损，称为"锁眼样畸形"。尽管大部分病人没有不适，但是也有部分患者常有肛门部异物感，严重者可有粪便溢出或难以清除干净。对于这样的患者，使用切割挂线可能比较适合，手术后肛门缺损不是很大，肛门功能基本能保持完整。对于切开外括约肌超过1/2的经括约肌肛瘘，这样的肛瘘直接切开大多数会发生肛门失禁，即时使用切割挂线，也可能造成较大的畸形。对于这种肛瘘的治疗目标要在尽量保留肛门功能的情况下争取治愈肛瘘，可以选用对分期切割挂线、引流挂线结合推移瓣或生物蛋白胶、肛瘘栓等进行治疗，治愈率较好而且可最大可能地保留肛门功能。

③ 对于括约肌上肛瘘，任何试图进行切断整个括约肌的治疗均可能导致严重的后果，可采用不损伤括约肌的方法进行治疗，治疗的目的也是尽量减少因为肛瘘造成的反复感染，治愈肛瘘不作为最主要的目标。

④ 括约肌外肛瘘常常继发于肛管直肠损伤、克罗恩病、盆腔结核、盆腔脓肿等疾病，虽然比较少见，但是治疗损伤大、治愈率低，常常以引流为主要目标，根据具体情况设定具体目标。

以往认为克罗恩病合并肛瘘在国内比较少见，但是实践证明克罗恩病合并肛瘘并不少见。笔者在临床中发现诸多进行了肛瘘切除后切口生长缓慢或反复复发的病例，进行肠镜检查后确诊为克罗恩病。克罗恩病合并肛瘘治疗的目的要以切开引流、预防感染和肛周脓肿为主，任何单纯应用手术方法试图治愈克罗恩病的尝试往往带来严重的后果。所以，对于克罗恩病合并肛瘘的病人，治疗原则建议在多学科诊疗模式下施行以内科保守治疗为主、外科治疗为辅的个体化治疗。内科治疗包括生物治疗，如：英夫利昔单抗（infliximab）、阿达木单抗（adalimumab）免疫抑制剂治疗、抗生素治疗等。外科干预的主要目标是引流脓肿，可以切开引流或挂线引流。外科引流结合药物治疗可以促进克罗恩病肛瘘的愈合。对于克罗恩病所致的严重肛周感染、顽固性败血症者，可考虑行转流性肠造口；反复感染、手术等所致直肠狭窄、肛门失禁者，也可考虑行直肠切除手术。

结核合并肛瘘、性病合并肛瘘虽然少见，但在国内也可以见到，对于这样的病人，治疗目标以预防感染为主，不以治愈肛瘘为目的。

肛旁脓肿的治疗目标应与肛瘘有所不同，对肛旁脓肿以控制感染为目的，而将预防肛瘘的发生作为第二位考虑的因素。越复杂的脓肿，急诊手术时应选择简单、损伤最小的手术；在脓肿治疗时，如果没有百分之百的把握，不要进行切割挂线，因为脓肿切开引流常常是在准备不十分充分的条件下完成的。对于一个复杂的脓肿，如果处理不当，可能对患者造成严重的损害。就如前面提到的那位进行了十二次手术的病人，如果初次手术时仅做切开引流，待感染控制后行充分检查，然后行确定性手术，患者最后的结果可能就会是另外一番情形。因此，对于脓肿的手术目标就是引流、控制感染，外科常用的"创伤控制性手术"的概念，在肛旁脓肿的治疗中同样适用。急诊手术时选择最为简单的手术方式，控制感染，然后进行充分准备后进行确定性手术，以减少手术创伤。

## 三、　合理选择手术方法和技巧

肛瘘手术方法的选择与手术目标是一致的，关键是对合适的病人选择适合的方法。肛瘘最基本的手术是肛瘘切开手术和肛瘘切除手术。肛瘘切除手术常常应用于简单的皮下肛瘘或括约肌间肛瘘，手术切除后如果条件较好者甚至可以缝合切口，治疗时间短。但是肛瘘切除术需要切除所有的瘘道组织，损伤相对较大，不适宜于较为复杂的肛瘘。肛瘘切开手术是将瘘管切开以达到治愈肛瘘的目的，对于位置较低、切除括约肌范围较小的肛瘘，可以直接进行切开；对于切开范围较大的肛瘘，采用切割挂线以减少切开后肛门失禁的发生。尽管使用切割挂线后严重的肛门失禁发生率明显下降，但是轻度的肛门失禁还是有一定的发生率，特别是切开外括约肌超过 1/2 的病例，术后肛门功能都有一定的影响。

全括约肌保留手术是肛瘘治疗新的方向。全括约肌保留术式可以降低术后肛门功能损伤，但是关于其临床疗效报道差异较大。目前常用的方法有生物蛋白胶封堵、肛瘘栓充填、引流挂线、推移黏膜瓣或推移皮瓣、视频辅助肛瘘治疗术、括约肌间瘘管结扎术等。

生物蛋白胶封堵是一种对括约肌完全没有损伤的手术，但是其手术成功率仅仅 10%～30%，长期随访研究显示其成功率可能更低，目前已经被淘汰。肛瘘栓充填早期报道短期疗效较好，治愈率可以达 80% 以上，但是较大样本长时间随访显示其治愈率为 13%～50%，效果不是十分理想，不过这个手术方法同样对括约肌损伤较小，即使失败也可以再次手术，目前使用越来越少。引流挂线常用于一些难以治愈的肛瘘，比如克罗恩病肛瘘、结核性肛瘘等的治疗，其目的主要是保持肛瘘引流通畅，不发生感染。推移黏膜瓣或推移皮瓣在肛瘘治疗中效果较为肯定，其治愈率达 50%～60%，而且发生肛门失禁的可能性也较低，但是在部分患者中推移黏膜瓣或推移瓣制作困难，存在发生推移瓣坏死、严重感染的可能，仅仅适用于一部分患者。

视频辅助肛瘘治疗术（video-assisted anal fistula treatment，VAAFT）是用"肛瘘镜"从外口进入瘘管腔，在视频监视下识别瘘管解剖，包括主管、支管、脓腔及内口，用电灼法在腔内破坏瘘管内壁，清理感染组织后，关闭内口，引流管腔。Cheung 等报道，应用 VAAFT 治疗 78 例肛瘘患者，中位随访 14 个月，60 例（81%）治愈，其中包括 5 例克罗恩病患者，无并发症发生。Jiang 等报道，对 52 例肛瘘患者采用 VAAFT，随访 9 个月，44 例（84.6%）治愈，无肛门失禁发生。Romaniszyn 和 Walega 对 68 例肛瘘患者进行治疗，总体治愈率为 54.41%，单纯性瘘管治愈率为 73.3%、复杂瘘管的成功率仅为 39.47%，而且发现女性患者的成功率更高，未发生严重并发症。综合分析显示，VAAFT 成功率为 76.01%～82.3%，并发症发生率为 16.2%，复发率为 17.7%。VAAFT 具有创伤小、直视下操作、不损伤括约肌等优点，但需要特殊的肛瘘镜设备，对复杂性、复发性肛瘘显示了较好的疗效。

括约肌间瘘管结扎术（ligation of the intersphincteric fistula tract，LIFT）是 2007 年由 Rojanasakul 报道的一种新的完全保留括约肌的治疗复杂性肛瘘的手术。该术式通过在内外括约肌之间的间隙内结扎并切断瘘管，从而闭合内口，阻止直肠内感染来源，搔刮清除外部残余瘘管内坏死组织，经引流达到愈合。由于手术从正常解剖间隙入路，不损伤内外括约肌，避免了术后肛门功能下降的发生；手术操作方法相对较简单，完全不影响再次手术，手术时间与住院时间较推移皮瓣/黏膜瓣等其他术式明显缩短。Rojanasakul 等用 LIFT 治疗经括约肌肛瘘 18 例，治愈率 94.4%，平均治愈时间 4 周，无肛门失禁。Shanwani A 等报道用 LIFT 治疗复杂性肛瘘 45 例，治愈率 82.2%，无肛门失禁，术后 3～8 个月复发率为 17.7%。Aboulian 等报道应用 LIFT 治疗复杂性肛瘘，成功率为 68%。这些提示 LIFT 似乎是一种非常理想的手术方法。在临床实践中，众多学者在 LIFT 术基础上进行了改良，包括 LIFT-Plug 术、Bio-LIFT 术等。Ellis 等采用 LIFT 术联合生物假体材料填充括约肌间瘘管治疗 31 例复杂性肛瘘，治愈率为 94%。Zhao 等分析了应用 LIFT-Plug 术治疗 78 例肛瘘患者，平均愈合率达 96.2%。国内一项多中心随机对照研究显示，改良 Bio-LIFT 较 LIFT 的愈合率高、愈合时间短、组织损伤程度小、无肛门失禁发生，操作简单，未增加并发症的发生，是一种治疗慢性肛瘘更理想的手术方法。总的来讲，LIFT 与其他治疗复杂性肛瘘的手术方法相比有明显优势——保护了肛门括约肌、减少了组织损伤、缩短了治愈时间、创面小、操作简单、费用低等，二期对复发后二次手术治疗无任何障碍。纵观国内外关于 LIFT 手术的报道，目前主要的问题是：随访时间较短、没有随机对照组研究、缺乏足够的说服力，需要进行大样本的随机对照研究以确认其价值，探索出适用于全括约肌保留手术的方法和诊疗方案。

　　总之，在肛瘘诊治中，要充分考虑内口、外口、瘘管与括约肌之间的关系及瘘管与空腔之间的关系，平衡功能损伤和疾病治愈之间的关系。能尽量不损伤括约肌或少损伤括约肌的手术是首选的手术方法，对于任何要损伤大范围括约肌的手术方法都需要慎重考虑。全括约肌保留手术是肛瘘治疗新的趋势，但临床仍缺乏大样本的随机对照研究，这需要更进一步的探索和推广。

　　目前江苏省第二中医院肛肠科对肛瘘诊断的流程如下：

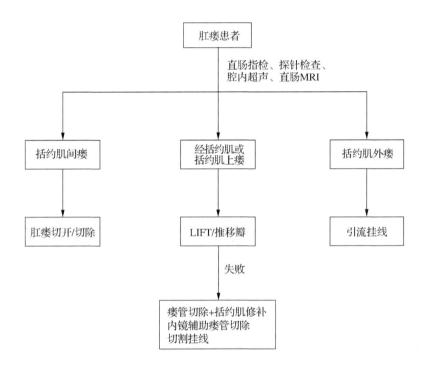

［金黑鹰］

# 第一章

# 中医对肛瘘的认识及治疗理念的演变

　　我国是认识"瘘"最早的国家之一，中医对于肛瘘的认识几千年来不断发展。成书于战国以前的《山海经》已明确提出了"肛瘘"的病名，《山海经·卷二·中山经》中曰："仓文赤尾，食者不痛，可以为瘘"。秦汉之后，肛瘘多以"痔"名概括，《五十二病方》中提出牡痔、牝痔、脉痔、血痔四痔分类，并将瘘归入"牡痔"之中，"有赢肉出，或如鼠乳状，末大本小，有空（孔）其中"。另外《五十二病方》中也提及"多空（孔）"的瘘，即现代医学所指的复杂性肛瘘。"痔瘘"病名始见于《神农本草经》，"夫大病之主，痈肿恶疮、痔瘘瘿瘤"，系泛指痔、瘘等肛肠疾病，之后的文献也记作"痔瘘"。《疮疡经验全书·痔瘘症并图说篇》（公元 1569 年）中，将瘘管称作"漏疮"，同时对痔瘘的病因、病机及证治行了专门论述，在五痔基础上，进一步详细分为二十五痔，并附图说明，充分反映了当时对痔瘘病研究的细致和深入。据文献判断，宋代已有治疗痔瘘病的专科，《太平圣惠方》将痔与痔瘘从概念上进行了区分，如"夫痔瘘者，由诸痔毒气，结聚肛边，有疮或作鼠乳，或生结核，穿穴之后，疮口不合，时有脓血，肠头肿痛，经久不差，故名痔瘘也。"著名医家陈实功著的《外科正宗》（公元 1617 年）一书，较全面地总结了前代的外科学术成就，并写有《脏毒论》《痔疮论》等专篇，对痔、瘘、肛周痈疽等痔瘘疾病的病因、病机和辨证施治进行了较全面的论述。

　　肛瘘的分类较为复杂，我国古代医家多依据瘘管的部位、形态、特征等进行分类。如《外科大成·论痔漏》中云："漏有八，肾俞漏，生肾俞穴……肾囊漏，漏管通入于囊也。"明朝时期，我国医学的发展取得了很大成绩，痔瘘学科更有了新的进展，枯痔疗法日趋完善，并首创治肛瘘的挂线疗法。明代徐春甫《古今医统大全》中就记载了挂线治疗肛瘘的方法："上用草探一孔，引线系肠外，坠铅锤悬，取速效。药线日下，肠肌随长，僻处既补，水逐线流，未穿疮孔，鹅管内消。"这个记载不但记录了挂线的方法，而且对其机理和治疗效果也作了阐述。这种挂线的方法是我们目前最常使用的切割挂线法。中医肛瘘切开术也早有记载，如清代《外科图说》："若久年漏症，初诊探以银丝，方能知其横飘直柱，以及浅深曲直之由通肛过桥之重症。然后每日用柳叶刀开其二三分，开后用絮止血约半日去絮，乃上药版。通肛则用弯刀，若素有血证不可开，劳病脉数不可开，肛门前后不可开，髫龄以及耄年均不可开。此治横飘之法也。"

祖国医学对肛瘘病因的认识，主要可归纳为以下几个方面：① 痔久不愈成瘘。《诸病源候论》有云："痔久不瘥，变为瘘也"；又如《疡科选粹》云："痔疮绵延不愈湿热痰久，乃穿肠透穴，败坏肌肉，销损骨髓，而为之漏焉。"② 风湿燥热之邪所致。如《河间六书》云："盖风热不散，谷气流溢，传于下部，故令肛门肿满，结如梅李核，甚至乃变而为瘘也。"③ 过食醇酒厚味，劳伤忧思，房劳过度所致。如清代余听鸿著《外症医案汇编》云："肛漏者，皆肝脾肾三阴气血不足……始因醇酒辛辣，醉饱人房，疾奔久坐，筋脉横解，脏腑受伤。"④ 局部血液循环欠佳所致。薛己《薛氏医案》中云："臀，膀胱经部分也，居小腹之后，此阴中之阴。其道远，其位僻，虽太阳多血，气运难及，血亦罕到，中年后忧虑此患。"⑤ 肛痈溃后余毒未清，不能托毒外出，久不收口所致。如《医门补要》云："湿热下注大肠，从肛门先发疙瘩，渐大溃脓，内通大肠，日久难敛，或愈月余又溃，每见由此成瘘者……若咳嗽而成漏者，不治。"

基于对肛瘘形成原因的认识，祖国医学将肛瘘的治疗分为内治法及外治法，根据不同的情况选择治疗方法。肛瘘内治法就是通过药物的治疗使炎症消退，溃孔闭塞。祖国医学在理、法、方、药方面都积累了丰富的经验。《疮疡经验全书》云："治之须以温补之剂补其内，生肌之药补其外"；《丹溪心法》云："漏者，先须服补药生气血，用参、术、芪、归为主，大剂服之"；《外科正宗·痔疮论》中记载了"三品一条枪，治十八种痔漏"（三品一条枪，即用明矾二两、白砒一两五钱、雄黄二钱四分、乳香一钱二分，炼制研末，调制搓成线状条，阴干，用时插入痔孔，治疗痔瘘），同时对结核性肛瘘、肛门病兼梅毒下疳、中毒的防治等作了记述。如《脏毒论》中说："又有虚劳久嗽，痰火结肿肛门如粟者，破必成漏，沥尽气血必亡。"这是对全身结核病并发瘘的具体描述。单靠内治法治疗肛瘘，愈后易复发，因此临床上多用于体虚患者，以改善症状，为手术创造条件，或用于急性发作期控制炎症、消肿止痛，或用于术后创面修复过程中的祛腐生肌、活血化瘀、促进创面愈合。古代医家在肛瘘的治疗过程中也发现单纯应用内治法时疗效的不确定性，因而多配合以外治法。明代徐春甫在《古今医统大全》（公元 1556 年）中首载《永类钤方》云："余患此疾一十七年，遍览群书，悉遵古治，治疗无功，几中砒毒，寝食忧惧。后遇江右李春山，只用莞根煮线，挂破大肠，七十余日方获全功。病间熟思天启斯理，后用治数人，不拘数疮，上用草探一孔，引线系肠外，坠铅锤悬，取速效。药线日下，肠肌随长。僻处既补，水逐线流，未穿疮孔，鹅管内消，七日间肤全如旧。……线既过肛，如锤脱落，以药生肌，百治百中。"这里详细讲述了挂线法的方法和原理，至今被临床所应用。

内治法的应用需要辨证施治：

（1）湿热型：脓液黏稠，局部红肿热痛明显，纳呆少食，或有呕恶，渴不欲饮，大便不爽，小便短赤，形体困重，舌红苔黄腻，脉滑数或弦数。治以清热解毒、除湿消肿，可用草薢渗湿汤合五味消毒饮加减。

（2）热毒型：外口闭合，伴有发热，烦渴欲饮，头昏痛，局部红肿、灼热、疼痛，大便秘结，小便短赤，舌红苔黄，脉弦数。治以清热解毒、凉血散瘀、软坚散结、透脓托毒，可用仙方活命饮、七味消毒饮等加减。

（3）阴虚型：表现为外口凹陷，周围皮肤颜色晦暗，脓水清稀呈米泔样，形体消瘦，潮热盗汗，心烦不寐，口渴，食欲不振，舌红少津，少苔或无苔，脉细数。治以养阴托毒、清热利湿之方，可用青蒿鳖甲汤加减。

（4）气血两虚型：表现为肛瘘经久不愈，反复发作，溃口肉芽不新鲜，脓水不多，形体消瘦，气短懒言，唇甲苍白，纳呆，舌淡苔白，脉细弱无力。治以补益气血、托里生肌方，可用十全大补汤加减。

中医肛瘘的外治法包括熏洗坐浴、药物外用、冲洗、挂线及手术等，其中挂线是治疗肛瘘最为常用之法。

（1）熏洗坐浴：由于肛瘘病程长、炎症范围大，术后选择合适的中药方剂进行局部的熏洗坐浴可以达到清热解毒、行气活血、软坚散结、消肿止痛、祛腐生肌、缓解疼痛的作用。熏洗坐浴时药物直接作用于患处，充分发挥了药物的治疗作用，减轻术后伤口疼痛及水肿。常用的熏洗方剂有祛毒汤、苦参汤、五倍子汤、硝矾洗剂等。江苏省第二中医院（南京中医药大学第二附属医院）常用的熏洗坐浴方为院内协定方制的"消肿止痒洗剂"。

（2）药物外用法：选用适当的药物敷于患处，亦可达到消肿止痛，促进肿痛消散、溃破引流、去腐生肌的作用。

油膏：适用于瘘管闭合或引流不畅，局部红肿热痛者。如：九华膏、如意金黄散、鱼石脂软膏等。

箍围药：将药粉调成糊状，局部外敷。常选用醋、酒、茶、蜂蜜、蛋清、姜汁等调制，适用于局部肛瘘红肿者。

掺药：将各种不同的药物碾成粉末，并配伍成方，直接撒于患处，或撒于油膏上敷贴，或粘于纸捻上插入瘘口内。常用的有提脓化腐药及生肌收口药，如生肌散等。

（3）冲洗法：用中药进行瘘道及创面、创腔的部洗。

（4）挂线和手术疗法：挂线疗法自明代应用至今，起到充分保护肛门功能的作用，一直为临床推崇，并与手术疗法相结合，逐步形成目前高位肛瘘常规挂线治疗的局面。

[张春霞　邓雪　蔡志阳]

---

· 述　评 ·

读有关肛瘘的书有时就像读人类历史。在祖国医学中，关于肛瘘的记载几乎和中国文明史相同，当然在西方医学中，从希波克拉底时代就有肛瘘治疗的记载，而在印度医学中，肛瘘治疗的记载可能更早。在人类文明的早期，相信不同地域人们之间的交流很少甚至没有交流，但是他们同时使用了切开、挂线等手段来治疗肛瘘，而且这些技术目前还在临床上广泛使用，说明一个成熟的技术其生命力是多么地旺盛！而肛瘘又是一个多么古老的疾病！莎士比亚所著的 *ALL'S WELL THAT ENDS WELL* 就是以肛瘘的治疗为主线进行故事情节的展开，这也提示肛瘘可能曾经是一个非常普遍的疾病。

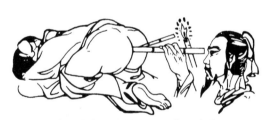 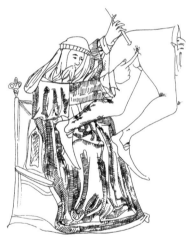

我国古代医家检查肛门直肠疾病　　　　西方古时治疗肛瘘

在传统医学和现代医学中，肛瘘的治疗仍然存在着复发和失禁矛盾。回顾肛瘘治疗的历史，似乎时光凝固在了某一刻，其治疗基本没有很大的进步，虽然目前有一些手术似乎有一定的价值，但还是难以解决肛瘘治疗的根本问题。看来，对于这样一个古老的疾病，还需要用更多的现代手段去研究。要解决肛瘘的问题，可能还有许多路要走。

（金黑鹰）

## 参考文献

[1] 魏振琼,何景福,彭军良.中医药治疗肛瘘术后研究进展[J].光明中医,2024,39(8):1657 - 1661.

[2] 马健,唐学贵.中药熏洗治疗肛瘘术后创面愈合的临床研究进展[J].中国医药科学,2024,14(2):57 - 61.

[3] 郑春菊,王业皇.肛瘘术后创面愈合的中医学研究进展[J].世界中西医结合杂志,2014,9(2):207 - 209.

[4] 钟传荣,钟传华.内治法在肛管直肠周围痈疽和肛瘘中的运用[J].云南中医杂志,1983,4(6):30 - 33.

[5] 伍斌玺,陈桂恩,曾元宁,等.中药外洗对复杂性肛瘘术后恢复疗效的系统评价和 Meta 分析[J].解放军护理杂志,2022,39(5):57 - 60,75.

[6] 赵永娇,何颖华,智建文,等.中医祛腐生肌法换药促进肛周脓肿、肛瘘术后患者创面愈合的临床观察[J].北京中医药,2011,30(3):203 - 204.

[7] 许崇斯,林仁敬,李梅.中医辨证治疗肛瘘术后难愈性创面的应用效果评价[J].系统医学,2023,8(11):31 - 34,47.

[8] 惠鑫蓉,孙化中,张永志.孙化中治疗高位复杂性肛瘘的临证经验[J].中国民间疗法,2024,32(10):28 - 30.

[9] 韦平,谷云飞,张正荣.中医对肛瘘认识及治疗溯源[J].辽宁中医药大学学报,2013,15(11):147 - 148.

[10] 柏连松.痔瘘病的中医治疗思路与经验[J].上海中医药大学学报,2008,22(5):1 - 3.

[11] 岳朝驰,杨向东,陈小朝.中药熏洗与中医挂线联合治疗复杂性肛瘘的临床疗效分析[J].中华中医药学刊,2017,35(10):2706 - 2708.

[12] 王若琳,肖长芳,梁宏涛.肛瘘术后中药口服用药规律数据挖掘研究[J].中国肛肠病杂志,2023,43(5):7 - 10.

# 第二章

# 肛瘘的病因和发病学说

肛周脓肿和肛瘘可能是一个疾病的不同表现状态。关于肛瘘的发病学说，长期以来占据主导地位的是肛腺感染学说，但是其他一些原因如先天性的原因、盆腔感染、外伤等，在肛瘘的发病中也占到一定作用。另外，肛瘘可能是一些疾病的特殊表现形式，比如在克罗恩病中，部分患者可能以反复发作的肛瘘为首要的发病原因，因此认识肛瘘的发病原因对于选择合适的治疗方法非常重要。

## 一、 肛腺感染学说

尽管大多数肛瘘起源于肛周脓肿切开引流术后，但不是所有的肛瘘均起源于肛周脓肿，同时也不是所有肛瘘患者有肛周脓肿病史。尽管如此，多数的证据表明，肛瘘起源于括约肌间的肛腺感染。但是为什么有些肛瘘患者似乎没有肛腺感染的病史呢？Seow-Choen 等认为，许多肛腺感染可能非常小，在形成严重感染之前就向肛管内破溃，因此病人并没有发现有明显肛旁感染的病史；Adam 等研究认为，大约70%的肛瘘患者有肛旁脓肿引流的病史，但是也有一些学者的报道数据比较低。在国内，目前尚没有权威的数据统计肛瘘患者中有多少发生肛旁脓肿。在临床进行肛瘘治疗的研究中发现，如果进行仔细检查，可以在括约肌间发现感染后的硬结。超过90%以上的肛瘘，其瘘管的主要部分在括约肌之间，然后通过肛提肌向肛管直肠的深部间隙进行扩散。如果括约肌间的慢性感染没有得到很好的处理和控制，那么就可能提高了肛瘘复发的风险。

人类肛腺存在于黏膜下、内外括约肌之间，一般为8个以上，但是肛腺不横穿纵行肌纤维或外括约肌，因为肛腺是来源于内脏的组织而不是来源于肛管本身的组织。肛腺具有烧瓶样的形状，由腺体、导管和开口组成，而且肛腺开口成向上的漏斗状，所以容易发生感染。肛腺在后侧丰富，而且存在于肛管的下部。肛腺可以分泌酸性的黏液来润滑肛管，肛腺周围有丰富的淋巴组织，所以肛腺常常易被结合或克罗恩病侵犯。有两种不同类型的肛腺：一种完全存在于黏膜下层，一种其腺管伸入到肛管的肌层中间，一般为6～8个，这种肛腺可以向上延伸，其腺管开口均匀分布在肛管周围。

一旦肛腺发生感染，感染物要么被吸收，要么向肛管内破溃，有时当症状不是非常明显，病人甚至不知道发生了感染；而一些病人由于感染而形成了腺管的堵塞，脓液不能引流就形成了慢性脓肿或感染的腔隙。Hass-Fox等认为肛周脓肿和肛瘘的形成、播散是沿着以联合纵肌为中轴的肛周结缔组织途径导致的。感染通常沿着肌纤维隔向会阴扩展，少部分也向头侧蔓延形成高位肌间或肛提肌上方脓肿，部分向侧方经联合纵肌纤维膈经肛管外括约肌上部进入坐骨直肠窝，偶尔亦可由耻骨直肠肌上方穿透进入坐骨直肠窝。脓肿被引流或自发性破溃就有形成肛瘘的可能，一旦瘘管上皮化就会形成肛瘘。

## 二、 肛瘘的其他病因

尽管有许多证据表明肛瘘是由于肛腺感染所致，文献报道的肛腺感染占所有肛瘘发生的80%～90%，但是还有其他一些原因也可能引起肛瘘。

### 1. 先天性肛瘘

文献报道肛腺感染导致的肛瘘可以在婴儿身上发生，而且有一些婴幼儿的肛瘘瘘管走形在柱状上皮和移行上皮之间，提示肛瘘可能是先天性原因或发育方面的原因所致。临床上还可以发现一些皮样囊肿、畸胎瘤在括约肌间、直肠后间隙破溃后引起感染，但是这种肛瘘往往与直肠肛肠不通，仅仅破溃后与肛周皮肤形成一个窦道。当然，这种肛瘘或脓肿在初次进行切开引流时如果认识不足，人为形成假道的话，可能表现就和肛瘘一致了。肛瘘也可能发生于一些先天性疾病的手术后，如先天性巨结肠手术后或先天性肛门直肠畸形手术后，因为处理不可靠而形成肛瘘。

先天性肛瘘可能继发于胚胎的残余组织，在出生后就可以有临床表现。在临床上也发现一些患者的肛瘘继发于先天性无肛、直肠阴道瘘、先天性肛管直肠发育不全等。

### 2. 盆腔脓肿

盆腔脓肿常常继发于急性阑尾炎、回肠憩室感染、炎症性肠病特别是克罗恩病或盆腔肿瘤。盆腔的脓肿可以导致慢性的括约肌上脓肿，沿筋膜间隙蔓延形成高位的括约肌间肛瘘，或通过肛提肌破溃形成无症状的坐骨直肠脓肿而导致无症状的括约肌外肛瘘。

### 3. 会阴部损伤或肛管直肠损伤

会阴部损伤在临床上并不十分多见，但是在一些复合伤的病例中，特别是骨盆骨折合并肛管直肠损伤的患者中，由于对肛管直肠损伤的处理不及时，可以形成较为复杂的肛瘘。笔者在临床中曾遇到一例牛抵伤肛门的患儿，在初次进行处理时，由于当地医生对创面引流不畅、括约肌修补不完全，患儿形成了严重的肛门失禁和复杂的括约肌外肛瘘，经多次处理效果多不十分理想，而且患儿的肛门功能已严重受损，出现三度肛门失禁，最后这个患儿不得不进行乙状结肠造口手术以解决肛门失禁和会阴部感染的问题。笔者在临床中还处理了6例肛管直肠损伤的患者，经过充分清创、括约肌修补、切口引流后创伤完全恢复，而且肛门功能也完全恢复，在进行造口还纳手术后患者肛门均可以良好控便。因此，对于这样会阴部损伤的患者，在一期手术时进行良好的处理可以预防以后形成复杂的肛瘘，而这种肛瘘在处理时往往非常困难。

**4. 肛门部疾病**

（1）肛裂：肛裂是常见疾病，反复发生感染的肛裂可以合并皮下瘘管，但是肛裂合并的肛瘘一般位于前后正中，处理比较容易。

（2）痔：痔一般不会合并肛瘘，但是血栓痔溃烂形成感染后可以形成皮下或黏膜下瘘管。

（3）肛管疾病手术：肛管疾病手术后可能形成慢性感染灶，逐渐形成肛瘘；在内括约肌切断或闭合性痔手术后也可能形成肛瘘。

**5. 炎症性肠病**

（1）克罗恩病：典型的克罗恩病的肛周表现包括复发性肛周脓肿、肛瘘、皮肤增生突起、肛管溃疡和狭窄等。克罗恩病肛瘘在有直肠侵犯的克罗恩病中比较多见，而单纯回盲部侵犯的克罗恩病中少见。肛瘘常开口于肛周的皮赘，常有数个高位盲瘘和在肛管直肠环以上的瘘管。

（2）溃疡性结肠炎：以往认为只有克罗恩病才出现肛瘘，而溃疡性结肠炎的患者并不出现肛门部疾病。Buchanan等报道，7%的溃疡性结肠炎的患者可以合并肛门部疾病如肛瘘、肛裂和肛旁脓肿。当然，当一个溃疡性结肠炎的患者合并肛门部疾病的时候，要排除是克罗恩病的可能性。

**6. 肛门部结核**

以往认为，结核性肛瘘在国内已经非常少见，因此在临床上常常可能忽视结核性肛瘘的存在。结核性肛瘘可能没有特殊的临床表现，但是对于一些手术后长时间切口不愈合、切口灰白、分泌物多的患者，要考虑结合性肛瘘的存在。对于结核性肛瘘的患者，关键要考虑到该病的存在，同时在手术时常规送病理检查。

**7. 性传播疾病**

性传播疾病引起的肛旁脓肿或肛瘘在临床并不罕见，笔者每年在临床可以发现数例由于艾滋病、梅毒等性传播疾病导致的肛旁脓肿或肛瘘。由于合并性传播疾病的患者往往隐瞒病史，或对其感染的情况并不十分清楚，因此常规进行相关性传播疾病的检查非常必要，一旦怀疑，必须在权威的检验部门进行诊断而且进行传染病的上报。

**8. 恶性肿瘤**

恶性肿瘤表现为肛瘘是一个比较少见的情况，但是在临床上往往非常容易误诊，笔者曾遇到两例患者，一例因为复杂性肛瘘性手术治疗，术后病理发现为黏液腺癌；还有一例患者直肠 10 cm 处一溃疡性肿块合并直肠后间隙脓肿。因此对于一些非常复杂的脓肿或肛瘘，医生需要考虑更多的可能特殊的情况，否则容易导致误诊。

# 三、 小儿肛瘘的病因与治疗

## 1. 先天发育异常

现代医学认为，小儿肛瘘的发病，一方面与患儿骶骨弯曲发育不完全有关，发育不完全的骶骨对直肠起不到支撑作用，直肠呈垂位，且盆底肌肉紧张度较弱，使肛管在排便时被直接压迫，肛管黏膜因摩擦受损，细菌滋生则导致肛腺感染，发展为肛瘘；另一方面，婴幼儿肛隐窝发育异常，如隐窝过深或过浅、肛隐窝壁增厚、数个肛隐窝融合等，使粪便易于存留而发生肛隐窝感染，而肛腺通过肛腺管开口于肛隐窝，此时肛隐窝由于炎症，引流不畅，极易经肛腺管诱发肛腺炎，进而向肛管直肠周围扩散，发展为肛瘘。所以，小儿肛门部先天发育的异常及局部解剖结构的独特，与小儿肛瘘的发病密切相关。

## 2. 激素水平异常

肛腺位于肛管黏膜和内、外括约肌之间，具有分泌黏液的功能，分泌出的黏液经肛腺管排出至肛隐窝处。夏佳毅通过比较 30 例男性肛瘘患者与 30 例男性非肛瘘患者的睾酮水平，发现前者的睾酮水平明显高于后者。有研究发现，人体中存在血雄性激素—雄激素受体—肛腺反应轴，反应轴的任一环节增强皆可导致肛腺分泌旺盛。肛周脓肿、肛瘘患者齿状线附近的肛腺数量减少，同时肛腺中雄激素受体水平代偿性升高，导致肛腺数量少却分泌旺盛。还有研究表明，孕妇临产前性激素与婴儿脐血性激素水平相关，孕妇妊娠晚期的高雄激素环境可使婴儿脐带血中睾酮水平提高。若出生后小儿体内出现一过性雄性激素水平升高，加之从母体携带的雄性激素，可导致小儿肛腺分泌异常活跃，分泌物排出不畅而堵塞肛腺管，小儿本身肛门直肠黏膜局部免疫能力又薄弱，所以激素水平的异常增加了小儿患肛周脓肿及肛瘘的风险。

## 3. 其他因素

因小儿肛管短、肛门括约肌松弛，且皮肤黏膜防御能力较弱，若经粗糙便纸或尿布等外界刺激导致肛门局部外伤，极易造成肛门周围皮肤感染，进而发展为肛周脓肿，甚至肛瘘。由于小儿肛门直肠部位生理结构较成人肛管更短且肛门腺发达，故小儿常因排便次数及质地的异常如便秘、腹泻等，导致肛隐窝及黏膜损伤，进而导致肛门腺感染，引起脓肿。有研究表明，小儿肛瘘的发病与肠道内菌群失调、腐败菌的有害代谢产物堆积关系密切，而肠道菌群失调则易致小儿出现便秘、腹泻等症状，增加肛门腺感染风险。此外，小儿误食异物也可导致肛瘘的形成。

**4. 治疗**

（1）中药治疗

① 中药熏洗治疗：中药熏洗治疗是中医治疗的重要组成之一，该方法是以煎煮后的中药汤剂对病灶局部进行熏洗，借助热力和药力使病灶部位气血通畅。中草药可与术后创面直接接触，提高了创面的药物浓度及吸收，发挥消肿止痛、活血生肌的功效，缓解肛肠手术后的疼痛，消肿，抗感染，促进创面愈合，达到对局部创面的治疗作用。胡德明在研究中发现，小儿肛瘘术后应用双子参洗液进行伤口冲洗，可有效缓解患儿术后疼痛、瘙痒等并发症，降低肛瘘复发率。沙静涛教授提倡保守治疗，应用自拟促愈汤对肛周脓肿初期患儿进行坐浴，治愈率较高且避免了手术带来的创伤。由此可见，中药熏洗治疗在临床中应用广泛，优势明显，效果显著，患儿依从性较好，在小儿肛瘘初期治疗及术后恢复中具有重要作用。

② 中药汤剂口服：陆金根教授发现，肛瘘患儿多有腹泻病史，所以在治疗肛瘘过程中尤其注重调理患儿脾胃，常予患儿参苓白术散加减口服，效果良好。有研究应用曹吉勋的自拟"五味治瘘方"，将中药口服与局部熏洗共同用于婴幼儿肛瘘的治疗，此法缓解了肛瘘活动期的局部肿痛症状，促进部分肛门结构功能完整且体内雄激素水平下降的患儿自愈，避免发展为复杂性肛瘘，有利于择期行根治手术治疗。口服中药有利于帮助轻症肛瘘患儿自愈，在促进肛瘘术后恢复过程中效果明显，但针对选择保守治疗的复杂性肛瘘患儿的临床效果有待研究。

（2）手术治疗

对于形成肛瘘的患儿，若选择手术，需要准确寻找内口并切除。Bałaz 等回顾性分析 24 例肛周脓肿患儿，得出瘘管切开术和瘘管切除术均可显著降低瘘管和肛周脓肿的复发率。Tanny 等回顾性研究肛周脓肿患儿，认为行瘘管切除术的患者，术后复发率较低，且肛瘘切除术治疗的关键在于准确寻找并清除内口，以此来保护患儿肛门功能。对于复杂性肛瘘，陆金根教授认为术前需行肠镜或者肛周 MRI 以明确瘘管的走行，对形成分支瘘管的患儿应进行拖线治疗。此外，还可以选择视频辅助肛瘘治疗技术，这种手术方式适合高位复杂性肛瘘及瘘管难以寻找的患儿，且复发率低，术后肛门功能恢复好。脱细胞真皮基质补片适用于非急性期的各种类型的肛瘘，可以更好地保护肛门功能，且具有恢复时间短的优点。

（3）其他治疗方式

张学军等运用经直肠内瘘管近段切除术治疗小儿肛瘘 110 例，其中 99 例完全愈合；3个月内8例患儿术后有间断性原瘘管外口渗液，但无内口复发；3例患儿术后第7天肛瘘内口复发，需二次手术。此法不伤及括约肌，患儿痛苦较小，但手术难度较大，对施术者要求高，目前推广和应用较为困难。王丽亚等通过脱细胞异体真皮基质补片治疗女性患儿直肠前庭瘘19例，其中18例治愈，该疗法操作简单微创、材料安全、愈合快，且真皮基质补片生物材料有非常好的抗感染能力，但材料价格昂贵，临床上广泛应用受限。漆晓东使用复方黄柏液熏洗联合抗生素治疗小儿早期肛周脓肿取得显著效果，此方法避免了患儿麻醉及术后痛苦，但若病情反复难愈，此法会延长抗生素使用周期，对患儿及家庭带来身心负担。国外研究方面，碱性成纤维细胞生长因子喷雾可加速血管新生、缓解炎症反应，促进组织新生与重建，从而修复瘘管，但该研究患儿数量较少，暂不适合进行大面积临床推广。

[金黑鹰　张春霞　陈战斌]

## 参考文献

[1] Limura E, Giordano P. Modern management of anal fistula [J]. World Journal of Gastroenterology,2015,21(1):12 - 20.

[2] Mei Z B, Wang Q M, Zhang Y, et al. Risk factors for recurrence after anal fistula surgery:A meta-analysis[J]. International Journal of Surgery,2019,69:153 - 164.

[3] Favuzza J, Brotman S, Doyle D M, et al. Tuberculous fistulae in ano:A case report and literature review[J]. Journal of Surgical Education,2008,65(3):225 - 228.

[4] You T, Yuan H, Zhong S, et al. A rare anal fistula[J]. Asian Journal of Surgery,2023,46(10):4691 - 4692.

[5] Sica G S, Di Carlo S, Tema G, et al. Treatment of peri-anal fistula in Crohn's disease[J]. World Journal of Gastroenterology,2014,20(37):13205 - 13210.

[6] Gupta P J. Ano-perianal tuberculosis:Solving a clinical dilemma[J]. African Health Sciences,2005,5(4):345 - 347.

[7] Skovgaards D M, Perregaard H, Dibbern C B, et al. Fistula development after anal abscess drainage—a multicentre retrospective cohort study[J]. International Journal of Colorectal Disease,2023,39(1):4.

[8] Holzheimer R G, Siebeck M. Treatment procedures for anal fistulous cryptoglandular abscess:How to get the best results[J]. European Journal of Medical Research,2006,11(12):501 - 515.

[9] Jha S, Radley S, Shorthouse A. Infected midurethral tape presenting as an ischiorectal abscess[J]. International Urogynecology Journal,2008,19(6):877 - 879.

[10] Jokhio A H, Kelly J. Obstetric fistulas in rural Pakistan[J]. International Journal of Gynaecology and Obstetrics,2006,95(3):288 - 289.

[11] Kurihara H, Kanai T D, Ishikawa T, et al. A new concept for the surgical anatomy of

posterior deep complex fistulas：The posterior deep space and the septum of the ischiorectal Fossa［J］. Diseases of the Colon and Rectum，2006，49(10 Suppl)：S37 - S44.

［12］Pigot F. Treatment of anal fistula and abscess［J］. Journal of Visceral Surgery，2015，152(2 Suppl)：S23 - S29.

［13］Halligan S，Tolan D，Amitai M M，et al. ESGAR consensus statement on the imaging of fistula-in-ano and other causes of anal sepsis［J］. European Radiology，2020，30(9)：4734 - 4740.

［14］Nelson R A. Norectal abscess fistula：what do we know? Surg Clin North Am. 2002，82(6)：1139 - 1151.

［15］Farag A F A，Elbarmelgi M Y，Mostafa M，et al. One stage fistulectomy for high anal fistula with reconstruction of anal sphincter without fecal diversion［J］. Asian Journal of Surgery，2019，42(8)：792 - 796.

［16］Rosset L，AllalA S，Morel P，et al. Complete closure of cancer-related anovaginal and anoperineal fistulas in locally advanced anal canal carcinomas by upfront intra-arterial chemotherapy followed by combined radiochemotherapy：Report of two cases［J］. Diseases of the Colon and Rectum，2006，49(12)：1927 - 1930.

［17］Tyrell S，Coates E，Brown S R，et al. A systematic review of the quality of reporting of interventions in the surgical treatment of Crohn's anal fistula：An assessment using the TIDiER and blencowe frameworks［J］. Techniques in Coloproctology，2021，25(4)：359 - 369.

［18］Li X，Zhi C C，Shi Y Y，et al. Research on high anal fistula：A bibliometric analysis［J］. Annals of Palliative Medicine，2021，10(11)：11492 - 11503.

［19］An Y K，Chen X Q，Tian M S，et al. Comparison of clinical outcomes of anal fistula plug and endoanal advancement flap repair treating the complex anal fistula：A systematic review and meta-analysis［J］. Updates in Surgery，2023，75(8)：2103 - 2115.

［20］Bhat S，Xu W，Varghese C，et al. Efficacy of different surgical treatments for management of anal fistula：A network meta-analysis［J］. Techniques in Coloproctology，2023，27(10)：827 - 845.

［21］Singh B，Mc C Mortensen N J，Jewell D P，et al. Perianal Crohn's disease［J］. British Journal of Surgery，2004，91(7)：801 - 814.

［22］Strong S A. Perianal Crohn's disease. Semin Pediatr Surg. 2007，16 (3)：185 - 193.

［23］王贝贝，王业皇.王业皇小儿肛瘘外治经验［J］.中医学报，2020，35(11)：2380 - 2383.

［24］梁靖华，苏红波，孙兴伟，等.手术治疗婴幼儿肛周脓肿的临床研究［J］.中国肛肠病杂志，2018，38(2)：32 - 35.

［25］赵安琪.肛门腺源性感染性疾病危险因素的研究初探［D］.成都：成都中医药大学，2019.

［26］夏佳毅，刘德武，曹波，等.男性睾丸酮与肛瘘发病原因的相关性因素研究［J］.结直肠肛门外科，2016，22(4)：437 - 439.

［27］姜朋朋，陈静，臧金林，等.雄激素及受体与肛周脓肿的关系［J］.中国现代普通外科进展，2019，22(7)：523 - 525，529.

［28］李婷.产前性激素水平与新生儿形态发育的关联分析［D］.蚌埠：蚌埠医学院，2019.

[29] 梁珣.雄性激素在婴儿肛周脓肿发病中的作用及机制探讨[D].重庆:重庆医科大学,2013.

[30] 林芝芳.1例婴幼儿肛周脓肿致感染中毒性休克的护理[J].中国优生优育,2013,19(3):266-268.

[31] 杨雅萍,梁瑞文,吴许雄.婴幼儿肛周脓肿及肛瘘的治疗研究进展[J].中外医学研究,2020,18(28):186-188.

[32] 王玉成.新编肛门直肠和结肠外科学[M].天津:天津科学技术出版社,2010:144-149.

[33] 贝绍生,徐蕾,黄乃健.小儿肛瘘与肠道微生态失调相关性研究[J].中国中西医结合外科杂志,2006,12(2):112-114.

[34] 孟晓锐.1例小儿肛门直肠异物致肛周脓肿的治疗和护理[J].全科护理,2014,12(24):2303.

[35] 殷玥,徐强,张朝晖.中药熏洗疗法在肛肠外科中的应用研究进展[J].中医外治杂志,2017,26(5):50-51.

[36] 郑娇.中药熏洗应用于肛周脓肿术后临床疗效的系统评价[D].北京:北京中医药大学,2018.

[37] 胡德明.双子参洗液联合切开挂线法治疗小儿肛瘘疗效观察[J].中国中西医结合儿科学,2016,8(6):610-612.

[38] 韩培正,沙静涛,杜胜花.沙静涛教授外治法治疗小儿肛周脓肿初期的经验[J].河北中医,2022,44(2):189-191,195.

[39] 蒋晓雪,王琛,曹永清,等.陆金根中西医结合治疗小儿肛瘘经验[J].上海中医药大学学报,2017,31(6):1-4.

[40] 刘鹏,唐煜君,颜桂林,等.曹吉勋自拟五味治瘘方内外同治婴幼儿肛瘘疗效观察[J].四川中医,2019,37(3):145-147.

[41] Bałaż K,Trypens A,Polnik D,et al. Perianal abscess and fistula-in-ano in children—evaluation of treatment efficacy. Is it possible to avoid recurrence?[J]. Polski Przeglad Chirurgiczny,2020,92(2):29-33.

[42] Tan Tanny S P,Wijekoon N,Nataraja R M,et al. Surgical management of perianal abscess in neonates and infants[J]. ANZ Journal of Surgery,2020,90(6):1034-1036.

[43] 梁宏涛,孙琰婷,姚一博,等.以拖线疗法为核心诊治婴幼儿复杂性肛瘘[J].山东中医杂志,2021,40(8):840-843.

[44] 胡元祥,李阳,胡季明.脱细胞真皮基质医用组织补片在治疗肛瘘中的临床体会[J].临床外科杂志,2012,20(5):370-371.

[45] 张学军,张欣,牛爱国.小儿肛瘘经直肠内瘘管近段切除术110例临床分析[J].中华小儿外科杂志,2005,26(11):615-616.

[46] 王丽亚,董彦清,张鹏举,等.应用脱细胞异体真皮基质补片治疗女性婴幼儿直肠前庭瘘19例报告[J].中国微创外科杂志,2011,11(7):636-637.

[47] 漆晓东.复方黄柏液熏洗联合抗生素治疗小儿早期肛周脓肿的效果研究[J].中国肛肠病杂志,2019,39(2):22-23.

[48] Kubota M,Hirayama Y,Okuyama N. Usefulness of bFGF spray in the treatment of perianal abscess and fistula-in-ano[J]. Pediatric Surgery International,2010,26(10):1037-1040.

# 第三章

# 肛瘘的应用解剖

## 一、 直肠和肛管的发生

在胚胎发育早期，后肠尾段的腹侧形成尿囊或叫脐尿囊，此囊与后肠相连的部分出现一个膨大，称为泄殖腔，末端细长成为暂时性的尾肠。泄殖腔起初为一膨大的腔，人胚发育至第 7 周时，后肠和尿囊交界处的中胚层皱襞形成并向尾侧方向生长，称 Tourneux 皱襞，同时其间质从两侧壁向腔内生长，称 Rathke 皱襞，两者于腔中央部融合成尿直肠隔，使肠管与尿生殖道完全分开，将泄殖腔分隔成前后两腔，前者称为尿生殖窦，后者即为直肠和肛管上部。在泄殖腔分隔过程中，泄殖腔膜亦被分为前部的尿生殖膜和后部的肛膜两部分，两膜之间的部分成为将来的会阴。在人胚第 8 周时，原肛部出现凹陷并不断向头侧发展，逐渐接近直肠后肛膜破裂，原肛遂与直肠相通，原肛的开口为肛门，随会阴体发育增长，至胚胎第 16 周时，肛门即后移至正常位置。会阴部肌肉发育起源于局部间质组织，至胚胎第 12 周时分化为肛门内括约肌、肛提肌和尿生殖窦括约肌。肛门外括约肌则在正常会阴肛门结节处独自发育而成。以齿线为标志，齿线以下肛管上皮属于外胚层来源，而齿线以上直肠末端部分的上皮属于内胚层来源。若胚胎发育过程中发生障碍，则形成肛门、直肠畸形。

## 二、 直肠和肛管的形态

直肠为结肠延续，为结直肠的终末部分，长 12~15 cm，其上端在第 3 骶椎平面与乙状结肠相接，下端在齿线处与肛管相连。直肠无结肠带、肠脂垂、结肠袋和完整肠系膜，在矢状位有骶曲和会阴曲。

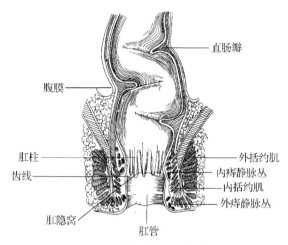

图 3-1 肛管、直肠冠状面解剖

**1. 直肠壶腹部**

乙状结肠向下移行逐渐扩大形成，直肠壶腹部有上、中、下三个半月形皱襞，内含环形肌纤维，称直肠瓣，又称 Houston 瓣，其位置排列大致为左—右—左，中瓣多与腹膜返折平面对应。男性的前腹膜返折距离肛外缘 7～9 cm；女性的前腹膜返折距离肛外缘 5.0～7.5 cm。直肠扩张时直肠瓣可消失。直肠瓣有阻止粪便排出的作用，直肠壶腹的最下端变细与肛管相接。

**2. 肛直角**

直肠末段绕过尾骨尖转向后下方，形成一个向前的弓形弯曲，称会阴曲，形成肛直角（anorectal angle），其在静息状态下为 90°～100°，在控便中起重要作用。

**3. 肛管**

肛管的划分有两种说法，一是解剖学肛管，较常用，长 3～4 cm，上自齿线，下至肛缘；另一种是外科肛管，较少用，长（4.2±0.04）cm，上自肛管直肠环上缘（齿线上方约 1.5 cm），下至肛缘。解剖学肛管是根据组织的来源（来自外胚层）和形态学来定的，即肛管上段的表层是柱状上皮和移行上皮，下段为移行上皮和鳞状上皮。解剖学肛管外只有部分括约肌包绕。外科肛管是从临床角度提出来的，其范围较大，包括了直肠末端，肛门括约肌环绕着外科肛管，故外科肛管分法对临床外科手术有利，便于术中保留括约肌。但一个肛管两种说法势必引起混乱，故仍用解剖学肛管为好。男性肛管前面与尿道、前列腺毗邻，女性肛管与阴道毗邻。肛管的长轴指向脐，它和直肠壶腹之间形成向后开放的夹角，即肛直角。

**4. 齿线**

齿线（dentate line）是直肠与肛管的交界线，又称梳状线（pectinate line），由肛瓣和肛柱下端组成，呈锯齿状。由齿线向下延伸约 1.5 cm，围绕肛管表面形成一环形隆起，称肛梳或痔环。此区由未角化的复层扁平上皮覆盖，其深部含有痔外静脉丛，故在活体，痔环表面呈微蓝色，光滑而有光泽，此部皮肤借致密结缔组织与肌层紧密附着。有时在齿状线以下，沿着肛门内括约肌内面遗留一层灰白色环形的肛直带，为导致低位直肠颈狭窄和痔发生的解剖学基础。由于齿线上下的组织胚胎来源不同，故齿线上下的血供、神经支配的来源、淋巴引流的方向均不同。

### 5. 肛白线

在肛梳的下缘有一环状的白线，称肛白线，或称 Hilton 线，为肛门内、外括约肌的分界处。直肠指检时，沿着肛白线可触知一条环形浅沟。肛白线以下移行于肛门，是后肠与原肛相连接的标志线，即内、外胚层的交界处。

### 6. 肛柱

肛柱又称直肠柱，为齿线以上直肠黏膜纵行的条状皱襞，长 1～2 cm，有 6～14 个，是肛门括约肌收缩的结果，当直肠扩张时肛柱可以消失。肛柱内有直肠上动脉的终末支和齿线上静脉丛汇集成的同名静脉，内痔即由此静脉丛曲张、扩大而成。各肛柱下端之间借半月形的膜皱襞相连，这些半月形的膜皱襞称肛瓣（anal valve）。

### 7. 肛窦

肛窦（anal sinuses）是两直肠柱下端与肛瓣相连形成的许多袋状小隐窝，有 6～8 个。肛窦开口向上，深 0.3～0.5 cm，其底部有肛腺的开口。肛窦有储存黏液和润滑大便的作用。肛窦若发育畸形，是婴儿肛旁感染和肛瘘的原因之一。

### 8. 肛腺

肛腺开口于肛窦底部，有 4～8 个，多集中在肛管后壁。肛腺在黏膜下有一管状部分，称肛腺管。肛腺管多数呈葡萄状，少数呈单腺管，2/3 的肛腺向下向外伸展到内括约肌层，少数可伸展到联合纵肌，极少数可到外括约肌或肛旁间隙。肛腺感染是肛旁感染和肛瘘形成的重要原因。

### 9. 肛乳头

肛乳头为三角形的上皮突起，在直肠柱下端，沿齿线排列，约 2～6 个。肛乳头基底呈淡红色，尖端呈灰白色，直径为 0.1～0.3 cm。肛乳头在感染、外伤等因素的影响下可发生肥大。

### 10. 肛垫

1975 年，Thomason 在解剖学和放射学研究的基础上首次提出肛垫的概念。肛垫位于直肠下端，由上皮、黏膜下层的血管、平滑肌（Treitz 肌）和弹力纤维组成，称之为"肛管血管垫"，简称"肛垫"。三个主要的肛垫分别位于肛管左侧、右前、右后三个位置，是人人均有的正常结构，类似于人体的勃起组织，可以根据需要收缩和扩张。肛垫上皮含有丰富的神经感受器，可维持肛管压力及其黏膜分泌功能，与人类的精细控便有密切关系。当黏膜下层的血管因调节障碍发生淤血或肛垫的支撑组织 Parks 韧带和 Treitz 肌发生变性断裂时，肛垫下移即形成痔。

## 三、 肛管直肠的毗邻

### 1. 肠系膜及直肠周围结构

① 直肠系膜：直肠为腹膜间位器官，没有传统意义的系膜。盆筋膜脏层所包裹的直肠背侧脂肪及其结缔组织、血管和淋巴组织，由于骨盆的特殊形状，只在直肠的上 1/3 形成膜状结构，而中下 1/3 是从直肠的后方及两侧包裹着直肠，形成半圈 1.5～2.0 cm 厚的结缔组织，肛肠外科上称之为直肠系膜，后方与骶前间隙有明显的分界，侧方由于侧韧带与盆腔侧壁相连，无明显分界，上自第三骶椎前方，下达盆膈。所以直肠癌的全直肠系膜切除，是指切除从第三骶椎前方至盆膈直肠后方及双侧联系直肠的疏松结缔组织。② 直肠侧韧带：由直肠侧方直肠中动静脉、骶神经、脂肪和结缔组织构成，为基底位于盆腔侧壁、顶端进入直肠的三角结构，当直肠被牵拉时可显出。近年有研究表明，骨盆内脏神经在直肠侧韧带内有许多细小分支，手术时应注意保护。③ 直肠筋膜：直肠前方为直肠膀胱隔或直肠阴道隔，又称为 Denonveilleriers 筋膜，这层筋膜是腹膜反折的延伸，是直肠与男性精囊腺、前列腺或女性阴道之间的间隙，与盆膈上筋膜融合，是直肠腹膜反折以下的前间隙。行直肠癌手术时，直肠前方分离必须通过此间隙。直肠后面无 Denonveilleriers 筋膜，其脏层筋膜即直肠固有筋膜，系结肠带延伸形成的结缔组织，包绕直肠中段。壁层盆筋膜覆盖骶尾骨腹侧面，正中变厚，形成 Waldeyer 筋膜，向下延伸至肛管直肠连接部，形成直肠悬韧带。

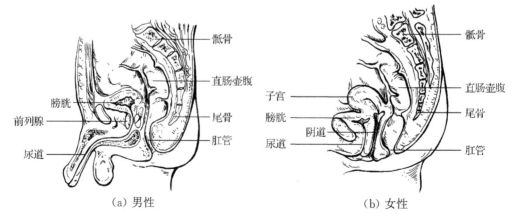

（a）男性          （b）女性

图 3-2　直肠矢状面解剖及毗邻

**2. 肛管直肠周围的间隙**

在直肠和肛管周围有数个充满脂肪的间隙，又称为外科解剖间隙，分肛提肌上、下两组。在肛提肌上的有：① 骨盆直肠间隙：位于肛提肌上盆腔腹膜下，在直肠两侧，左右各一个，因位置深，顶部和两侧为软组织，发生感染后会大量积脓，不易发现。② 直肠后间隙：位于直肠和骶骨之间，与两侧骨盆直肠间隙相通，直肠后间隙脓肿易穿破直肠或向下穿破肛提肌。在肛提肌下的有：① 坐骨直肠间隙：位于肛管两侧，左右各一个，在肛管后相通。② 肛门周围间隙：位于坐骨肛管横隔及肛门周围的皮肤之间，在肛管后相通，该间隙脓肿局部症状明显，易于发现。直肠肛管周围间隙相互交通，因此当一个间隙的感染不能有效控制常引起其他间隙的感染。③ 肛管后间隙：位于肛管后方和肛提肌下方的间隙。肛管后正中浅外括约肌和皮肤之间形成浅肛管后间隙，肛提肌和肛尾韧带间为深肛管后间隙。当肛管后深间隙感染时，其脓腔深且隐匿，在肛管后方括约肌高张状态下易被忽视。

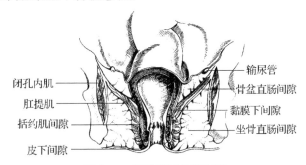

闭孔内肌　输尿管
肛提肌　骨盆直肠间隙
括约肌间隙　黏膜下间隙
皮下间隙　坐骨直肠间隙

图 3-3　肛管直肠周围间隙

# 四、 肛管直肠和盆底肌肉

直肠和肛管肌肉分为随意肌和非随意肌。随意肌位于肛管之外，即肛管外括约肌和肛提肌；非随意肌位于肛门壁内，即肛管内括约肌。中间肌为联合纵肌，既有随意肌纤维，也有非随意肌纤维。上述肌肉能保持肛管的闭合和开放。

**1. 肛管内括约肌**

由直肠环肌层在直肠下端延续增厚形成，属平滑肌，齿线下约 0.7 cm，齿线上约1.5 cm，上界在肛直环平面，下界达肛管内外括约肌间沟，其下缘与肛管外括约肌隔以联合纵肌形成的肌间隔。肛管内括约肌与排便自制关系密切。未排粪时，内括约肌呈持续性不自主的收缩状态，闭合肛管；排粪时充分松弛，保证肛管足够扩张。

**2. 肛管外括约肌**

MRI 三维成像显示其不是以往我们认为的皮下部、浅部和深部三部分，而是呈上、下（或浅、深）两部的复合体。肛管外括约肌下部呈环状，在该平面组织学证实为内外括约肌纤维、联合纵肌纤维交织混合的肌肉复合体。肛管外括约肌上部是耻骨直肠肌向下延续而成，在此平面肛管外括约肌不是一个完整的肌环，其前正中线常缺如，此种形态学模式不能起到环状括约肌的作用，仅能改变肛直角和实现肛内闭合。肛管外括约肌平时闭合肛管，排粪时舒张以帮助排粪，排粪后又立即使肛管闭合。

### 3. 联合纵肌

由三层肌纤维组成：内层是直肠纵肌的延伸，中层是肛提肌悬带，外层是外括约肌深部纤维的延伸。三层在括约肌下方形成很多纤维隔，其功能主要有：① 固定肛管：联合纵肌层属肛管各部的中轴，似肛管的骨架，借其丰富的放射状纤维，将肛管各部包括内、外括约肌联系在一起，形成一个功能整体。这些纵肌纤维不仅固定括约肌，还通过肛周脂肪附着于骨盆壁和皮肤，穿过内括约肌止于齿线附近的黏膜，因而对预防直肠黏膜脱垂及内痔脱出起一定作用。② 协助括约功能：联合纵肌在括约肌内部呈网状，与肌纤维相粘着。肛管括约的功能是联合纵肌形成的弹性网与括约肌共同活动的结果。联合纵肌层组织疏松，也为肛周感染的蔓延提供了有利条件。

### 4. 肛提肌

肛提肌是直肠周围形成盆底的一层肌肉，由耻骨直肠肌、耻骨尾骨肌及髂骨尾骨肌三部分组成，起自骨盆两侧壁，斜行向下止于直肠壁下部两侧。MRI 动态观察活体状态下的肛提肌为穹隆状，不像尸体解剖所见的漏斗形。对于承托盆腔内脏、帮助排粪及括约肛管有重要作用。

### 5. 肛管直肠环

在肛管直肠连接部，肛管内括约肌、联合纵肌纤维、肛管外括约肌深部和耻骨直肠肌形成一个肌环，直肠指诊时可触到。此环有重要括约功能，如手术时不慎完全切除，可致肛门失禁。

### 6. 括约肌复合体

随着 MRI 和超声等影像技术的应用，Fritsch 于 2002 年提出了括约肌复合体（sphincter complex）的概念，这是指肛管内、外括约肌、耻骨直肠肌和联合纵肌共同组成的形态-功能统一体。正确认识此概念对于肛门部重建手术具有重要意义。

### 7. 会阴体

会阴体为尿生殖膈后缘肛门与阴道或阴囊根部之间的区域，其中心点附着有肛管外括约肌、球海绵体肌和会阴浅肌。此处入路可修补会阴撕裂、陈旧性会阴缺损和直肠阴道瘘等。

## 五、 肛管直肠神经支配

直肠由交感神经和副交感神经支配。交感神经主要来自腹下神经丛。该丛位于腹主动脉分叉下方，在直肠固有筋膜之外分成左、右两支，各向下与骶部副交感神经会合，在直肠侧韧带两旁组成坐骨神经丛。

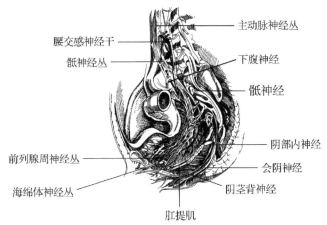

**图 3-4　直肠及括约肌的神经支配**

肛管周围主要由阴部神经的分支痔下神经、前括约肌神经、肛尾神经和第一骶神经会阴支所支配。故肛门周围局部浸润麻醉，应注射一圈，特别是两侧及后方要浸润完全。

盆腔自主神经损伤可使精囊、前列腺失去收缩能力则不能射精。骶部副交感神经由第 2～4 骶神经分出，为支配排尿和阴茎勃起的主要神经。在直肠癌手术时保留盆腔自主神经，可以减少术后男性性功能障碍和排尿功能障碍。

## 六、 肛管直肠血供和淋巴回流

### 1. 动脉

肛管直肠动脉来自直肠上动脉、直肠下动脉、肛门动脉和骶中动脉四支。① 直肠上动脉：是肠系膜下动脉的末支。② 直肠下动脉：由髂内动脉前干或阴部内动脉分出，左右各一支通过直肠侧韧带进入直肠，与直肠上动脉在齿线上下相吻合。③ 肛门动脉：由两侧阴部内动脉分出，通过坐骨直肠间隙，供应肛管和括约肌，并与直肠上下动脉相吻合。④ 骶中动脉：由腹主动脉分叉处的后壁分出．紧靠骶骨前面下行，供应直肠下端的后壁。

### 2. 静脉

肛管直肠周围有两个静脉丛。① 痔内静脉丛：位于齿线上方的黏膜下层，汇集成数支小静脉，穿过直肠肌层成为直肠上静脉，经肠系膜下静脉回流入门静脉。② 痔外静脉丛：位于齿线下方，汇集肛管及其周围的静脉，经肛管直肠外方形成肛门静脉和直肠下静脉，它们分别通过阴部内静脉和髂内静脉回流到下腔静脉。

### 3. 淋巴引流

肛管直肠的淋巴引流以齿线为界，分上、下两组。上组在齿线以上，引流途径为向上、向两侧和向下。向上沿直肠上血管到肠系膜下血管根部淋巴结，这是直肠最主要的淋巴引流途径；向两侧者先引流至直肠侧韧带的直肠下血管淋巴结，再到盆腔侧壁的髂内淋巴结；向下穿透肛提肌至坐骨直肠间隙，伴随肛管血管到达髂内淋巴结。下组在齿线以下，向外经会阴部到达腹股沟淋巴结，然后到髂外淋巴结，也可经坐骨直肠间隙汇入髂内淋巴结。上下两组淋巴结有时有吻合支互相交通，因此，发生直肠癌有时也可转移到腹股沟淋巴结。

## 七、 肛门控便功能的维持

控制排便是肛门最重要的生理功能，对于肛门自制的了解有助于理解在手术时如何尽量保持肛门的控便功能。肛门的控制排便的是一个非常复杂过程，由许多相互影响的因素相互制约。肛门控便与粪便的性状、直肠容积和顺应性、直肠感觉、括约肌和盆底肌以及神经等许多因素有关，这些环节相互影响又互相补充。

### 1. 结肠的吸收

结肠具有吸收水分、无机盐的功能，结肠中将每日 1 000～1 500 mL 的结肠内容物浓缩成 100～150 mL 进入直肠，通过进一步的吸收后变成成形粪便排出体外。水样粪便迅速进入体内后可以造成括约肌的压力或排便急迫感，甚至在正常人水样便可以造成肛门失禁。

### 2. 直乙交界在肛门自制中的机制

尽管直乙交界在肛门自制中起什么样的作用存在一定的争议，但是一些迹象表明直乙交界在肛门自制中起一定的作用。首先直肠在平常状态下处在空虚和受损状态，而粪便积存在乙状结肠之中，在排便时，粪便从乙状结肠进入到直肠，然后再排出。在排粪造影检查中，有时发现直肠内的造影剂在力排状态时可以反流到乙状结肠。种种迹象表明乙状结肠既有储存粪便的功能，同时似乎有一定的括约肌功能，尽管有一些研究试图说明直乙交界处存在括约肌，但是目前尚没有被广泛接受的理论，但是直乙交界存在一定的"括约功能"，在对正常人进行结肠压力检测时发现，约50％的正常人在直乙交界存在高压带。

### 3. 直肠容积和顺应性

直肠的容积在肛门控便中非常重要，当有便意但是又不能排便时就需要直肠有足够的容积以容纳粪便。直肠容积根据粪便的多少可以进行调节，这种调节的方式称为直肠的顺应性。直肠的顺应性使直肠即使充满粪便也保持相对适中的腔内压力，从而达到控便的目的。研究表明，在肛门失禁的患者，其直肠的容积和顺应性均明显低于正常人，但是肛门失禁时容积的下降是原因还是结果，目前存在许多争议。有人认为原发性的肛门失禁和创伤性肛门失禁时，病人的直肠顺应性都会明显下降，因此提示直肠顺应性下降是括约肌损伤的结果。但是也有人认为顺应性下降可能是肛门失禁的原因，因为当直肠顺应性下降后，即使少量的粪便也可以导致直肠压力明显增高，导致病人出现排便急迫感或肛门失禁，这个现象在溃疡性结肠炎和放射性肠炎病人中表现更为明显。笔者认为，顺应性或容积的下降是一个事情的两个方面，互为原因也相互影响。

### 4. 直肠和肛管的运动

直肠仅有 5 mmHg 的静息压，而且有每分钟 5～10 次低频收缩。肛管收缩状态下仍有较小的收缩压波动，每分钟在 15 次左右，振幅在 10 cm $H_2O$ 压力。肛管压力高于直肠压力 10～14 倍，而且在直肠肛管交界处压力差最小，向远端逐渐增加，这种压力梯度在肛门控便中也有一定作用，可以使肛门内粪便反流到直肠，使肛管保持空虚。

### 5. 直肠感觉

直肠内应该没有感觉的受体，这些感觉受体可能存在于肛提肌、耻骨直肠肌和肛门括约肌之间。在 28％ 的原发性肛门失禁的病人，其病因为直肠感觉敏感。

### 6. 直肠肛管抑制反射和肛管感觉

当指直肠收到牵张的时候，首先出现外括约肌的收缩，然后出现内括约肌的明显舒张。直肠肛门抑制反射使直肠内容物进入感觉非常敏感的肛管上端，肛管上端的皮肤能精确地分辨是气体还是粪便。这种反应与人的精细控便有重要的关系。肛管感觉的下降和肛管抑制反射的损害均可能导致肛门失禁的发生。肛管感觉可能在生育、会阴下降综合征及直肠黏膜切除手术中受达到损害，而直肠肛管抑制反射在先天性巨结肠和 Chagas 病中会受到损害。

### 7. 肛管内括约肌

肛管内括约肌（IAS）是直肠平滑肌的延续，一直处于持续的收缩状态。内括约肌持续收缩主要是肌间神经丛和场外的自主神经支配的结果。内括约肌的持续收缩阻止直肠内容物的流出，在肛门控便中起非常重要的作用，而且内括约肌收缩是肛门静息压的主要因素，正常成人肛管静息压为 50～70 mmHg，而在老人和妇女中有下降的趋势。内括约肌的持续收缩产生的压力占直肠静息压的 50％～85％，而外括约肌收缩占 25％～50％，其余静息压是由于肛垫产生的。从肛门到直肠肛管的压力呈逐渐上升的趋势，距肛缘 1～2 cm 处压力最大，肛管高压带或功能性的肛管长度由内括约肌的收缩形成，平均为 2.5～3.5 cm，女性短于男性。在 25％的原发性肛门失禁的患者中可以发现明显的内括约肌的损伤。

### 8. 联合纵肌

联合纵肌的可能的功能是将肛管直肠固定在骨盆，作为框架支撑，将括约肌和外括约肌结合在一起。Shafik 等认为联合纵肌在肛门自制中发挥非常小的作用，主要的作用是在排便的时候缩短或加宽肛管。

### 9. 横纹肌的作用

一般认为横纹肌在肛门自制中发挥有三种类型的作用：耻骨尾骨肌的侧面压迫、深层外括约肌的环形闭合以及耻骨直肠肌的角度形成。外括约肌和骨盆肌与其他的骨骼肌不同，可以在静息状态下在骶尾水平通过神经反射产生持续的张力。在大力收缩的时候，肛管内的压力较静息状态下可以提高 2～3 倍（100～180 mmHg），但是由于横纹肌容易产生疲劳，因此最大收缩压仅能维持 40～60 秒。组织学研究表明，外括约肌、耻骨直肠肌和肛提肌以Ⅰ型肌纤维为主。在腹内压增加或者直肠受到牵张的状态下，外括约肌和耻骨直肠肌会发生反射性的收缩，防止粪便溢出。

### 10. 耻骨直肠肌和肛直角

肛直角从解剖学上来看是由于 U 型的耻骨直肠肌牵拉肛管形成的，肛管括约肌闭合肛管，使气体和液体粪便不被排出，而耻骨直肠肌和肛直角阻止大部分的成形粪便溢出。

[周德福　顾家博　龚涛]

## 参考文献

［1］喻德洪. 现代肛肠外科学［M］.北京：人民卫生出版社，2001.

［2］孟荣贵，喻德洪. 现代肛肠外科手术图谱［M］.郑州：河南科学技术出版社，2003.

［3］Beets-Tan R G，Beets G L，van der Hoop A G，et al. Preoperative MR imaging of anal fistulas：Does it really help the surgeon？［J］. Radiology，2001，218(1)：75 - 84.

［4］Bennett A E. Correlative anatomy of the anus and rectum［J］. Seminars in Ultrasound，CT and MRI，2008，29(6)：400 - 408.

［5］D'Hoore A，Penninckx F. The pathology of complex fistula in ano［J］. Acta Chirurgica Belgica，2000，100(3)：111 - 114.

［6］Holschneider A M，Freeman N V. Anatomy and function of the normal rectum and anus［J］. Birth Defects Original Article Series，1988，24(4)：125－154.

［7］Henry M M，Thomson J P. The anal sphincter［J］r. Scand J Gastroenterol. 1984，93 (Suppl)：53－57.

［8］Killingsworth C R，Walshaw R，Dunstan R W，et al. Bacterial population and histologic changes in dogs with perianal fistula［J］. American Journal of Veterinary Research，1988，49(10)：1736－1741.

［9］Raizada V，Mittal R K. Pelvic floor anatomy and applied physiology［J］. Gastroenterology Clinics of North America，2008，37(3)：493－509.

［10］Sabir N，Sungurtekin U，Erdem E，et al. Magnetic resonance imaging with rectal Gd-DTPA：New tool for the diagnosis of perianal fistula［J］. International Journal of Colorectal Disease，2000，15(5/6)：317－322.

［11］Stephens F D. Embryology of the cloaca and embryogenesis of anorectal malformations［J］. Birth Defects Original Article Series，1988，24(4)：177－209.

［12］Shafik A. Pelvic double-sphincter control complex. Theory of pelvic organ continence with clinical application［J］. Urology，1984，23(6)：611－618.

［13］Ross S T. Fistula in ano［J］. Surg Clin North Am，1988，68(6)：1417－1426.

［14］Shafer A D，McGlone T P，Flanagan R A. Abnormal crypts of morgagni：The cause of perianal abscess and fistula-in-ano［J］. Journal of Pediatric Surgery，1987，22(3)：203－204.

# 第四章

# 肛瘘诊断方法

## 一、 指检

指检是最基本而有效的检查方法，可直接触摸病变部位，了解索状物大小、深度及走向，有无压痛，按压时有无脓液流出等，对病情的判断尤其是内口的寻找很有帮助。直肠指检时如肛窦局部有硬结、凹陷或触痛处，多为肛瘘内口所在部位。

## 二、 探针检查

探针检查的目的在于探清瘘管的行径、长短、深浅、与肛门括约肌的关系及内口的位置等。

检查时将润滑后带上指套的食指伸入肛内，触于可能的内口处，然后用另手取粗细适宜的探针，将圆形探头插入外口。如为弯管，可将探针弯成相应弧度，探入时将探头端指向肛门中心。动作应尽可能轻柔，以防形成假道或人工内口。肛内手指应与探针互应，探查管道行径及有无相通。若探针进入受阻，可能是方向不对，可以调理方向后再试进；若仍不能进入，可能是管道狭窄或闭锁，不可强行进入。对于复杂性肛瘘，可同时插入几根探针，探查各管道是否相通或内口部位是否在同处。

探针检查是一个危险的检查方法，特别是在急性脓肿引流时使用探针，可能容易形成假道，从而导致更为复杂的"人造复杂肛瘘"。所以 Thomason 曾经说过，一个没经验的医师使用探针就像猴子的手里拿把枪（pistol in monkey's hand）一样危险。

# 三、 影像学检查

对于具备一定经验的肛肠科医生而言，通过指诊、探针等物理学方法可以初步了解肛瘘的位置、分支等基本情况。但在临床中仍有5％～10％的伴有隐匿性脓肿或术中遗漏瘘管的复杂性肛瘘，最终导致手术失败。若术前能明确继发瘘管的存在、走向及与括约肌的关系，并采用相应的手术方法，对于避免肛瘘手术失败或复发具有重要的临床意义。随着现代影像学的飞速发展，腔内超声、CT及MRI等影像学技术日趋成熟，在肛瘘、肛周脓肿等疾病诊断中的应用越来越广泛，对于充分了解肛瘘的内口位置，瘘管的走行、数量，瘘管和括约肌关系及炎症浸润范围尤为重要。

## 1. 腔内超声

近年来超声越来越成为肛管直肠周围疾病的主要检查手段之一，通过肛管直肠周围的超声检查以明确肛瘘的走向、范围及内口的位置。

肛瘘检查常用的探头为高频线阵小器官探头、线阵腔内探头及360°经直肠腔内探头，随着三维超声诊断技术日益成熟，经直肠腔内三维超声也日益广泛地应用于肛瘘的诊断。

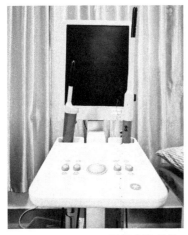

**图4-1　BK 2202型超声诊断仪**

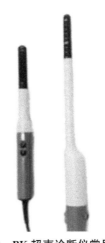

**图4-2　BK超声诊断仪常用探头**
（左）8838为线阵腔内探头
（右）2052为360°环阵腔内探头

由于肛周臀部的生理曲度，突出于肛管平面以下的肛瘘部分属腔内探头扫查的盲区，所以对此范围的瘘管可借助于线阵小器官探头扫查，分别做瘘管纵轴及横轴方向的连续扫查，以初步明确瘘管的走向。同时，对肛管以上直肠周围的瘘管，行经直肠探头的直肠腔内全方位探查。因直肠的解剖特点，壶腹以上部分肠腔宽大，为使探头与肠壁之间能有良好接触，需常规注射水囊，也可以向直肠腔内注射 50～100 mL 耦合剂，此方法更简便。

（1）经直肠腔内超声检查方法

检查前准备：嘱病人排空大便，一般不需要灌肠，必要时可以使用开塞露。检查时患者左侧卧位，双腿屈曲胸前。常规行肛门指诊，了解有无肿块、出血、狭窄等情况。腔内探头涂上耦合剂后加套保护套，在保护套表面再涂上适量耦合剂。做肛管探查时要嘱患者收紧肛门，以达到肛管与腔内探头紧密接触的目的，最大限度地避免二者接触不良时其间空气造成的混响回声。而行肛管以上的直肠部位的腔内探查，需先行准备水囊，在保证水囊与肠壁紧密接触的同时，借助水作为透声窗，进行所需的探查。不同的仪器可能会有不同的设计或配件，以满足临床的需要。

将探头缓慢插入肛门，BK 360°经直肠探头可自动由内向外或由外向内沿直肠纵轴方向逐层扫描直肠及其周围组织情况，检查中常以前列腺、子宫作为探头、病灶定位标志。非 360°自动扫描的超声探头需手动转动探头，对直肠及其周围组织进行全方位的扫查。

（2）内口的定位

线阵腔内探头可以直观地显示瘘管的走向及内口的位置。瘘管在高频超声图像表现为皮下软组织内条状低回声，斜行或弯曲走行达肛管，而该处显示为强回声黏膜或外括约连续性中断，并与瘘管相连，考虑为内口位置。

另外，线阵的探头也可在内口位置探及局部黏膜的缺损，对于多个齿线处内口的复杂性肛瘘，可在同一环阵平面见多个内口。由于 BK8838 超声探头内置线性阵列可在传感器内 360°旋转，也可三维观察病灶，无需中途更换探头，大大提高了效率及患者舒适度。

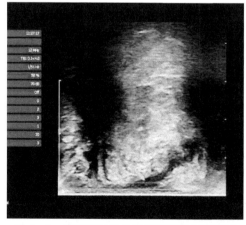

图 4‑3　高频线阵探头肛周放射状扫查所见

（低位肛瘘）

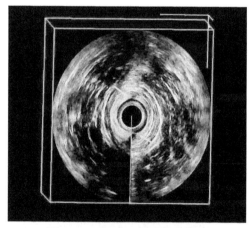

图 4‑4　BK8838 探头扫查所见

（截石位 6、12 点分别可见一个肛瘘内口）

（3）肛瘘走向的定位

对于低位的单纯性肛瘘，线阵探头肛周扫查即可明确管道的走向，而对于高位复杂性肛瘘走向及范围的定位要复杂得多。三维超声诊断仪对于肛瘘进行诊断有独到优势，通过对三维超声图像的采集分析可明确管道的分布情况，为临床提供更立体、直观的参考。声像图上可以见到低回声的管道在括约间的走行情况，伴有感染者有无回声区存在。

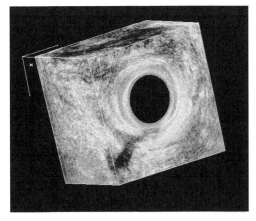
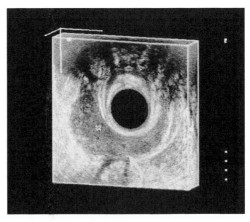

显示出的瘘管走行及内口位置　　　　　　　后马蹄型肛瘘伴感染

**图 4 - 5　三维超声检查图像**

（4）不同类型肛瘘

根据瘘管和括约肌的关系，Parks 等把原发性瘘管分为括约肌间、经括约肌、括约肌外及括约肌上肛瘘四大类。腔内超声在识别括约肌间和经括约肌肛周瘘以及肛瘘的内部开口方面具有较高灵敏度和特异性。由于超声图像视野有限，腔内超声对括约肌上肛瘘和括约肌外瘘检出率较低，不如 MRI。以下是笔者整理的一些典型图像案例。

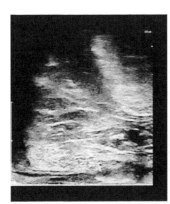
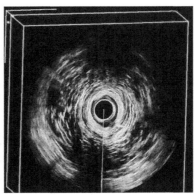

① 括约肌间肛瘘

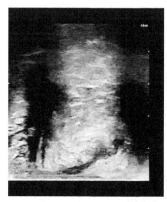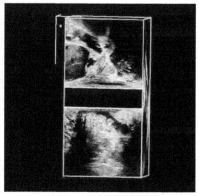

② 经括约肌肛瘘

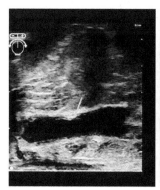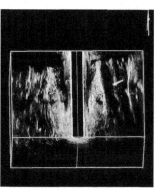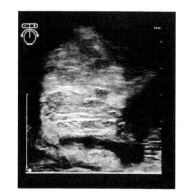

③ 括约肌上肛瘘　　　　　　　　　　④ 括约肌外肛瘘

**图 4 - 6　腔内超声检出的四类肛瘘**

为了更好地显示瘘管走向，临床通过瘘管内注入双氧水以使声像图中瘘管与正常组织间的界面及内口的位置更加明晰，避免了瘘管染色检查造成的组织被染料广泛污染的情况。但对于外口为盲端的肛瘘此种方法难以实施。

腔内超声检查无创伤、无放射、分辨率高、可重复性强，并且技术简单，学习曲线短，患者耐受性好，可在门诊应用，应作为肛肠疾病的常规检查。然而，超声检查也存在以下一些缺点：① 由于瘘管和瘢痕组织在超声上都显示低回声，常难以区分；② 气体与组织界面处会发生非常强烈的反射，因此界面深处病灶都会被阻挡；③ 超声检查中具有一定的主观性，医生技术、经验及习惯等对检查结果有一定影响。因此，腔内超声与MRI、CT 等相结合，更能起到优势互补的作用，形成肛周感染性疾病的完整诊断体系。

**2. CT 检查**

对复杂性肛瘘，需借助影像学检查，特别是螺旋 CT 检查，它对选择治疗方案具有重要意义。

扫描前清除患者身上所有金属物质，并需要患者做好肠道清洁准备。患者平躺于扫描床，选取仰卧位。使用石蜡油抹在患者肛门周围，达到润滑的目的，使用医用充气塑料管向直肠内充气（100～200 mL）后，将软木塞（事先使用红霉素软膏涂抹）塞进患者肛管和下端直肠，可防止漏气且有利于肛周症状对比，方便了解其解剖结构。

扫描参数：管电压 110 kV，管电流 200 mA，扫描层厚、间距均为 5 mm。先平扫，完成平扫后在患者肛瘘外注射瘘管造影剂，注射量以患者感受略胀痛为止，此后使用高压注射器经肘静脉注入碘海醇进行增强扫描。扫描完成后利用 CT 后处理工作站，对患者图像进行处理，对所得原始数据进行重建。由诊断医师针对扫描图像进行阅片和分析。

螺旋 CT 检查能明确显示瘘道内外口的位置、瘘管的长度、分支、走行。多种重建技术相结合，不仅能清晰观察肛门括约肌、肛提肌、肛旁、盆腔、盆壁的情况和病变范围，还可以立体地多角度观察复杂瘘道的位置、形态、边缘、长度及其分支，有无与直肠相通，死腔窦道的大小、形态；尤其是复杂性肛瘘瘘道深，有侧支、死腔窦道，走行曲折、复杂，CT 的多种扫描方法和多种重建技术结合，如 MPR 与曲面重建图像显示了病变的长度、走行。不同厚度的 MIP 重建瘘道，直观立体地显示了瘘道及其侧支的形态大小和死腔窦道情况，为临床难治性和久治不愈的肛瘘找到了原因；在极特殊的情况下，也能判断慢性肛瘘是否有癌变。通过三维重建，可以清晰地显示瘘道形态、长度、边缘及走行，通过图像后处理工作站软件提供的旋转技术，展示瘘道丰富的立体信息，在拟行外科手术治疗的病例中提供给外科医师最直观的资料，以指导外科医师在手术过程中准确寻找侧支及内口，极大地提高了复杂性肛瘘的临床治愈率。

但近年来的研究结果也发现螺旋 CT 对复杂性肛瘘的诊断有一定的局限性，如难以全部显示瘘道内口，对未完全液化坏死的脓肿脓腔及侧支瘘道显示特异性不高。近来有报道 MR 对肛瘘的诊断准确率较高，但其操作费时较长、价格昂贵。因此螺旋 CT 及三维重建技术因操作简单，速度快，患者没有痛苦，对临床医师选择合适的手术方案提高治愈率有很大的帮助。

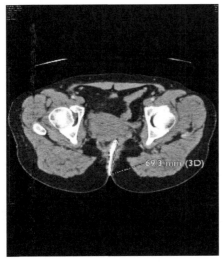

图 4 - 7　括约肌内瘘 CT 平扫

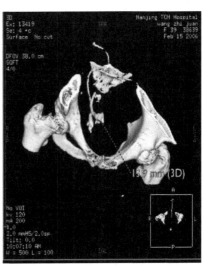

图 4 - 8　括约肌内瘘三维重建

### 3. 磁共振成像检查

影像学快速发展，特别是磁共振成像（magnetic resonance imaging，MRI）广泛应用，能够有效地在术前确定可能会被遗漏的脓腔和瘘管。术前 MRI 检查结果已被证实能够明显影响手术结果，减少肛瘘术后复发，提高肛门控制功能。磁共振成像能从矢状位、冠状位及横截位获得理想的影像图片，充分显示肛管直肠周围肌肉，瘘管与瘢痕存在不同的影像学信号而能准确分辨。肛瘘术前 MRI 检查以成为多数医学中心评价复杂性肛瘘的金标准。

（1）线圈和序列

MRI 的三种线圈（体线圈、腔内线圈和相控阵列线圈）都可以用来评价复杂性肛瘘。尽管 Halligan 等先期报道认为应用 MRI 体线圈可以获得较好的影像学结果，但作者在随后的系列研究结果显示，体线圈临床应用结果明显低于腔内线圈和相控阵列线圈。直肠腔内线圈的应用为肛瘘、肛管直肠周围肌肉损伤、直肠肿瘤等提供了更加详细的影像学资料。Desouza 等报道 MRI 直肠腔内线圈能显示肛管直肠肌肉和周围脂肪，其对肛瘘和直肠周围脓肿的诊断准确率为 100％。但直肠腔内线圈对存在肛门狭窄或因局部炎症导致剧烈疼痛的患者难以置入，Halligan 等报道 17％ 的患者直肠腔内线圈不能置入。同时，腔内线圈价格昂贵且受到使用次数的限制。体表相控阵列线圈提高了信噪比和空间分辨率，影像学效果明显提高，对肛瘘的检查可以达到腔内线圈同样的效果。但是，体表相控阵列线圈临床应用更加简单、方便。事实上，相控阵列线圈已成为临床肛瘘 MRI 检查的标准线圈。由于正常直肠中下段处于闭合或半闭合状态，难以显示肛管直肠与周围组织结构的关系，可采用放置直肠腔内水囊，扩张肠管，结果证明有利于显示病灶周围组织结构和提高影像学对比度。

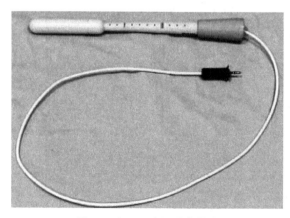

图 4-9　MRI 直肠腔内线圈

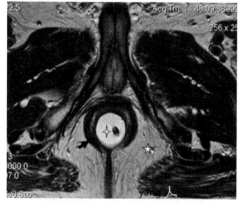

图 4-10　肛管直肠内放置水囊

MRI 扫描序列各有不同，但较多的报道是自旋回波序列（SE），且以轴位作为常规检查方法，它能评估肛瘘管与括约肌的关系。冠状位像能提高内瘘口的显示率，而矢状位价值有限。

① T2WI 及 T2 抑脂序列：T2WI 及 T2 抑脂序列较早用于肛瘘的影像诊断。T2WI 因对液性有高敏感度并呈高信号，脂肪组织被抑制而呈低信号，可以较明显显示内口及瘘管，因此其较早被应用于肛瘘诊断。肛瘘内口脓液在 T2WI 及 T2 抑脂序列上表现为圆形或类圆形液性高信号，瘘管内脓液则显示为条形液性高信号。当在瘘管周围有大量渗出、形成肛周脓肿时，T2WI 及 T2 抑脂难以区分瘘管与周围渗出，继而导致 T2WI 及 T2 抑脂序列对内口、瘘管的检出率较低。此外考虑慢性肛瘘患者病史较长，瘘管内含脓液较少，在 T2 抑脂序列可能较难显示出肛瘘情况。

② T1 加权序列增强：在 T1 加权对比增强序列上，急性瘘管内充满脓液和肉芽组织，注射对比剂后肉芽组织因含有丰富的血管而显示为高信号，脓液持续为低信号；瘘管由于管壁呈双轨道样或线状明显强化依然显示为高信号，瘘管及周围渗出不强化，其影像表现对诊断肛瘘具有明显优势，因此 T1 增强扫描可以弥补 T2 抑脂序列上对慢性肛瘘诊断上的缺点。

③ 扩散加权成像（DWI）：利用 MR 对运动检测敏感的基本特性，利用水分子的扩散运动特性进行成像，是将宏观流动相位位移成像原理应用于显微水平扩散成像。在梯度磁场下，扩散运动的水分子中的质子横向磁化发生相位位移，可产生 MR 信号，构成扩散图像的对比，其信号衰减取决于分子运动的幅度及磁场梯度强度。在成像序列中若加入强磁场梯度即扩散梯度，即可获取扩散加权成像。扩散梯度的程度由梯度脉冲的强度和持续时间即所谓的梯度因子决定，用 b 值表示。由于扩散成像受到微循环的干扰，如毛细血管灌注，产生类似于真正的扩散效应，这种扩散图像实际上包含一些体素不相干运动（IVIM）的图像，以及细胞壁、温度、非单一扩散媒介等因素影响，而获取扩散系数。因而，在实际工作中用表观弥散系数（ADC）代替扩散系数（DC）评估扩散成像的结果。DWI 的信号与 DC 呈负指数相关。活体组织的 ADC 值受细胞内外水的黏滞度、比例、膜通透性、方向和温度的影响，在扩散加权图像上，扩散快的组织信号衰减大，呈暗色，而在 ADC 图像上相反，呈亮色，表示 ADC 值大；扩散慢的组织信号衰减小，呈亮色，ADC 值小。因此，DWI 和 ADC 可显著区分炎症或水肿。炎症和水肿在 T2 加权序列上都呈高信号，而活动期瘘管内有脓液时，由于弥散受限，DWI 图像呈亮色，ADC 图像呈暗色；若是水肿，DWI、ADC 图像都呈亮色。DWI 从分子运动角度显示肛管直肠周围肿瘤的分子及细胞生物学特征，不仅能在高场强 MRI 上扫描，在中低场强 MRI 也可以完成扫描，成像时间短。此法能够对水肿、炎症、肿瘤的诊断及鉴别诊断提供帮助。

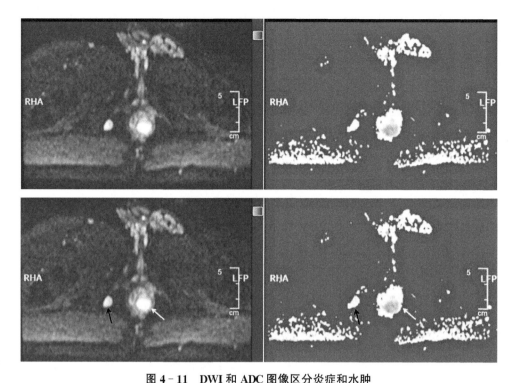

**图 4 - 11　DWI 和 ADC 图像区分炎症和水肿**

〔脓腔（白色箭头）在 DWI 图像（左）呈高信号、在 ADC 图像（右）呈低信号；

水肿在 DWI 和 ADC 图像都呈高信号（黑色箭头）〕

④ 短时翻转恢复序列（STIR）：软组织病理性改变，如水肿在 STIR 序列呈高信号，而脂肪组织呈低信号，与 T2 加权平相比，STIR 明显提高瘘管的检出率，特别是肛瘘的瘘管分支检出率得到提高。STIR 序列的扫描时间明显短于 SE-T1 加权参数，但 STIR 序列在肛瘘的显示上也存在一些不足之处，因 STIR 序列是一种对水较敏感的序列，对分泌物少的非活动性瘘及术后瘢痕形成的瘘道不敏感。

⑤ 快速小角度激发成像（3D-FLASH）：此序列是一梯度回波序列，它采取层块采集，信号无丢失，扫描时间比 SE-T1 加权、STIR 要短，图像分辨率高，应用 T2 加权 3D-FLASH 序列平扫加增强图像减影技术，可提高瘘管信号强度，降低周围软组织信号，使瘘管的显示更为突出。此序列结合 STIR 序列可作为肛瘘检查的常规方法，它既可提高肛瘘检出率，又明显缩短了检查时间。

（2）读片

MR 对瘘管管道和脓肿敏感，高清晰度解剖结构以及显示手术相关的解剖平面的能力直接决定了 MRI 对肛瘘术前诊断分类的成功率。准确的术前分类应当包括相关的瘘管及括约肌的影像。

① 原发瘘管：活动性瘘管内充满脓液和肉芽组织，在 T2 加权或 STIR 序列中显示

为长的高信号结构。在一些反复发作或多次手术的患者，瘘管壁会相应增厚，表现为活动性瘘道被低信号的纤维组织壁所包裹。偶尔，在这些纤维组织中看到一些高信号影，这主要是因为组织水肿所致。同样，高信号影可能出现在瘘管或纤维管壁之外，这代表邻近组织的炎症反应。

MRI 能够清晰显示外括约肌。在 T2 加权或 STIR 序列中为低信号结构，外侧方为高信号的坐骨直肠窝脂肪。因此，很容易分析瘘管是穿

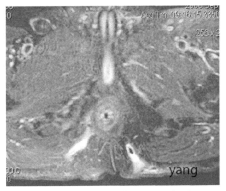

图 4-12　活动性瘘管（STIR 序列）

过外括约肌或跨过外括约肌。如果原发主管完全限制在外括约肌内侧，这应当是括约肌间瘘。反之，任何在坐骨直肠窝中出现的瘘管证据，均提示为非括约肌间瘘。但是，经括约肌肛瘘、括约肌上方瘘和括约肌外侧瘘 MRI 影像类似，都突破外括约肌。这三者之间只能依靠内口的位置以及原发瘘管的行径来区别。

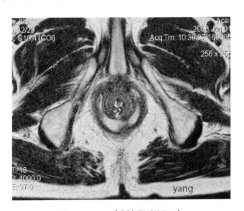

图 4-13　括约肌间肛瘘

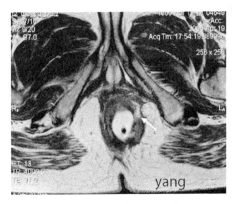

图 4-14　经括约肌肛瘘

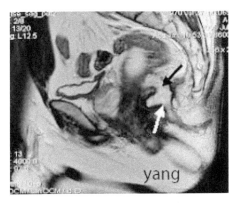

图 4-15　括约肌外侧瘘

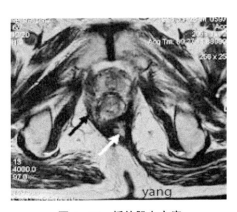

图 4-16　括约肌上方瘘

② 内口：不管影像学形态如何，内口的正确定位都是比较困难的。如何确定内口的真正部位以及其高度？依据腺源性肛瘘学说，绝大多数内口位于肛管后正中齿线处，并且多数位于后正中截石位 6 点。然而，即使应用 MRI 腔内线圈，齿线也不能作为一个独立的解剖实体在 MRI 影像学上确定，只能应用其他的影像学标志评估。齿线大约位于肛管的中部，通常是耻骨直肠肌上缘与外括约肌皮下部中间。

括约肌上方瘘和括约肌外侧瘘都可能穿过耻骨直肠肌进入盆底。然而，两者内口所处的部位却完全不同。通常括约肌上方瘘内口位于肛管部位，而括约肌外侧瘘位于直肠，因为括约肌肛瘘穿过外括约肌，在横截面有典型特征。但是，对一些患者而言，MRI 不能沿瘘管追踪到肛管，在这种情况下，只能根据瘘管的形态理性地推测内口可能的部位。

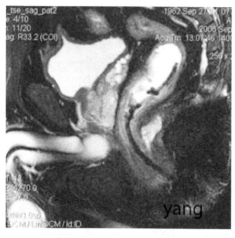

**图 4-17 瘘管经外括约肌上方向下进入肛管齿线部**

③ 支管和脓腔：MRI 另一重要意义在于它能准确发现和定位肛瘘的支管和残余脓腔。支管和残腔在 T2 加权和 STIR 序列中表现为原发主管周边存在的高信号结构，静脉应用对照剂会导致局部信号增强。最常见的支管形态是经括约肌肛瘘，主管穿过外括

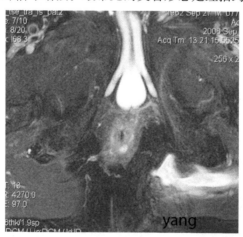

**图 4-18 肛瘘内口及远处有复杂的支管瘘管**

约肌进入肛管，支管进入坐骨直肠窝顶端。MRI 对肛提肌上方的支管更加重要，这些支管不仅难以发现，处理也极为困难。对于复发性肛瘘和克罗恩肛瘘而言，运用 MRI 诊断复杂性的支管和残留脓腔就更为重要。

（3）术前 MRI 检查对手术及治疗结果的影响

在过去的 10 年中，MRI 的发展使复杂性肛瘘的治疗发生了革命性的改变。术前 MRI 从矢状位、冠状位及横截位获得理想的影像图片，充分显示肛管直肠周围肌肉，瘘管与瘢痕存在不同的影像学信号而能准确分辨，为术前准确定位肛瘘内口、支管和脓腔、肛管直肠周围括约肌解剖结构等提供了更加详细的影像学资料，使临床医师能够在术前充分明确病灶范围，制定最佳的治疗方案。

## 四、 肛管直肠压力测定

肛管直肠压力测定是对肛管和直肠正常或异常运动的压力变化进行探测和记录，通过图形识别进行定量分析，对肛管直肠生理、病理生理进行研究，是一种安全、无创的客观检查技术。近年来肛管直肠测压应用范围不断扩大，在肛肠外科领域被公认为是十分重要的研究手段和有用的诊断方法。

**1. 肛管直肠压力测定方法**

肛管直肠压力测定是通过压力感受器将直肠或肛管腔内的压力信号经过压力传感器，通过压电效应转变成电信号，经过信号放大装置放大后，经计算机对数据进行处理后显示和分析。测压仪一般由三个部分构成：压力感受器（探头）、压力传感器（换能装置）和记录装置。

之前各研究者报道的测压结果差别很大，这除了研究者所使用的测压设备不相同外，测压方法的不统一也是一个重要因素。近年来，随着肛管直肠压力测定技术的普及和成熟，大多数研究者的具体操作方法渐趋一致。

（1）测压前准备

检查前嘱患者排便，以免直肠内粪便积存影响检查的精确性。仪器需要定标，测压导管应在肛缘水平校零，避免误差。与患者沟通，取得配合。

（2）测压方法

① 间断拖出测定法：将测压导管的球囊或近端侧孔置于肛管的上部，在静止状态下测定肛管压力，然后将测定导管由肛管内向外拖出，每次拖出 1.0 cm，记录球囊或导管各测定经过部位的肛管压力情况。由于拖拉导管可刺激括约肌收缩，故测量每一个数值时要有 20～30 秒的稳定期。每项指标重复 2 次，取平均值。这种方法可较精确地测量某一点位置上的压力值。

② 连续拖出测定法：使用恒速电机拖拉装置将导管以恒速拖过肛管，可获得一连续肛管纵轴压力曲线。为减少刺激，导管应充分润滑，拖出速度要适当（1 cm/s）。

（3）常用检查指标

包括：肛管静息压、括约肌功能长度（肛管高压带区）、肛管最大收缩压、肛管模拟排便弛缓反射、直肠肛管收缩反射、直肠肛管抑制反射、肛管舒张压、直肠感觉阈值、直肠最大耐受量和直肠顺应性等。

① 肛管静息压：为受检者在安静侧卧状态下测得的肛缘上约 1～2 cm 肛管压力的最大值。肛管静息压主要由内括约肌张力收缩所产生，约占静息压的 80%；其余来自肛管外括约肌的静息压。在正常人群中，肛管静息压由直肠一侧向肛缘侧呈递增变化，最大肛管静息压产生在肛缘上约 1～2 cm，使肛管形成上宽下尖的倒锥形，对维持肛门自制具有重要意义。

在正常人群中肛管静息压的变化范围较大，且有一定的年龄和性别差异。此外，各实验室采用的测定系统和测定方法不同，测定值也有较大差异。因此，各实验室需要确定各自的正常范围。综合文献报道，大部分实验室的正常肛管静息在 30～70 mmHg 之间。江苏省第二中医院的成人正常参考值为（59.94±8.58）mmHg。

② 括约肌功能长度：将测压导管插入肛门 10 cm，然后将导管匀速拖出，记录仪将描记一条山峰样曲线。然后嘱患者模拟排便动作、收缩动作，并测量这两种情况下肛管功能长度。计算方法为所测定的肛管压力大于最大静息压的一半或大于 20 mmHg 的长度，静息状态下相当于肛管内括约肌的长度。正常男性为 2.5～0.59 cm、女性为 2～3 cm。江苏省第二中医院的参考值为（2.81±0.59）cm。正常人收缩肛管时括约肌功能长度相应延长，模拟排便时缩短。

③ 肛管最大收缩压：受检者用力收缩肛门时测得的最大肛管压力。主要由肛管外括约肌和耻骨直肠肌收缩产生，是维持肛门自制功能，尤其是应激状态下肛门自制的主要因素。当肛管收缩时，肛管内部压力在大部分受检者呈非均匀性分布，肛管上部与直肠交接处压力较低，向下递增，距肛缘 2 cm 处压力最高，在接近肛缘处迅速下降，由此提示肛管外括约肌和耻骨直肠肌在肛管收缩压的维持中发挥主导作用。正常情况下肛管最大收缩压是肛管最大静息压的 2～3 倍。随年龄增大逐渐降低。江苏省第二中医院正常参考值为（140±30）mmHg。

④ 肛管模拟排便弛缓反射：嘱受检者模拟排便动作，随着直肠压升高，肛管压明显下降，形成有效压力梯度。耻骨直肠肌、外括约肌属横纹肌，在模拟排便时能随意弛缓，从而使肛管压力下降。

⑤ 直肠肛管收缩反射：向直肠内快速注气，肛管压力突然升高，持续 1～2 秒后下降。这是外括约肌对直肠扩张刺激的应答性收缩，在一定程度上反映了外括约肌的自制功能。

⑥ 直肠肛管抑制反射：扩张直肠时，肛管内括约肌反射性松弛，肛管压力曲线自静息压水平迅速下降，持续一段时间后压力缓慢回升至静息压水平。诱发这一抑制反射的最小注气量为直肠肛管抑制反射容量，通常与直肠初始感觉容量相近，正常人在10～30 mL。目前多认为该反射的"中枢"部分是肠壁肌间神经节细胞。

该反射有两个特性：一是"容量依赖性"，即在一定范围内，扩张直肠的容量越大，则肛管压力下降越多；另一特性是"速度依赖性"，即在扩张容量相同的情况下，快速扩张直肠所致肛管压力下降多，而缓慢扩张引起的肛管压力下降少。当直肠扩张达到一定程度时，肛管内括约肌的收缩可以被完全抑制，肛管压力降低到基线水平，并持续1分钟以上不能恢复至原水平，需待直肠气囊中气体排空才能恢复压力。通常将此容量称为直肠肛管反射完全抑制容量，与最大耐受量相近。

⑦ 直肠感觉阈值：以恒定速度向直肠气囊内注入空气，检测受检者对直肠在不同程度充盈时的感觉阈值，其中包括直肠初始阈值、直肠便意感觉容量、直肠最大耐受容量。

检查结果除了在个体之间存在比较大的差异外，还受其他一些因素的影响，包括受检者对各种感觉的理解和检查配合能力以及空气注入速度。因此要求在检查前详尽和耐心地向受检者解释该检查的方法和过程。一般情况下注入速度越快，越容易诱发受检者对直肠内物体的感觉，使感觉阈值下降；反之，阈值升高。因此，各实验室需确定空气注入速度标准，或采用电脑控制注气泵，使所得结果具有可比性。

直肠感觉测定气体注入有持续注入法和间断注入法两种。前者按一定速度持续缓慢地向直肠球囊内注入空气，在注入的同时询问受检者的感觉，并作出相应的记录；后者按照一定的容积间断性地向直肠腔内注入空气。注入的容积一般按 10 mL、20 mL、30 mL、40 mL、50 mL、80 mL、110 mL、140 mL、170 mL、200 mL、230 mL、260 mL、290 mL、320 mL、350 mL递进。询问受检者的感觉。排空球囊后休息 3 分钟，再次注入，一次完成检查。

ⅰ 直肠初始阈值：为受检者首次感觉直肠内有物体存在时注入空气的体积，此时停止注入，让受检者休息片刻，直肠内有物体的感觉消失。正常人为10～30 mL。

ⅱ 直肠便意感觉容量：为继续注入气体，受检者有排便感时注入的气体。该结果个体差异很大，与受检者的配合有较大的关系。便意容量一般为50～80 mL。

ⅲ 直肠最大耐受容量：为受检者所能耐受的直肠注入气体的最大体积，正常人群一般为100～320 mL。直肠最大耐受容积与气体的注入速度有很大的关系，注入速度越快，测得的数值越小，反之越大。

⑧ 直肠顺应性：指引起直肠壁张力单位升高所需注入的空气体积，反映直肠壁的弹性情况。顺应性越大，提示直肠壁的弹性也越好；反之，提示直肠壁的弹性越小。在直肠内有相同容量的内容物时，一般情况下直肠顺应性越大，便意越轻；反之，便意越强烈。直肠顺应性是通过向直肠球囊内注气的同时测定球囊内压力获得。计算方

法为：（直肠最大耐受容量—直肠初始阈值）／（直肠最大耐受容量压力值—直肠初始阈值压力值）。正常参考值为 3～6 mL/mmHg。

**2. 肛管直肠压力测定在肛瘘中的诊断价值**

肛管直肠压力测定在评价肛瘘患者术前、术后肛管直肠功能有重要意义。肛瘘，尤其是病程较长的高位复杂性肛瘘，由于长期慢性炎症刺激，患者常表现为排便困难，肛管直肠压力测定显示：肛管静息压正常、直肠肛管抑制反射减弱、肛管最大收缩压正常、排便弛缓反射直肠肛管压力梯度不能逆转、肛管压力明显上升，肛瘘等炎症组织清除后，症状将得到改善。预测术后患者的控便情况，帮助术者和患者对术式进行选择。如果术前肛管静息压和最大收缩压明显降低、肛管高压带明显缩短，提示肛管括约肌功能下降；或者直肠感觉阈值、直肠最大耐受容量和直肠顺应性明显降低，术后出现肛门失禁的可能性很大，患者和术者应有充分的思想准备，慎重选择术式。

# 五、 盆底肌电图

肌电图是通过记录肌肉的生物电活动，借此判断神经肌肉功能变化的一种检测方法。

盆底肌的神经支配分上、下两级运动神经元。上运动神经元指从大脑皮质运动区到脊髓前角细胞的神经通路，下运动神经元指脊髓前角细胞到肌肉的神经通路。一个脊髓前角细胞及其轴突（下运动神经元）与其支配的全部肌纤维，称为运动单位。由Ⅰ型纤维组成的运动单位称慢缩型运动单位，由Ⅱ型纤维组成的称快缩型运动单位。运动单位是肌肉活动的最小单位，盆底肌由无数运动单位组成。盆底肌电图检查主要是根据运动单位电生理改变来确定病损的部位和性质，结合临床作出诊断。

盆底横纹肌、肛管外括约肌与躯体其他部位的横纹肌不同，即在安静状态下仍处于持续低频紧张的电活动，故对其安静状态下肌电活动较难评价。盆底肌含Ⅰ型纤维较多，其包含的肌纤维数目（6～12 个）较少。运动单位的肌纤维数愈少，肌肉运动愈灵巧，故盆底肌对肛门自制能作精细调节。

**1. 检查方法**

肌电图检查所需的仪器设备应包括：记录电极、放大器、示波器、扬声器、刺激器等。常用电极有表面电极（皮肤表面电极和肛塞电极）、单极同心针电极、双极同心针电极，单纤维肌电电极。

（1）患者准备

患者取侧卧位。因检查中需做排便、收缩等动作，检查前应让患者练习掌握。注意检查间室温和私密性。

（2）针电极置入方法

通常左手戴手套，液体石蜡润滑，食指进入直肠。进针点消毒，右手持针电极刺入皮下，再根据需要在左手食指引导下定位。

（3）检测肌肉

主要检测耻骨直肠肌、外括约肌等盆底横纹肌。检查者左手食指进入肛管后，指腹触摸肛管直肠环，从后正中线肛缘与尾骨尖连线上的适当位置进针，向肛直环的后方游离缘方向前进，针尖可直达黏膜下，后退少许，针尖扎入肛直环的上内缘部分即为耻骨直肠肌。调整针尖位置，直至获得十分清脆的肌音如机枪射击声。外括约肌一般检测其浅部，将针退至皮下，指腹指向括约肌间沟上方及肛直环之间，使针尖位于该位置。

**2. 检测指标**

（1）静息状态的肌电活动

进针至所测肌肉，待肌电活动平稳开始观察。先观察有无病理波。因为盆底横纹肌在安静时也呈低频率连续的电活动，故纤颤电位、束颤电位等难以辨别，但有时可记录到正锐波。正锐波为一正相、尖形主峰向下的双相波，形似"V"字，波形稳定，源于失神经支配的肌肉。记录静息状态耻骨直肠肌、外括约肌的平均振幅。放大器灵敏度为 0.2 mv/cm，扫描速度为 100 ms/cm。波幅一般在 150～300 $\mu$V 之间。

（2）模拟排便时的肌电活动

让患者做排便动作，观察有无肌电活动减少并记录。该过程有时难以抓住时机，必要时重复数次方能明确排便时肌电变化的真实情况。正常人模拟排便时，盆底肌电活动较静息状态明显减少，波幅降低至 50～100 $\mu$V 之间，或呈电静息。模拟排便时肌电活动不减少、反而增加，称为反常电活动。当检查结果为反常电活动时，应排除患者因环境不适合、精神紧张、针电极刺激与疼痛所导致的假阳性。

（3）轻度收缩时的肌电活动

轻度收缩盆底肌时，可出现分开的单个运动单位电位。运动单位电位分析包括振幅、时程、波形、放电频率。因为时程变化大，一般需取 20 个运动单位电位时程的平均值。盆底肌电图测定操作起来难度较大，对检测结果也较难判定，此项内容多不开展。

（4）大力收缩时的肌电活动

骨骼肌做最大收缩时，几乎全部运动单位参加收缩，由于参与放电的运动单位数量和每一运动单位电频率增加，不同的电位互相干扰、重叠，称为干扰相。其电位一般为 600～1 000 $\mu$V。最大收缩时只能产生单个运动单位电位，称为运动单位电位数量减少，见于前角细胞疾患或外周神经不完全性损伤。

### 3. 盆底肌电图在肛瘘中的诊断价值

一是判断盆底肌的功能活动状态，如肛瘘炎症刺激表现为盆底肌的反常电活动。二是评价盆底功能失常的原因，如创伤性盆底肌肉缺损，肌电活动减弱或消失及病理性电活动。

[叶晓瑞　金超　王灿　刘曜安]

## 参考文献

[1] 陈希琳,冯六泉,姜国丹,等.肛瘘的诊治专家共识(2020 版)[J].实用临床医药杂志,2020,24(17):1 - 7.

[2] Sammut M, Skaife P. The management of cryptoglandular fistula-in-ano[J]. British Journal of Hospital Medicine (London),England,2020,81(1):1 - 9

[3] Mei Z B, Wang Q M, Zhang Y, et al. Risk factors for recurrence after anal fistula surgery: A meta-analysis[J]. International Journal of Surgery,2019,69:153 - 164.

[4] Amato A, Bottini C, De Nardi P, et al. Evaluation and management of perianal abscess and anal fistula:SICCR positionstatement[J]. Techniques in Coloproctology,2020,24(2):127 - 143.

[5] Li J, Chen S N, Lin Y Y, et al. Diagnostic accuracy of three-dimensional endoanal ultrasound for anal fistula: A systematic review and meta-analysis[J]. The Turkish Journal of Gastroenterology, 2021,32(11):913 - 922.

[6] Akhoundi N, Bozchelouei J K, Abrishami A, et al. Comparison of MRI and endoanal ultrasound in assessing intersphincteric, transsphincteric, and suprasphincteric perianal fistula [J]. Journal of Ultrasound in Medicine,2023,42(9):2057 - 2064.

[7] AlmeidaI S, Jayarajah U, Wickramasinghe D P, et al. Value of three-dimensional endoanal ultrasound scan (3D-EAUS) in preoperative assessment of fistula-in-ano[J]. BMC Research Notes,2019, 12(1):66.

[8] Gravante G, Giordano P. The role of three-dimensional endoluminal ultrasound imaging in the evaluation of anorectal diseases: A review[J]. Surgical Endoscopy,2008,22(7):1570 - 1578.

[9] SunM R M, Smith M P, Kane R A. Current techniques in imaging of fistula in ano: Three-dimensional endoanal ultrasound and magnetic resonance imaging[J]. Seminars in Ultrasound,CT and MRI,2008,29(6):454 - 471.

[10] Felt-Bersma R J F. Endoanal ultrasound in perianal fistulas and abscesses[J]. Digestive and Liver Disease,2006,38(8):537 - 543.

[11] Chew S S B, Yang J L, Newstead G L, et al. Anal fistula: Levovist-enhanced endoanal ultrasound: A pilot study[J]. Diseases of the Colon and Rectum,2003,46(3):377 - 384.

[12] Siddiqui M R S, Ashrafian H, Tozer P, et al. A diagnostic accuracy meta-analysis of endoanal ultrasound and MRI for perianal fistula assessment[J]. Diseases of the Colon and Rectum,2012,55(5):

576 - 585.

[13] Buchanan G N, Halligan S, Bartram C I, et al. Clinical examination, endosonography, and MR imaging in preoperative assessment of fistula in ano: Comparison with outcome-based reference standard [J]. Radiology, 2004, 233(3): 674 - 681.

[14] Mathew R P, Patel V, Low G. Caution in using 3D-EAUS as the first-line diagnostic tool in the preoperative work up for perianal fistulas[J]. La Radiologia Medica, 2020, 125(2): 155 - 156.

[15] Law P J, Talbot R W, Bartram C I, et al. Anal endosonography in the evaluation of perianal sepsis and fistula in ano[J]. British Journal of Surgery, 1989, 76(7): 752 - 755.

[16] Buchanan G N, Halligan S, Bartram C I, et al. Clinical examination, endosonography, and MR imaging in preoperative assessment of fistula in ano: Comparison with outcome-based reference standard[J]. Radiology, 2004, 233(3): 674 - 681.

[17] KimM J. Transrectal ultrasonography of anorectal diseases: Advantages and disadvantages[J]. Ultrasonography, 2015, 34(1): 19 - 31.

[18] 刘杰, 王峰, 董玉龙, 等. 多层螺旋CT联合三维重建技术诊断复杂性肛瘘的效果[J]. 中国医学创新, 2019, 16(21): 110 - 113.

[19] 费宗茹, 唐清. MRI与多层螺旋CT在复杂性肛瘘中的诊断价值分析[J]. 影像研究与医学应用, 2023, 7(13): 171 - 173.

[20] Soker G, Gulek B, Yilmaz C, et al. The comparison of CT fistulography and MR imaging of perianal fistulae with surgical findings: A case-control study[J]. Abdominal Radiology (New York), 2016, 41(8): 1474 - 1483

[21] Liang C H, Jiang W L, Zhao B, et al. CT imaging with fistulography for perianal fistula: Does it really help the surgeon? [J]. Clinical Imaging, 2013, 37(6): 1069 - 1076.

[22] Ren D L, Hu B. Focus on the diagnosis and treatment of benign anorectal diseases[J]. Chinese Journal of Gastrointestinal Surgery, 2014, 17(12): 1161 - 1163.

[23] Buchanan G, Halligan S, Williams A, et al. Effect of MRI on clinical outcome of recurrent fistula-in-ano[J]. Lancet, 2002, 360(9346): 1661 - 1662.

[24] Varsamis N, Kosmidis C, Chatzimavroudis G, et al. Perianal fistulas: A review with emphasis on preoperativeimaging[J]. Advances in Medical Sciences, 2022, 67(1): 114 - 122. .

[25] Balcı S, OnurM R, Karaosmanoğlu A D, et al. MRI evaluation of anal and perianal diseases [J]. Diagnostic and Interventional Radiology, 2019, 25(1): 21 - 27.

[26] Halligan S, Bartram C I. MR imaging of fistula in ano: Are endoanal coils the gold standard? [J]. AJR American Journal of Roentgenology, 1998, 171(2): 407 - 412.

[27] DeSouza N M, Hall A S, Puni R, et al. High resolution magnetic resonance imaging of the anal sphincter using a dedicated endoanal coil[J]. Diseases of the Colon & Rectum, 1996, 39(8): 926 - 934.

# 第五章

# 肛瘘的鉴别诊断

肛瘘的症状以肛周间断分泌物流出为主要特征，有溃口的多见溃口时溃时愈，表浅的肛瘘还可触及皮下的条索状结缔组织增生，但并不能依此确诊肛瘘。尚有多种疾病都可能会造成肛周感染进而形成肛瘘，这种情况下只有对原发病同时进行治疗才能取得好的疗效。肛瘘通常需与以下疾病相鉴别：

## 一、 克罗恩病肛管直肠周围感染

克罗恩病（Crohn's病）是一种病因尚未完全清楚的慢性非特异性肠道炎症性疾病，多发于青少年，是可累及全肠道的慢性肉芽肿性炎症，最常累及末段回肠及其邻近结肠，并发肛周病变且为首发症状的比较少见，当胃肠道症状不明显时常被误诊为肛瘘、肛旁脓肿。所以对于肛瘘病人要常规询问有无腹痛、腹泻等胃肠道病变的表现，以及检查有无发热、贫血、营养障碍等胃肠外损害。

克罗恩病以肛管直肠周围疾病为主要表现的常可见到克罗恩病特征性的肉芽肿、皮赘、溃疡、肛瘘、脓肿等。克罗恩病肛周感染通常于肛周有多个瘘口及脓腔，瘘管多较大、较深，通常还可伴有与阴道、尿道、直肠、乙状结肠等其他脏器的感染性瘘道，临床上多见直肠周围的反复感染形成的直肠阴道瘘、直肠尿道瘘，病情迁延难以愈合。此类肛周的瘘管内口较高，多位于齿线以上，由黏膜的灶性感染所致。临床上对于反复发作的肛周感染、溃疡、结节、瘘管、窦道等患者，尤其伴有胃肠道表现的，均应行结肠镜、血沉、C-反应蛋白、全小肠造影等检查，局部肉芽肿行组织病理学检查。

## 二、　肛管、直肠及其周围恶性肿瘤

肛周恶性肿瘤合并感染尤其是反复发作形成慢性窦道，临床表现多不典型，常被临床医师所忽略，而误诊为肛瘘、肛周脓肿或漏诊，最终延误治疗。同时慢性肛瘘的反复炎症也是导致癌变的一个因素。

笔者在1994—2023年间发现慢性肛瘘癌变6例，分别为鳞癌3例、腺癌3例；以肛周感染为首发症状的肛周黏液腺癌及腺癌各1例，均起病凶险，确诊时已有远处淋巴结转移。慢性肛瘘者表现为反复迁延不愈的复杂性肛瘘，有的行多次手术不能治愈，创口难以生长，1例患者在第四次手术活检时才发现癌细胞，1例患者在肛瘘治疗的第十年确诊癌变。以肛周感染为首发症状的脓肿范围大，本院的1例行术前超声检查时显示为坐骨直肠窝及骨盆直肠窝感染，疼痛明显；1例在当地曾因疼痛剧烈而行扩肛治疗，破溃处有黏液样分泌物溢出，有一侧腹股沟淋巴结肿大，腹会阴联合根治术后1个月另一侧淋巴结肿大。

对于肛瘘及肛周脓肿患者，在了解病史及常规专科检查的同时注意检查腹股沟淋巴结的情况，局部组织活检是确诊的依据，必要时进行多次、多点的活检。

## 三、　藏毛窦

藏毛窦是一种罕见的位于骶尾骨后方皮下的感染灶，感染破溃后形成慢性窦道，反复发作，多发于毛发比较浓密、肥胖的青壮年男性，与久坐及激素水平增高等因素相关。缓解期无任何不适，发作时局部疼痛，感染严重者伴有发热，查体多可于骶尾后方臀正中线处见骶后小凹，局部有红肿现象，按压可及其下方窦道，有时见分泌物外溢，术中常发现窦道内毛发。由于患者多有反复脓液流出或多次手术史，因而术中未见毛发也属正常情况。影像学检查可发现此类窦道不与直肠相通。

## 四、　骶尾部肿瘤

由于骶尾部的胚胎发育极为复杂，组织结构、来源多样，在生长发育过程中常导致肿瘤的发生，骶尾部肿瘤以先天性居多。骶前肿瘤的临床表现缺乏特异性，且位置隐蔽，容易误诊。从临床接触到的病例看，术后病理提示为表皮样囊肿、畸胎瘤、神经纤维瘤、腺瘤癌变，反映了疾病起源的多样性及复杂性。较大体积的骶尾部占位亦可引起肛门坠胀，压迫直肠使排便时肛管直肠角不能正常增大而致排便困难，压迫盆腔神经、膀胱造成会阴疼痛、排尿不畅等，随着年龄增长囊肿增大，症状也日渐加重。骶尾部占位以肛内或骶尾部分泌流出为主诉就医者居多，多由囊肿自溃或因误诊采取了错误、不彻底的治疗手段所致，反复的感染导致窦道形成，临床容易误诊，因而对于"肛瘘"患者常规行影像学检查势在必行。

## 五、 肛周化脓性汗腺炎

汗腺导管阻塞、破裂后感染后在皮内和皮下组织反复发作，广泛蔓延，形成范围较广的慢性炎症、脓肿、复杂性窦道和瘘管，称为化脓性汗腺炎（suppurative hidrosadenitis）。发病部位多在大汗腺分布区，如腋下、肛门、生殖器、臀部、股部、腹股沟、乳晕、脐部和外耳道，发生于肛门周围者称为肛周化脓性汗腺炎。在中医学中属"蜂窝漏""串臀瘘"的范畴。多见于20～40岁身体肥胖多汗的人，女性患者多于男性。本病的发病完全与大汗腺的活动一致，青春期以前从不发病，绝经期后不再发作。本病长期不愈有恶变可能，大多发生在病后10～20年。有数年病史的病人，其特征为疼痛、波动感、溢脓和窦道形成。切除活检有助于诊断，但诊断主要是依靠临床表现，局部超声检查可见窦道及感染多位于皮下，位置较表浅，且不与直肠相通。细菌培养也有一定帮助，最初为金黄色葡萄球菌感染，但在慢性病例革兰阴性菌如变形杆菌是主要的。

## 六、 直肠阴道瘘

直肠阴道瘘是阴道上皮与直肠黏膜之间存在的异常通道。先天性者可伴有先天性的肛门直肠畸形。后天性因素有妇科肿瘤、直肠肿瘤、创伤、肛门直肠周围脓肿、炎症性肠病、直肠阴道内放疗损伤、产科伤以及肛门直肠镜损伤等，感染在直肠阴道间隙发生形成脓肿后，可压迫并穿透阴道后壁。病人常主诉经阴道排便、排气、排脓液。由于局部解剖特殊性和复杂性，可导致局部组织炎症反复发生。直肠内注入美兰，于阴道内见美兰染色可明确直肠阴道瘘的诊断。瘘口较大的直肠阴道瘘，行经直肠或阴道的腔内超声检查时可见直肠阴道隔部位的组织连续性中断。

## 七、 会阴、直肠子宫内膜异位症

子宫内膜异位症是妇科常见病、多发病，多为良性病变，多发生于盆腔脏器，也可发生于阴道、会阴及腹部切口，会阴、直肠子宫内膜异位症尤其是溃后形成窦道时容易误诊为肛瘘。内膜异位症发病有上升趋势，一般认为只有 2 个部位的内膜异位症可能发展为恶性肿瘤，此两个部位为卵巢和直肠阴道隔，所以对于会阴、直肠的子宫内膜异位，应引起肛肠科医生的高度重视。

此类患者的病史与生育史明显相关，于分娩时曾行会阴部侧切，局部症状有经前、经期进行性加重的特点，表现为经前、经期会阴部的肿胀、疼痛，严重的影响排便，会阴部切口瘢痕下方可及包块或硬结，类似于肛瘘窦道，并于经期增大，直肠部位的子宫内膜异位在行直肠指诊时能触及包块，而直肠黏膜表面光整、连续。对此类病人应详细询问病史，局部的影像学检查可见类似囊肿的边界光整的声像图，术中可见病灶内有紫黑色陈旧性血液流出，术后病理可见子宫内膜组织。CA-125 高于正常 2 倍以上应考虑恶变。

# 八、　坏死性筋膜炎

坏死性筋膜炎（necrotizing fasciitis）又称"食肉细菌"感染，是一种较少见的严重软组织感染，它与链球菌坏死不同，常是多种细菌的混合感染，为一种威胁生命的进行性感染，起病凶险，破坏性强，早期诊断极其困难。近年来，随着"三高"病人的增多，肛周的坏死性筋膜炎的发生率明显增高，应引起肛肠科医生的高度重视，并与常规的肛周感染及肛瘘相鉴别。

坏死性筋膜炎可分为两种类型：一种是致病菌通过创伤或原发病灶扩散，使病情突然恶化，软组织迅速坏死。另一种病情发展较慢，以蜂窝织炎为主，皮肤有多发性溃疡，脓液稀薄奇臭，呈洗肉水样，溃疡周围皮肤有广泛潜行，且有捻发音，局部感觉麻木或疼痛。这些特点非一般蜂窝织炎所有，病人常有明显毒血症，出现寒战、高热和低血压。皮下组织广泛坏死时可出现低钙血症。

致病菌包括革兰阳性的溶血性链球菌、金黄色葡萄球菌、革兰阴性菌和厌氧菌。细菌学检查对诊断具有特别重要意义，尤其是伤口脓液的涂片检查。

坏死性筋膜炎治疗的关键是早期彻底扩创手术，充分切开潜行皮缘，切除坏死组织，包括坏死的皮下脂肪组织或浅筋膜，伤口敞开，用 3% 过氧化氢或 1∶5 000 高锰酸钾溶液冲洗，用纱布疏松填塞，或插数根聚乙烯导管在术后进行灌洗。我们开展"坏死性筋膜炎防火带式引流术"，在充分引流的基础上，尽量保留了有活力的正常组织，即保证了炎症引流，又缩短了术后创面愈合时间。

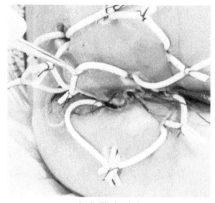
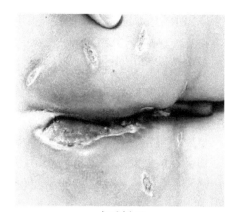

防火带式引流 术后创面

**图 5-1 坏死性筋膜炎的治疗**

[王俊 谭星 金黑鹰]

## 参考文献

[1] 章蓓,王业皇,朱勇.骶前肿瘤 14 例临床分析[J].中国肛肠病杂志,2003,23(12):12-13.

[2] Dwarkasing S,Hussain S M,Krestin G P. Magnetic resonance imaging of perianal fistulas[J]. Seminars in Ultrasound,CT and MRI,2005,26(4):247-258.

[3] 刘荫华.低位直肠癌吻合口漏和直肠阴道瘘的预防与处理[J].中国实用外科杂志,2007,27(6):448-450.

[4] 曹泽毅.中华妇产科学:临床版[M].北京:人民卫生出版社,2010.

[5] 李梅生.子宫内膜异位症现代治疗[M].北京:人民军医出版社,2003.

[6] Coremans G,Margaritis V,Van Poppel H P,et al. Actinomycosis,a rare and unsuspected cause of anal fistulous abscess:Report of three cases and review of theliterature[J]. Diseases of the Colon and Rectum,2005,48(3):575-581.

[7] Lee T C,Carrick M M,Scott B G,et al. Incidence and clinical characteristics of methicillin-resistant Staphylococcus aureus necrotizing fasciitis in a large urban hospital[J]. American Journal of Surgery,2007,194(6):809-812

[8] Martin D A,Nanci G N,Marlowe S I,et al. Necrotizing fasciitis with no mortality or limb loss[J]. The American Surgeon,2008,74(9):809-812.

# 第六章

# 肛瘘治疗方法

## 一、肛瘘切开术

肛瘘切开术是指沿瘘管走向，自外口至内口完全切开瘘管壁外的皮肤及皮下组织，打开瘘管，再加以清刮管腔内的炎性肉芽或坏死组织的术式。

（1）适应证

① 低位肛瘘，包括瘘管通过外括约肌皮下层与浅层之间，或通过外括约肌浅层与深层之间，或内、外括约肌之间的瘘管；

② 部分高位肛瘘，如瘘管通过肛管直肠环，但其局部病变已完全纤维化，且与周围组织粘连的；

③ 一些高位复杂性肛瘘位于皮下浅层的支管。

（2）方法

手术原则是将瘘管全部切开，并将切口两侧边缘的瘢痕组织充分切除，使引流通畅，切口逐渐愈合。

① 正确探查内口：观察外口的位置和形态，估计瘘管的走向和深浅。先用探针由外口沿瘘管轻轻探入，经过整个瘘管，直达内口。探查时可在肛管内插入手指，感觉探针经过的位置，探得内口后，将探针自内口拉出肛门外。如瘘管弯曲或有分支，探针不能探入内口，可在直肠内塞一块干纱布，自外口注入1%美蓝溶液2～3 mL，拔出纱布，观察美蓝染色的位置，以判定内口位置；再由外口以有槽探针或弯头止血钳探查，将管道逐步切开，直至探到内口为止。如仔细探查仍不能找到内口，可将疑有病变的肛窦作为内口处理。

② 切开瘘管：切开瘘管表层的皮肤及皮下组织，由外口到内口及相应的肛管括约

肌纤维，结扎内口处黏膜组织，以防出血。瘘管切开后应检查有无支管，如发现支管也应切开，将腐烂肉芽组织搔刮干净。一般不需要将整个瘘管切除，以免创面过大。最后修剪伤口边缘，使伤口呈底小口大的"V"字形，便于伤口深部先行愈合。

③肛管括约肌切断：部分高位肛瘘需切断括约肌，术中应仔细摸清探针位置与肛管直肠环的关系，如探针在肛管直肠环下方进入，虽全部切开瘘管及大部外括约肌及相应内括约肌，由于保存了耻骨直肠肌，不致引起肛门失禁。如探针在肛管直肠环上方进入直肠（如括约肌上肛瘘，括约肌外肛瘘），则不可做瘘管切开术，应作挂线疗法。

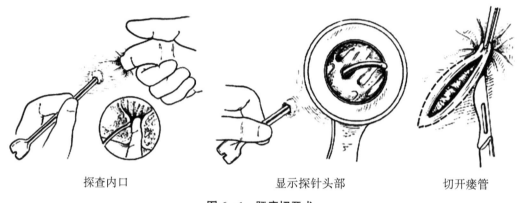

探查内口　　　　　　　　显示探针头部　　　　　　　　切开瘘管

**图 6 - 1　肛瘘切开术**

## 二、　肛瘘切除术

肛瘘切除是将瘘管全部切除直至健康组织。

（1）适应证

管道纤维化明显的低位肛瘘。

（2）方法

用探针从外口轻轻插入，经内口穿出；亦可先从瘘管外口注入1％美蓝溶液，以显露瘘管。用组织钳夹住外口的皮肤，切开瘘管外口周围的皮肤和皮下组织，再沿探针方向用电刀或剪刀剪除皮肤、皮下组织、染有美蓝的管壁、内口和瘘管周围的所有瘢痕组织，使创口完全敞开，结扎内口处黏膜。仔细止血后，创口内填以碘仿纱条或凡士林纱布。

## 三、　肛瘘切除缝合术

本法仅适用于单纯性或复杂性低位直型肛瘘，如触到瘘管呈硬索状，则效果更好。

手术要点：① 术前肠道要准备，手术前后应用抗生素，手术后大便要控制 5～6 天。② 瘘管要全部切除，留下新鲜创面，保证无任何肉芽组织及瘢痕组织遗留。③ 皮肤及皮下脂肪不能切除过多，便于伤口缝合。因此，高位复杂性肛瘘不宜缝合，因其分支较多，常需切除过多的组织才能切净其分支。④ 各层伤口要完全缝合对齐，不留死腔。⑤ 术中严格无菌操作，防止污染，避免切破瘘管等。

剥离瘘管时要紧贴瘘管壁剥离，尽量避免损伤正常组织。剥离过程碰到支管较长或弯曲时，可先用丝线扎住支管，并在主、支管之间切断支管，先剥离主管，待主管剥离干净后再剥离支管。瘘管深达坐骨直肠窝或骨盆直肠间隙接近直肠壁者，剥离瘘管时一定要用一手指伸入直肠内，感受括约肌及肠壁厚度，注意不要损伤肠壁。个别病例瘘管较大、管壁较厚，剥离瘘管势必损伤括约肌时，可在剥离瘘管后一期缝合括约肌，注意只缝合括约肌而不缝合其切口，只要引流通畅，一般不会发生感染。

## 四、　挂线术

在高位复杂性肛瘘的治疗中，挂线治疗是一个非常重要的手段，在目前的文献记载中，最早记述挂线疗法可源于公元前六世纪，印度医生 Sushruta 介绍了使用药线挂线治疗肛瘘的方法，在公元前五世纪，希波克拉底使用软麻布包裹马鬃做成的线进行切割挂线治疗肛瘘。挂线英语称为 Seton，来自拉丁文 seta，是鬃毛的意思。在我国的医学中，明确记载挂线疗法的是明代的《古今医统大全》，距今 400 多年，书中记载嘉靖时名医徐春甫曾患肛瘘。他在书中描述了其使用挂线疗法的亲身感受："予患此疾一十七年，遍览群书，悉遵古法，治疗无功，几中砒毒，寝食忧惧。后遇江右李春山，只用芫根煮线，挂破大肠，七十余日方获全功。"同时他在前人的基础上进行了优化，对方法记录如下："不拘数疮，上用草探一孔，引线系肠外，坠铅锤悬，取速效。药线日下，肠肌随长，僻处既补，水逐线流，未穿疮孔，鹅管内消。"1873 年 Dittel 等报道了印度使用橡皮筋进行切割挂线的方法，以后许多的临床研究认为挂线治疗具有许多优点，是目前仍在临床使用的重要方法。

**1. 挂线治疗的基本原理**

（1）引流作用

药线或橡皮筋在瘘管中起引流作用，使肛瘘得到引流，达到使肛瘘愈合的作用；引流作用是使用挂线治疗基本作用之一，不管切割挂线还是引流挂线，引流作用是挂线治疗的重要目标之一。

（2）炎性粘连作用

橡皮筋或药线的异物刺激，可以导致周围形成炎症，从而使括约肌的断端粘连固定，所以切割后的括约肌不至于造成较大的缺损，可预防肛门失禁的发生。炎性粘连作用是切割挂线的作用的基础，如果切割过快，炎性粘连不十分确切时，可能达不到预防肛门失禁的作用。

（3）慢性切割作用

使用重力或弹力橡皮筋，可以缓慢持续地对括约肌产生压力，造成局部慢性缺血、坏死，使肌肉和组织脱落达到缓慢切割的作用；缓慢切割作用是挂线治疗的最重要的功能，切割的速度应该取决于炎性粘连的速度。

（4）标志作用

使用挂线可以标志出瘘管和内外口的关系，以做进一步的处理。

综上，慢性切割作用和引流作用是肛瘘治疗的重要原理；而炎性粘连是保护肛门功能，使组织修复、减少术后组织缺损的重要机理。

**2. 挂线常用的材料**

（1）橡皮筋

橡皮筋是目前使用切割挂线最常用的材料，特别在国内，许多人选用不同来源的橡皮筋进行挂线治疗，但是由于使用材料差异巨大，无法进行标准化，因此报道的结果可比性较差。

（2）药线

在传统中医或国外传统医学中，使用药线是一种重要的选择，但是尚没有证据表明使用药线比使用不含药的挂线效果更好，因此在目前的临床使用中药线的报道较少，但是如果在挂线中增加一些缓释止痛药物，减少手术后疼痛，可能也是一个很好的方向。

（3）硅橡胶

在国外文献报道中有使用硅橡胶进行挂线治疗的报道，但是由于硅橡胶的组织相容性较好，因此造成异物刺激和炎性粘连作用较差，是否会造成切割挂线后组织缺损较大，也是一个问题，需要进行进一步的研究。

**3. 挂线方法的选择**

根据挂线的目的不同，挂线可以分为切割挂线和引流挂线，切割挂线根据方式不同又分为一期切开挂线和分期切割挂线。

（1）切割挂线

切割挂线是利用挂线的弹性切割作用缓慢切断括约肌，使括约肌断端不会回缩而形成缺损。可分为一期切割挂线和分期切割挂线。

① 一期切割挂线：当高位肛瘘涉及肛门外括约肌浅部大部以上时，为保护肛门功能，避免排便失禁，目前应用最广泛的方法就是一期切割挂线。但是一期切开挂线由

于切开的速度存在差异，有可能在瘘管部位引流不是十分充分时切开，因此残余的感染可能导致复发。1976 年，Parks 和 Atitz 发表了在 St. Marks 医院的一位医生高位肛瘘的治疗经验，在 158 例病人中，80 例有经括约肌肛瘘或括约肌上肛瘘，在女性确实有肛门失禁的危险。他们切开内括约肌、分离引流括约肌间间隙以引流感染源，切开外括约肌下 1/3～1/2，残留部分进行引流挂线，挂线的原因是防止提前愈合而包裹了继发性的瘘管，以争取足够的时间达到纤维化的目的。几个月以后当所有的继发性瘘管愈合以后，预计所有瘘管可以愈合时去除挂线，这个方法用于经括约肌肛瘘，23 例成功 15 例；用于括约肌上肛瘘，57 例成功 35 例。如果高位瘘管或蔓延的部分需要紧线切断剩余的原发性瘘管，有 38％的患者需要二期切开，而且这个方法个体差异不大，总体复发率在 7％～9％。对 68 例患者进行了失禁评估，在单纯去除挂线的患者中有 17 例有气体或液体不能控制，而在切开组中是 39％。Abdel 等采用 SILK 2 缝线，每两周收紧一次的方法治疗 72 例高位经括约肌肛瘘，观察到复发率为 2.8％，尿失禁并发症发生率较低，为 1.4％，且尿失禁病例是轻微的胀气性尿失禁，不需要任何手术再干预。随访 12 个月后无大便失禁患者。

②　分期切割挂线：部分高位肛瘘合并有难以处理的残腔，或因手术及术后引流的需要而在肛门外部切开较大的创面，术中应暂不紧线，通过挂线的引流和异物刺激作用，2～3 周后待残腔缩小、创面生长变浅与挂线部相适应再紧线，完成慢性切割作用。Kuypers 报道了分期挂线的结果，使用的方法与 Parks 和 Stitz 相似，认为挂线的重要性在于使瘢痕充分形成、在切断以后肌肉不要回缩。所有患者肛瘘都愈合，6 例患者出现轻度的液体控便失禁，而 1 例在齿线上 5 cm 有一开口的患者发生了完全失禁。在另一个 34 例肛瘘的报道中（16 例括约肌外肛瘘、18 例经括约肌肛瘘），除 2 例括约肌外肛瘘外其余全部愈合，但是术后只有 41％的患者具有正常控便功能。作者认为二期切开手术与一期切开并无任何优势。Fasth 等使用了 Parks 变异的方法治疗 7 例括约肌上和括约肌外肛瘘，1 例进行了结肠造口，3 个月后对引流挂线进行了紧线直到完全切开，结果没有复发，提示后期完全切开直肠可以得到良好的疗效而且没有肛门功能损害。

Thomson 等在 34 例经括约肌肛瘘中使用挂线，试图尽可能保留括约肌，内括约肌切开以后主管道挂一根尼龙线。19 例因为持续的局部感染或切口不能愈合，去除了挂线进行了瘘管切开手术；15 例不需要继续进一步外科干预，对 19 例中 16 例患者控便功能进行了术后的评估，9 例固体粪便不能控制、10 例不能控制稀便和气体，这个结果比没有进行外括约肌切断的患者要差。Garcia-Aguilar 等报道了 47 例肛瘘患者的治疗结果，其中高位的经括约肌肛瘘 39 例、括约肌上肛瘘 3 例、括约肌外肛瘘 5 例，都是用了二期肛瘘切开手术，瘘管中放置引流挂线至少 6 周后进行二期切开，结果 4 例患者复发，31 例患者控便功能不是十分理想，12 例患者失禁，失禁率和失禁程度与一期切开相比，在 12 例小样本的研究中并没有明显的差异。Williams 总结在明尼苏达大学医院 6 年挂线治疗的经验，24 例肛腺源性的肛瘘进行了二期的挂线切开手术，2 例复发、1 例有严重的失禁，轻度失禁者占 54%。

如何选择分期挂线和一期切开挂线是一个存在很多争议的问题，从目前的文献来看，大家在切割挂线时间、每次紧线时间等很多问题上不尽相同，所以很难得出统一的意见。目前每个医生根据自己的经验选择分期切开和一期切开，可能需要进行进一步的临床研究以确定其优点和缺点。

（2）引流挂线

① 长期引流挂线：长期引流挂线在克罗恩病肛瘘患者中已得到广泛应用，Williams 建议侵及括约肌很少的克罗恩病肛瘘可做手术切开或切除，但高位经括约肌克罗恩肛瘘应该用长期挂线引流治疗，以限制症状和保持肛门功能。AIDS 患者伴发的肛周脓肿和肛瘘也应使用长期挂线引流，形成脓肿或瘘管的长期引流，预防复发性脓肿的形成。另外对于高位肛瘘，如果通过切开或挂线失禁的风险非常大时，可能需要进行长期的引流挂线。

但是常常有医生会问：病人能否接受长期引流挂线？笔者认为其关键在于医生是否确实能接受长期的引流挂线。试想：如果一个病人冒 30% 失禁的危险治疗一个肛瘘，其治愈的成本是否太高？所以对于一些特别复杂的肛瘘，一定要调整病人的期待，否则可能会导致非常严重的后果。笔者曾见到许多例此类患者，进行了数次肛瘘的切开、挂线等手术，最终瘘管确实愈合了，但是出现了完全性肛门失禁，严重影响了生活质量。每一个肛肠外科医生必须知道，肛门失禁对患者生活质量的影响远远超过肛瘘对患者生活质量的影响。

② 短期引流挂线：Thomson 等使用挂线引流完全保留括约肌治疗高位复杂性肛瘘，切开内括约肌，开放肌间隙，原发瘘管用 1 号尼龙线作挂线引流，形成瘘道的持续引流，从而预防复发性脓肿的形成，6 周后拆除挂线，治愈率为 44%。从 Parks 和 Stitz 的工作得到的经验是：如果高位肛瘘的患者括约肌间隙进行了清除，而且挂线周围全部愈合只留下一个主要管道，就不需要进行进一步的括约肌切除而取得很好的治疗效果。在上面提到的 34 例高位经括约肌肛瘘治疗中，Thomson 和 Ross 报道了在放置挂线 5 周后去除挂线同时引流了括约肌间隙，可以获得 44% 的成功率；在那些失败的患者中，再将主要管道切开，对成功的 12 例患者术后控便能力进行了评估，10 例的控便能力完全正常，没有病人有完全失禁，与切开后的肛门功能形成了明显对照。

Kennedy 和 Zegarra 使用同样的技术治疗 32 例经括约肌和括约肌上肛瘘，25 例（78%）在没有切开任何括约肌的基础上获得了成功，只有 38% 肛门功能术后没有改变，而且没有一例患者成形粪便不能控制。明尼苏达大学报道了 14 例患者治疗方法相似，2 例复发，36% 术后有轻度失禁（1 例患者有暂时的完全失禁）。尽管普遍承认清除括约肌间隙感染非常重要，Joy 和 Williams 报道 12 例患者在没有进行任何括约肌切除的情况下 8 例获得成功。同样的，Lentner 和 Weinart 等在门诊对 108 例括约肌间肛瘘和低位经括约肌肛瘘通过主管道进行了引流挂线，挂线保留到自行脱落或当瘘管特别表浅可以在门诊进行肛瘘切开以后，19 例自行脱落的患者仅 1 例复发，无患者发生肛门失禁。外科的结果依靠精确而且长时间的随访，Buchanan 随访了至少 10 年，Thomson 和 Ross 等报道成功的 20 例肛瘘中，13 例在短时间内愈合，仅仅 4 例在 10 年以上仍然愈合，提示引流挂线技术长期随访的复发率较高。近年来研究发现，引流挂线可作为复杂性肛瘘的确定性治疗方法，其复发率分别为 10％、6％和 7％。Cheong 等使用分期引流挂线治疗 53 例肛瘘伴或不伴坐骨直肠脓肿的患者发现，与常用的松挂线法相比，此方法可以最大限度地降低尿失禁的可能性和瘘管的复发率。

短期引流挂线往往为进一步手术做准备，除非是肛旁脓肿的患者，否则单纯使用短时间挂线获得的成功率要比文献报道低得多。

### 3. 挂线治疗存在的问题和解决的思路

尽管使用切割挂线治疗可以明显保护功能，但是仍有部分患者有不同程度的肛门功能损害，文献报道 30％～50％左右的患者在使用了切割挂线后出现不同程度的肛门失禁。尽管使用引流挂线来减少对肛门功能的损伤，仅使用了传统切割挂线的引流原理，不切断肛门括约肌，最大限度地保护了肛门的功能，但是使用引流挂线治疗肛瘘的治愈率较低，文献报道单纯使用引流挂线治疗高位肛瘘的治愈率仅在 20％～40％之间，尽管同时使用生物蛋白胶等其他方法，治愈率也没有明显上升。因此在高位肛瘘治疗过程中，如何在提高治愈率的同时最大程度地保留肛门功能是一个非常难以处理的矛盾问题。如何减少切割挂线后肛门功能的损伤同时又提高治愈率，是一个重要的问题。在使用切割挂线中，存在以下一些问题需要做进一步的研究和探索。

（1）切割挂线在高位肛瘘中具有重要的价值，但是切割挂线后肛门功能影响较大

切割挂线在高位肛瘘的治疗中的价值已得到肯定，应用该技术数百年来取得满意的治疗效果，而且使用切割挂线仍然是治疗高位肛瘘的最重要而且效果最肯定的方法。Mentes 等使用弹性材料的切割挂线治疗，1 个月的治愈率为 45％、3 个月的治愈率为 100％，但是在 20％的患者中出现了肛门失禁。尽管有人采用了二期切开的挂线方法，但是术后肛门失禁的发生没有明显的改善。因此切割挂线后肛门失禁的发生是肛瘘切开术后的一个不可避免的并发症。其主要是由于在切开过程中不可避免地损伤了肛管括约肌，而每个人括约肌损伤后对肛门功能的影响不同，因此导致了不同程度的肛门失禁的发生。既然切割挂线切断肛门括约肌后肛门功能受损不可避免，而目前又没有可以替代切割挂线治疗肛瘘的方法，因此研究如何在不降低疗效的基础上减少术后肛门失禁的发生有重要的意义。

（2）应用向心力的切割挂线可能是造成括约肌缺损较大、肛门功能下降的重要原因

目前被广泛使用的挂线方法是使用弹性橡皮筋结扎括约肌，使用其持续性的压迫作用来达到缓慢切割括约肌的作用。这种勒割作用是使用弹力纤维的向心力使括约肌慢性缺血，导致括约肌被逐渐切断。这种切割作用从括约肌的周围向中间切割，使括约肌远端的组织在切割后不能尽快得到修复，从而残留较大的组织缺损，造成肛瘘术后"锁眼样畸形"，这可能是术后肛门失禁的一个重要原因。对于挂线的相关记载："药线日下，肠肌随长，僻处既补"，提示在逐渐切割的过程中，周围的组织要随之生长，使出现的缺损要尽快被再生的组织修复，可以减少切割挂线后发生严重的肛管缺损。但是如何能做到"药线日下，肠肌随长，僻处既补"呢？古文献中挂线方法是"下坠重锤"，也就是说，在下坠重锤后，切割的力量发生在括约肌的近端，这样括约肌的切割是从近端向远端逐渐切割，这样就可以做到"肠肌随长，僻处既补"。由此我们推论使用向心的切割挂线可能是造成括约肌缺损较大、肛门功能下降的重要原因，那么使用单向切割的切割挂线是否可以减少对肛门功能的损伤呢？

（3）对切割挂线的生物力学特点了解不多、使挂线的切割力无法控制，可能是肛门功能下降的另一重要因素

切割挂线之所以能产生缓慢的切割的作用，其主要的原因在于弹性橡皮筋在组织和肌肉表面产生一个持续的压力，导致组织局部缺血、干性坏死，通过组织脱落和引流，逐渐达到缓慢切割的作用。因此切割的力量越大、切割的速度会越快，反之亦然。同时，挂线的炎性刺激需要一定的时间来完成，而且组织的修复同样需要时间来进行。因此，最理想的切割速度应该是切割与慢性炎症粘连和组织修复同时完成，这样组织的缺损最小。但是目前我们对于挂线的生物力学的规律了解很少，切割需要多少压力？应进行一切收紧挂线还是多次收紧挂线？这些都还没有固定的方法，所有的过程由术者的经验来决定，增加了切断的盲目性。因此如果通过切割挂线后生物力学的研究，寻找到挂线后生物力学的规律，控制挂线的切割力量，使切割速度与炎性粘连和组织修复速度尽量一致，这样可以减少术后肛门部的组织缺损。

总结而言，目前使用的挂线疗法存在的问题主要有：① 使用向心的切割力，使括约肌的切断是从远近端往中间切断，而组织的修复是从近端到远端进行，因此切除后肛门部组织的缺损较大，可能造成肛门失禁；② 对挂线后的生物力学特点了解较少，因此在挂线后无法控制切割速度，使切割和粘连的速度无法控制，因此括约肌缺损大，可能造成肛门失禁；③ 目前挂线材料差别巨大，对于不同材料挂线后的特点了解较少，因此可能造成患者治疗效果上的差异。因此我们认为使用"控制性单向切割挂线"符合"肠肌随长，僻处既补"的原理，而且对于挂线切割力的有效控制可以使切割和粘连有序进行，减少括约肌的缺损，可以减少切割挂线后肛门功能的损害，降低肛瘘术后肛门失禁的发生。

［张春霞 邓雪］

## 五、 肛瘘栓的应用

肛瘘栓〔anal fistula plug，AFP（Surgisis © AFP ）〕是由美国 COOK 医疗公司开发，用以治疗肛瘘。它使用来自猪小肠黏膜下组织（SIS）的可吸收生物材料，是一种强壮的柔韧组织，将细胞剥蚀，为宿主成纤维细胞提供支架，以促进组织愈合和修复。这种材料最初用于修复腹壁和胸壁的大面积组织缺损。外科医生将其卷成一个锥体，插入肛瘘外口试图使其实现闭合。尽管 AFP 开始使用后报道的治疗效果非常好，但是在不同的中心 AFP 治疗肛瘘的效果差异非常大，因此其临床应用还需要进行进一步的研究。目前对 AFP 的适应证、手术方法、术前术后处理和结果上存在一定的争议，尚难以达成共识。

### (一) AFP 手术适应证

AFP 最理想的适应证，目前文献报道的多数 AFP 植入手术病例为经括约肌肛瘘。直肠阴道瘘也被认为是 AFP 治疗的适用疾病之一，但是直肠阴道瘘的瘘管越短、治疗的成功率似乎越低，但 AFP 作为一种治疗手段，对患者不造成新的损伤，治疗失败唯一的损失就是手术和材料方面的经济损失。最近 COOK 公司又开发了专门用于直肠阴道瘘治疗的栓（RVP），在临床应用中也产生了比较好的疗效，因此目前应用于肛瘘治疗的 AFP 不再用于直肠阴道瘘的治疗。

尽管括约肌间肛瘘通过常规的手术方法治疗效果就非常好，但是 AFP 在括约肌间肛瘘的治疗中也是有用的，特别是对于炎症性肠病或进行过会阴部放疗的患者，这些病人术中即使切除很少的括约肌，也可能面临肛门失禁的风险。括约肌外肛瘘是一种非常少见的疾病，但是其外科治疗效果较差，也是 AFP 植入手术的一种适应证，但是在临床上将 AFP 缝合在内口在技术上是非常困难的。对于克罗恩病合并肛瘘的患者，一般认为可以进行 AFP 植入手术，但是治疗效果存在一定争议。

### (二) AFP 手术的禁忌证

一般认为 AFP 植入手术治疗没有明显的并发症，即使不成功也不至于导致严重的后果，所以无绝对的手术禁忌。对于常规的没有并发症的括约肌间肛瘘，在常规治疗时就可以达到100％的治愈率，而且肛门失禁等手术并发症发生率非常小，但是使用 AFP 植入手术效果不十分清楚，所以不推荐使用 AFP 植入手术。另外，对于一些少见的肛瘘，如储袋阴道瘘、瘘管极短的直肠阴道瘘、瘘管处持续的感染腔存在、任何可能存在感染的瘘管、对 AFP 过敏者和无法辨别内口和外口的肛瘘，不适宜进行 AFP 植入手术。

### (三) AFP 置入术的治疗效果

AFP 设计之初，对其治疗效果持非常乐观的态度，即使没有任何改善，对患者也没有造成不良后果，被认为是一个没有任何"害处"的手术。2006 年 Johnson 等第一次报道 AFP 治疗肛瘘效果，并与生物蛋白胶进行了比较，入选 25 例经括约肌肛瘘或更复杂的高位肛瘘，排除克罗恩病，10 例进行生物蛋白胶充填、15 例进行 AFP 植入手术，随访时间 13.8 周，结果 60% 的生物蛋白胶充填的肛瘘没有愈合，而 AFP 植入组仅有 13% 的患者没有愈合，两组差异有显著意义。同时该医院的另一个研究小组成员 O'Connor 等（2006）报道了 AFP 治疗克罗恩病肛瘘的效果，入选病例为 20 例克罗恩病肛瘘患者，共有 36 个瘘管，中位随访时间为 10 个月（3~24 个月）。结果在 20 例患者中 16 例患者（80%）的肛瘘愈合，同时在 36 个瘘管中 30 个瘘管（80%）愈合。该中心 Champagne 等（2006）报道 38 例 AFP 植入手术，平均 12 个月（6 个月到 2 年）的一个长期的随访结果，总体的治愈率在 83%。Ellis（2007）报道了 AFP 治疗 13 例经括约肌肛瘘和 5 例直肠阴道瘘患者，在平均 6 个月的随访中，复发率为 12%，而 95 例使用推移黏膜瓣治疗的肛瘘患者，10 个月的复发率为 32.6%。

早期 AFP 治疗肛瘘的报道确实振奋人心，似乎是治疗肛瘘的一种非常理想的方法。但是 Van Koperen 等（2007）报道了 17 例肛瘘栓治疗的前瞻性研究，在平均 7 个月（3~9 个月）的随访中，7 例（41%）肛瘘发生了愈合，10 例患者肛瘘复发，显示似乎 AFP 治疗肛瘘可能也存在一定的问题。2007 年 5 月 27 日，由 15 名专家参加的一个 AFP 研讨会上，大家就 AFP 植入手术的适应证、方法、围手术期处理等一系列问题进行探讨，并于 2008 年 1 月在 Colorectal Disease 上发表了专家共识。此后陆续报道的 AFP 植入手术的效果差异很大，使 AFP 治疗肛瘘的前景蒙上了阴影。Schwandner 等（2007）报道了 19 例 AFP 植入手术患者，其中 12 例为腺源性的肛瘘、7 例为克罗恩病相关肛瘘，在平均 279 天的随访中，总体治愈率为 61%，肛腺源肛瘘的治愈率为 45.5%，而克罗恩病的肛瘘治愈率为 85.7%（6/7）。该报道虽然病例数较少，但是发现克罗恩病肛瘘的治愈率较高是一个非常有意义的结论。Ky 等（2008）报道了 45 例 AFP 植入手术的患者，1 例失访没有列入统计，其中单纯肛瘘 24 例、复杂性肛瘘 20 例，术后 3~8 周的治愈率为 84%，以后逐渐下降，8 周下降到 72.7%，12 周下降到 62.4%，中位随访 6.5 个月（3~13 个月）时，治愈率下降到 54.6%。

长期随访发现，对于单纯性肛瘘的治愈率高于复杂性肛瘘的治愈率（70.8% VS 35%；$P < 0.02$），对于非克罗恩性肛瘘的治愈率高于克罗恩性肛瘘（66.7% VS 26.6%；$P < 0.02$），两次 AFP 植入手术患者的治愈率明显低于一次手术的患者（12.5% VS 63.9%；$P < 0.02$）。这是最早的一个大样本的研究结果。Lawes 等（2008）报道 20 例 AFP 植入手术，17 例患者为经括约肌肛瘘、而 3 例患者为直肠会阴

瘘，10 例患者曾至少进行一次肛瘘手术，3 例患者在进行 AFP 植入手术的同时进行推移黏膜瓣内口封闭手术，平均随访时间为 7.4 个月，只有 24% 单纯使用 AFP 植入手术的患者愈合，2 例合并使用推移黏膜瓣转移的患者肛瘘愈合，5 例患者发生了会阴部的感染，其中 4 例需要引流手术而 1 例需要使用抗生素治疗。明尼苏达大学医院肛肠外科 Christoforidis 等（2008）报道了 47 例 AFP 植入手术的患者，47 例患者共有 49 个复杂性肛瘘，共进行了 64 个 AFP 植入手术，平均随访 6.5 个月（3～11 个月），手术的成功率为 31%，而病例的成功率为 43%。研究发现肛瘘侵犯括约肌的范围越多，其治疗效果越差。Thekkinkattil 等（2008）报道了 45 例高位复杂性肛瘘植入 AFP，平均随访 47 周（12～77 周），成功率为 44%。Echenique 等（2008）报道了 23 例在波多黎各进行 AFP 植入手术的患者，排除了克罗恩病肛瘘，总体治愈率为 60%。Christoforidis 等（2009）回顾性比较了 43 例直肠推移黏膜瓣治疗肛瘘和 37 例 AFP 植入治疗肛瘘，在 56 个月（6～136 个月）的随访中，直肠推移黏膜瓣的治愈率为 63%，而经过 14 个月（6～22 个月）随访，AFP 植入的治愈率为 32%。Safar 等（2009）报道了目前成功率最低的 AFP 治疗的经验，35 例患者进行了 39 个 AFP 植入手术，31 例为腺源性肛瘘、4 例为克罗恩病性肛瘘；有 3 例失访，32 例得到随访，随访时间 126 天，总体手术成功率为 13.9%（5/32），5 例手术成功病例中 4 例为腺源性肛瘘、1 例为克罗恩病肛瘘。对 AFP 治疗肛瘘的疗效系统回顾总结在表 6-1 中。

表 6-1　AFP 治疗肛瘘的治疗效果

| 作者 | 时间 | 例数 | 随访时间 | 治愈率 |
|---|---|---|---|---|
| Johnson | 2006 年 | 15 | 13.8 周 | 87% |
| O'Connor | 2006 年 | 20* | 10 周 | 80% |
| Champagne | 2006 年 | 38 | 12 个月 | 83% |
| Ellis | 2007 年 | 18 | 6 个月 | 88% |
| Van Koperen | 2007 年 | 17 | 7 个月 | 41% |
| Schwandner | 2007 年 | 19 | 279 天 | 61% |
| Ky | 2008 年 | 45 | 6.5 个月 | 54.6% |
| Lawes | 2008 年 | 20 | 7.4 个月 | 24% |
| Christoforidis | 2008 年 | 47 | 6.5 个月 | 43% |
| Thekkinkattil | 2008 年 | 45 | 47 周 | 44% |
| Echenique | 2008 年 | 23 | 24 个月 | 60% |
| Christoforidis | 2009 年 | 37 | 14 个月 | 32% |
| Safar | 2009 年 | 35 | 126 天 | 13.9% |

* 为克罗恩病肛瘘

文献报道的成功率为 13.9%~88%，平均随访时间为 8 个月。这种治疗成功率的差异，可能是因为患者选择的差异，以及在肛瘘栓放置、肠道准备、缝合材料或主要开口覆盖方面的技术差异。因此，为了规范 AFP 的使用适应证及其放置技术，2007 年的一次共识会议推荐在没有任何急性炎症或感染的经括肌肛瘘中使用 AFP。

［刘建磊　陈吉含］

## 六、 推移瓣的应用

直肠推移瓣是通过封闭肛瘘内口来治疗高位复杂性肛瘘，在治疗括约肌外肛瘘、括约肌上肛瘘、高位经括约肌肛瘘以及直肠阴道瘘已有 20 多年的历史，而且早期治疗的效果令人非常振奋，手术避免了切断肛门括约肌，因此不会导致肛门失禁，目前仍然是治疗肛瘘理想的方法，在复杂性肛瘘治疗中是一种首选的方法。但是近年来研究发现，直肠推移瓣治疗高位复杂性肛瘘及其对肛门功能保护的作用存在一定的争议。

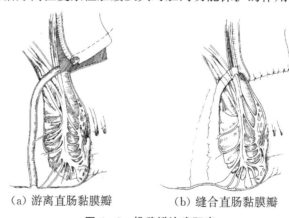

（a）游离直肠黏膜瓣　　　　　　（b）缝合直肠黏膜瓣

**图 6-2　推移瓣治疗肛瘘**

### （一）直肠推移瓣治疗肛腺源性肛瘘的价值得到充分的肯定

肛腺源性肛瘘占肛瘘的 90% 以上，高位经括约肌肛瘘和括约肌间肛瘘常规治疗后肛门失禁的发生率高，而且复发率高。直肠推移瓣治疗高位复杂性肛瘘是一个并发症较少、疗效较为确切的方法。早期文献报道的有效率非常高，Aquilar 等报道 189 例直肠推移黏膜瓣治疗肛瘘，仅 2 例复发，8% 出现轻度肛门失禁和肛门狭窄等并发症。在 20 世纪 90 年代，对于推移黏膜瓣治疗肛瘘、直肠阴道瘘的治疗效果进行了较为广泛的研究。Miller 等（1998）回顾性随访了 25 例进行直肠推移黏膜瓣治疗肛瘘的病例，20 例瘘管愈合，但是该研究例数较少，缺乏代表性。Schouten 等（1999）报道了 44 例使用推移黏膜瓣治疗经括约肌肛瘘的经验，随访 12 个月，33 例（75%）患者瘘道愈合，在以前没有手术史的患者中，治愈率达 80%；而在有手术史的患者中，成功率降低至

50％，35％的患者术后有控便能力的损害。Oritiz 等（2000）回顾性分析了 103 例高位经括约肌肛瘘和括约肌上肛瘘经瘘管剔除和直肠推移黏膜瓣的患者，96 例（93％）患者瘘管愈合，仅 8 例患者出现肛门功能的损害。Zimmerman 等（2000）使用直肠推移黏膜瓣治疗 26 例经括约肌肛瘘，随访 25 个月，仅 46％患者完全愈合，作者认为成功率与以前的手术史有重要的关系，当术前仅有一次手术史的患者，成功率可以达 78％，而有两次以上手术史的患者成功率就降低至 29％，而且认为该手术对括约肌功能有一定损害。Kreis 等（1998）随访了 24 例直肠推移黏膜瓣治疗肛瘘患者的肛肠测压，发现直肠推移黏膜瓣除治疗成功率较高以外，肛门功能保护也非常好。Dixon 等（2004）回顾性分析了 29 例直肠推移黏膜瓣治疗肛瘘的病例，其总体治愈率可以达到 83％，但是该研究病例较小，没有足够的说服力。Vander Hagen 等（2006）回顾性分析了直肠推移黏膜瓣治疗高位肛瘘和肛瘘切开治疗低位肛瘘的经验，在随访 12、48 和 72 个月后，直肠推移黏膜瓣组的复发率分别为 22％、63％和 63％，切开组的复发率为 7％、26％和 39％，当然这组数据由于肛瘘的复杂程度不同，所以可比性不强。Perez 等（2006）报道了第一个直肠推移黏膜瓣（AF）和肛瘘切开括约肌重建（FSR）治疗高位复杂性肛瘘的随机对照研究，60 个病例被随机分为两组，每组 30 例，两组的临床特点差异无显著意义，随访 36 个月，两组的复发率分别为 7.4％和 7.1％，两组的肛门控便以及肛管压力均无显著差异。Uribe 等（2007）报道 60 例直肠推移黏膜瓣治疗肛瘘的患者，随访 43.8 个月，复发率仅为 7.1％，12.5％的病例有轻微肛门失禁和 9％的病例有严重肛门失禁。Mitalas 等（2007）等对直肠推移黏膜瓣治疗失败的患者再次进行推移黏膜瓣手术，治愈率达 69％，而且直肠手术并没有增加肛门的损害。Dubsky 等（2008）比较了使用直肠推移瓣时是使用黏膜推移瓣还是使用全层推移瓣进行覆盖，回顾了 54 例患者，其中 34 例使用部分厚度的推移黏膜瓣而 20 例使用全层推移瓣，两组术后肛门控便无明显差异，全层推移瓣复发率为 5％而使用部分黏膜推移瓣复发率为 35.3％，提示使用直肠全层推移瓣可能能增加肛瘘的治愈率。Van Koperen 等（2008）比较了直肠推移瓣治疗肛瘘同时使用生物蛋白胶治疗肛瘘的优点，127 例高位肛瘘的患者进行了推移黏膜瓣手术，排除炎症性肠病和 HIV 感染者共 80 例患者进入统计，26 例患者进行推移黏膜瓣手术时同时使用生物蛋白胶，随访 13 个月，发现使用生物蛋白胶后复发率反倒升高（13％ VS 56％），其原因不清楚。Abbas 等（2008）报道直肠推移瓣治疗复杂性肛瘘的远期效果，回顾性随访 36 例患者中进行 38 次直肠黏膜瓣推移手术，手术结束后治愈率为 83％，随访 27 个月后，有 5 例患者出现了复发。Christoforidis 等（2009）比较了直肠推移瓣和肛瘘栓治疗肛瘘的结果，发现在直肠推移瓣治疗肛瘘的患者中治愈率为 63％，而肛瘘栓的治愈率为 32％。Ortiz 等（2009）进行一项针对肛瘘栓治疗高位肛瘘的研究中发现，对于腺源性的肛瘘，其一年后复发率，肛瘘栓组为 80％（12/15）而推移直肠瓣组是 12％（2/16），提示推移瓣治疗肛瘘是一个理想的方法。

## （二）直肠推移瓣治疗直肠阴道瘘的价值存在一定的争议

Kodner 等（1993）报道使用直肠推移黏膜治疗直肠阴道瘘和其他复杂肛瘘的经验，作者共回顾性分析了 10 年来以直肠推移黏膜瓣治疗的 107 例患者，其中 71 例为低位直肠阴道瘘、28 例为前侧肛瘘、8 例为后侧肛瘘，其中产伤所致 48 例、腺源性感染 31 例、克罗恩病肛瘘 24 例、外伤或其他手术 4 例，17 例（16%）瘘管复发，其中 9 例初次手术失败、二次手术后瘘管痊愈，总治愈率为 93%；80% 的患者控便功能没有改变，18% 的患者控便能力有所增加，而且即使手术失败，也不增加患者失禁程度。Ozunner（1996）等报道了 101 例进行直肠推移黏膜瓣治疗肛瘘的患者，其中直肠阴道瘘 52 例、肛腺源性肛瘘 46 例、直肠尿道瘘 3 例，产伤导致瘘 13 例、克罗恩病 47 例、腺源性感染 19 例、溃疡性结肠炎 7 例、外科创伤 15 例，随访 31 个月（1～79 个月），术后一周内失败率 6%，总复发率 29%，75% 的复发发生在术后 15 个月内。Khanduja 等（1999）报道 20 例使用直肠推移黏膜瓣和括约肌成形治疗直肠阴道瘘和括约肌损伤的患者，20 例患者直肠阴道瘘完全愈合，14（70%）患者的肛门控便明显好转，6 例患者控便有所好转倒是仍有失禁。Zimmerman 等（2002）认为，在进行直肠黏膜瓣推移手术治疗直肠阴道瘘时同时进行大阴唇直肠瓣间置并不能提高治愈率。

## （三）直肠推移瓣治疗克罗恩病肛瘘效果不十分理想

Makowiec 等（1995）报道了治疗 32 例克罗恩病肛瘘进行 36 次直肠推移黏膜瓣的治疗，12 例为直肠阴道瘘、20 例为经括约肌肛瘘，随访 19.5 个月，4 例修补在手术后 2 周内就失败，11 例随访 7 个月后瘘管复发，6 例患者出现了新肛瘘。作者认为直肠推移黏膜瓣在治疗克罗恩病导致的肛瘘复发率比较高，远期没有意义。Joo 等报道了使用推移黏膜瓣治疗克罗恩病肛瘘的经验，在 26 例患者中共进行 31 次直肠推移黏膜瓣手术，其中直肠阴道瘘 20 例、经括约肌肛瘘 8 例、直肠尿道瘘 1 例、其他 2 例（部分患者同时有 2 处瘘管），平均随访 17.3 个月（3～60 个月），在合并小肠克罗恩病的患者中成功率为 25%、不合并小肠克罗恩病的患者治愈率达 78%，所以对于不合并小肠病变的克罗恩病成功率较高。Hyman（1999）报道了直肠推移黏膜瓣治疗复杂性肛瘘 33 例，81% 的患者术后初始瘘管愈合，但是 3 例克罗恩病最终肛瘘复发，没有发现严重的并发症，也没有导致严重的肛门失禁。Mizrahi 等（2002）回顾性分析了 106 例直肠推移黏膜瓣治疗复杂性肛瘘的患者，其中肛腺源性肛瘘 41 例、克罗恩病肛瘘 28 例，随访 56 个月（1～149 个月），仅 8 例最后成功，复发率与是否合并克罗恩病有关。

总之，直肠推移黏膜瓣治疗高位复杂性肛瘘是一个有效的方法，有效率可以达 50%～90%，通常在 60%～70% 之间。一般认为复发与合并克罗恩病、多次手术史有重要的关系，并且直肠推移黏膜瓣不增加手术后肛门损伤。

[刘建磊　陈吉舍]

# 七、　括约肌间瘘管结扎术

自 Rojanasakul 等人于 2006 年首次描述括约肌间瘘管结扎术（ligation of the intersphincteric fistula tract，LIFT）技术以来，该技术因其成功率高且能保持肛门通畅而广受欢迎。该技术包括在括约肌间平面断开瘘道的内口，切除残留的感染腺体，但不分割肛门括约肌复合体的任何部分。通过从瘘管外口注入双氧水或轻轻探查瘘管确定内口后，在瘘管部位沿肛门边缘做一个 3～4 厘米的弧形切口，进入括约肌间平面，暴露瘘管并用可吸收缝线结扎，然后在结扎点远端分离瘘管，切除瘘管残余物和感染的腺体。也可以通过额外的切口或插入导管对瘘管进行截闭和外口引流，用可吸收缝合线重新间断缝合括约肌间切口。对 24 篇原始文章进行的荟萃分析显示，在平均 10 个月的随访中，平均成功率为 76.5%，无尿失禁，术后并发症发生率为 5.5%。表 6-2 列出了 14 篇报道 LIFT 手术经验的文章。

**表 6-2　LIFT 手术治疗肛瘘的治疗效果**

| 作者 | 病例数 | 随访时间（周） | 治愈率 | 并发症 | 研究类型 |
|---|---|---|---|---|---|
| Rojanasakul 等 | 18 | 4 | 94% | 无 | 前瞻性观察 |
| Shanwani 等 | 45 | 7 | 82% | 无 | 前瞻性观察 |
| Ellis 等 | 31 | 6 | 94% | 无 | 回顾性研究 |
| Bleier 等 | 39 | 10 | 57% | 肛裂<br>持续性疼痛 | 回顾性研究 |
| Ooi 等 | 25 | 6 | 96% | 无 | 前瞻性观察 |
| Tan 等 | 93 | 4 | 92% | 无 | 回顾性审查 |
| Steiner 等 | 18 | 6 | 83% | 痔疮血栓形成 | 回顾性研究 |
| Aboulian 等 | 25 | 24 | 68% | 阴道真菌感染 | 回顾性研究 |
| Mushaya 等 | 25 | 4 | 68% | 继发性出血<br>会阴浅表伤口裂开 | 前瞻性<br>随机化 |
| Abcarian 等 | 50 | 15 | 74% | 无 | 回顾性研究 |
| Lo 等 | 25 | 2 | 98% | 无 | 回顾性研究 |
| van Onkelen 等 | 42 | 12 | 51% | 无 | 前瞻性研究 |
| Chen 等 | 10 | 6 | 100% | 无 | 回顾性研究 |
| Lehmann 等 | 17 | 4 | 47% | 肛周血肿<br>伤口感染 | 前瞻性 |
| Liu 等 | 38 | 26 | 61% | 无 | 回顾性研究 |

在所有研究中，只有 Mushaya 等人的研究采用了前瞻性随机设计，其中 25 名患者接受了 LIFT 治疗，14 名患者接受了推移皮瓣治疗。虽然在 19 个月的随访中，推移瓣组的复发率为 7%（1 例），LIFT 组为 8%（2 例），但唯一一名术后出现轻微失禁的患者属于推移瓣组。此外，LIFT 手术的手术时间更短，患者恢复正常活动的时间也更短。从文献中可以看出，在所有接受治疗的患者中，92.6% 的患者有括约肌间瘘。总体成功率从 51%～100% 不等，平均时间为 2～24 周。尽管没有采用独特的评分系统进行评估，但他们报道称术后患者的尿失禁功能没有受损或恶化。只有 8 名患者出现了轻微的术后并发症。有两项研究报道称，复发与否与之前的手术次数呈正相关。这可能是由于瘢痕组织的存在使得括约肌间束的识别更具挑战性。事实上，在这种手术中，在保持内括约肌完整性的同时沿括约肌间平面进行准确的解剖，对于手术的成功至关重要。需要强调的是，在 LIFT 手术前 6～12 周通过插入留置套管充分引流和清除任何化脓组织非常重要，这样才能取得更好的效果。

根据文献资料，LIFT 手术具有保留肛门括约肌、组织损伤小、愈合时间短、无需额外费用等优点。如果手术失败，可以随时重复进行。然而，迄今为止，只有一项前瞻性随机试验研究，而且大多数证据都依赖于随访时间不固定的小型病例系列，也没有对失禁情况进行客观评估。

2005 年，Ellis 引入了一种 LIFT 技术的变体，即在括约肌间平面放置生物假体移植物，以加强瘘道的闭合（Bio-LIFT 手术）。将生物假体移植物修剪成适当的宽度，然后放入括约肌间沟，并在横断瘘道的两侧至少重叠 1～2 厘米。用 3/0 聚羟基乙酸缝线将生物假体固定在肛提肌和外括约肌上，以防移位。通过外括约肌的瘘道保持开放，以方便伤口引流。Ellis 共治疗了 31 名患者，全部都是跨括约肌瘘患者。经过至少 12 个月的随访，总体愈合率为 94%，且无术后并发症。关于 Bio-LIFT 技术的唯一其他描述是同一作者对直肠阴道瘘的治疗，作者认为生物假体移植起到了物理屏障的作用，将直肠与阴道瘘分离开来，同时将瘘管横断的两端分开。

然而，我们认为，在没有进一步证据支持的情况下，对括约肌间平面进行广泛的剥离、增加额外的材料成本以及该手术较高的学习曲线，都难以证明其合理性。

[刘建磊　陈吉含]

## 八、 经肛括约肌间切开术

2017 年，经肛括约肌间切开术（transanal opening of intersphincteric space，TROPIS 术）由 Garg 教授首次提出，经过近几年的临床实践证实，被认为是一种微创手术，通过切开肛周肌肉间隙并完整保留外括约肌的方式，能够解决深部病灶的问题，从而有效减轻失禁风险。这是保留括约肌术式发展的又一次突破。

2016 年，任东林教授团队在分析了上千个病例后，提出了两个重要的"后深间隙"概念：肛管括约肌间后深间隙（DPIS）和肛管后深间隙（DPAS）。任东林教授团队的研究还发现，更多的高位经括约肌型、括约肌上型和马蹄形肛瘘会首先累及 DPIS，然后可累及或不累及 DPAS 就形成瘘管累及皮肤形成次口。其研究认为，想要提高手术成功率的关键因素就是彻底根除"肛管括约肌间后深间隙继发病灶"，这一发现对于我们制定合理的手术方案和提高手术成功率具有重要指导意义。在临床上，高位复杂性肛瘘的治疗通常面临失败或者复发的风险，这主要是没有有效地处理 DPIS，而 TROPIS 手术则会对 DPIS 进行处理。

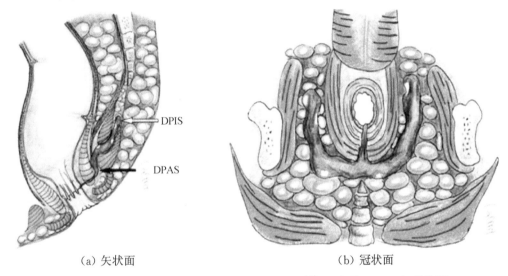

（a）矢状面　　　　　　　　　　　　　　　（b）冠状面

**图 6-3　肛管括约肌间后深间隙（DPIS）和肛管后深间隙（DPAS）的位置**

2017 年，Garg 通过 TROPIS 术对高位复杂性患者进行手术，在他的研究中共纳入了 61 例高位复杂性肛瘘患者，随访 6～21 个月，中位随访 9 个月，治愈率为 90.4%，患者手术前后大便失禁评分无明显差别。在 TROPIS 手术中，医生首先会从外口注入碘伏溶液，明确内口的位置，然后使用弯血管钳自内口伸入括约肌间瘘管，切开括约肌间隙，对脓腔进行引流。在此基础上，让开放的伤口进行二期愈合。根据括约肌间瘘管的方向，肛内切口可以是弧形的，也可以是斜行的。如果有直肠上继发内口，切口还可以延伸至肛提肌上方直肠内口。

Garg 医生还提出了三个治疗复杂性肛瘘的原则，以提高复杂性肛瘘的治愈率。第一个原则是认识到括约肌间瘘道宛如封闭空间（ISTCA）。他认为，几乎所有的复杂性肛瘘或多或少都会有括约肌间隙部位的延伸，括约肌间隙的感染极像是密闭空间中的脓肿。因此，在治疗复杂性肛瘘时必须顾及这一原则，以实现复杂性肛瘘的高治愈率。第二个原则是充分排脓并确保持续引流（DRAPED）。Garg 医生指出，身体其他任何部位的脓肿都不能单独使用抗生素治疗，或者一次性抽吸脓液后使用抗生素达到治愈，它需要充分引流和去顶同时进行。去顶是为了确保术后（愈合期间）的持续引流，并避免脓腔的形成。只有当空腔没有残留脓液时，二期愈合才会正常进行。因此，DRAPED 是治疗身体任何部位脓肿的基础。括约肌间隙的脓肿只有遵循 DRAPED 原则后才会获得充分治疗。第三个原则是逐渐愈合，直到被积蓄脓液不可逆中断（HOPTIC）。在愈合阶段，即使是少许脓液积蓄，快速愈合的组织也会将其视为一种危险。这会引发愈合过程骤停并形成纤维壁。纤维壁的形成防止脓毒症侵入生长肉芽组织的血管中，这一步是不可逆的，一旦纤维壁形成启动，即使消除了诱发因素（脓液引流）也无济于事。纤维壁不能被人体自行清除，所以需要再次手术。

毫无疑问，TROPIS 手术是一种非常新颖和前沿的手术方法，它的优点表现在，与传统的肛瘘手术相比，TROPIS 手术可以在不损伤外括约肌的情况下，清除瘘道的内开口和括约肌间部分的瘘管。这使得瘘管内的脓液能够得到充分的清除，同时也能够将封闭的括约肌间间隙转化为开放性的伤口，这种开放性的伤口在愈合速度上要明显快于传统的手术方式。其次，TROPIS 手术还可以将外括约肌外侧部分的外瘘也一并清除，使瘘管达到完全愈合的目的。在这种情况下，患者不仅能够保留肛门功能，还可以清除外括约肌两侧的感染病灶，从而达到治疗肛瘘的效果。另外，它可以在保持开放状态的情况下充分引流，有效防止了肛瘘的复发。

与传统的肛瘘手术不同，TROPIS 手术是一种可重复的手术。即使手术失败，对下次治疗产生影响也较小，为患者接下来的治疗保留了余地。因此，Garg 医生认为对于复杂肛瘘患者来说，TROPIS 术是一种理想的治疗方法。

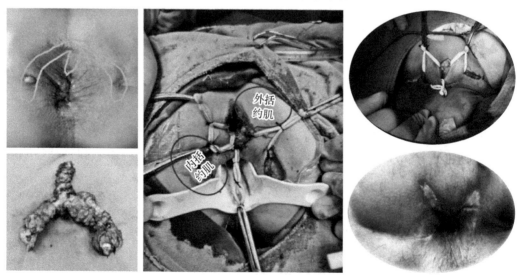

图 6-4　经 TROPIS 入路的保留内外括约肌术手术

然而，我们需要注意的是，尽管 TROPIS 手术具有一定的优势，但是相比于 LIFT 等保留括约肌术式，它只有六七年的历史，循证医学证据才刚刚开始积累，其长期疗效和安全性还需要进一步的研究和验证。TROPIS 手术处理了肌间病灶及肌外病灶，但穿肌瘘管部分的愈合仍是未知数，这种处理方式虽然提高了治愈率，但也增加了手术的复杂性和风险。如果在手术过程中出现假性愈合，肛瘘复发将只是时间的问题。再次，在 TROPIS 术治疗肛瘘的手术中，术后创面的管理与手术同等重要。在手术结束后，患者的手术创面需要及时清除分泌物，以避免假性愈合和医源性异物感染的发生。此外，由于 TROPIS 手术的切口位于肛门内，术后肛门括约肌收缩，肛门处于闭合状态，此时特别需要谨防创面假性愈合的出现。在此过程中，保持括约肌间隙创面和瘘管切除创面的引流通畅，避免异物残留，是本术式术后创面护理的关键点。因此，在推广 TROPIS 手术时，我们需要谨慎评估其适用范围和疗效，同时加强对手术过程及术后的控制和管理，以提高手术的安全性和有效性。

总之，TROPIS 手术作为一种新型的肛瘘手术方式，具有许多优点，包括精准度高、安全性好、疗效显著、持久性强、能够保留肛门功能等。

〔孙平良　陈战斌〕

# 九、 肛瘘的干细胞治疗

干细胞治疗是一种创新性治疗方法，相比传统治疗方式，干细胞治疗具有治疗效果可持续性强、恢复时间短、减少术后痛苦、缩短住院时间等优势。

此外，干细胞治疗的适用范围正在不断扩大，成为改善肛瘘症状和促进创面愈合的新技术，显示出广泛的应用价值。

## (一) 干细胞类型的选择

干细胞（ASCs）通常被定义为未分化的细胞，具有长期自我更新的能力，并且具有从单个细胞进行多系分化的潜力。干细胞的种类分为胚胎干细胞、成人干细胞、诱导多能干细胞和癌干细胞。成人干细胞又可分为脐带干细胞、骨髓干细胞、脂肪干细胞、神经干细胞和睾丸干细胞等。

不同的干细胞类型已被考虑用于消化道疾病的基础和临床应用，只是在临床实践中，尚未发现最佳的干细胞类型。迄今为止，只有间充质干细胞（MSCs）被用于治疗肛瘘。据报道，MSCs 是免疫特权细胞。虽然 MSCs 免疫抑制作用的潜在机制尚未明确，但似乎 MSCs 调节了参与免疫反应的不同细胞的功能。目前，MSCs 的治疗潜力正在许多临床试验中进行探索，但目前也只有三项相关的Ⅲ期临床试验已经初步完成，分别是针对移植物抗宿主病（GVHD）、克罗恩病和肛瘘的治疗。

由于体外扩增的 MSCs 已成为临床治疗中的一种良好选择，因此必须注意干细胞治疗的安全性。为了实现这一目标，正在开发优化培养条件和分离方案。此外，已经开展了精确的遗传稳定性研究，以确保 MSCs 在临床实践中的质量和生物安全性。总体而言，可以看到干细胞研究在过去十年的发展，MSCs 正逐步转化为可用于治疗肛瘘的新医疗产品。

## （二）干细胞促进愈合的作用机制

可以说瘘管复发的基础是伤口愈合过程的缺陷，而 MSCs 刺激伤口修复的潜力在基础和临床方面都引起了很大关注。基于间充质干细胞的疗法代表了一种新的治疗方法，可以降低与慢性伤口相关的发病率，这是一个未解决的临床问题，在过去几十年中几乎没有改善。皮肤伤口的愈合其实是复杂的一个生物过程，而这些过程在许多慢性疾病中可能会受到损害。MSCs 的功能特征是它们可以迁移到损伤及炎症部位，以及它们具有免疫调节和抗炎作用，均可能有益于伤口愈合。

最近的研究表明，用骨髓间充质干细胞治疗皮肤伤口可加速伤口愈合，增加上皮化和血管生成，这表明间充质干细胞通过至少两种不同的机制促进伤口修复，分别是：分化以及与皮肤伤口中特定细胞类型的旁分泌相互作用。综合考虑，间充质干细胞治疗延迟性伤口愈合除了重塑外，还与皮肤重建有关，使伤口血管增多，纤维化或瘢痕减少。

脂肪注入到炎症部位产生的间充质干细胞可识别炎性细胞因子，如干扰素-γ，从而激活 IDO 酶。色氨酸分解产物如犬尿氨酸和 3-羟基苯丙氨酸（3-HAA）可抑制淋巴细胞增殖。IDO 通过色氨酸代谢物的局部积聚发挥作用，从而产生能够抑制活化淋巴细胞（包括 T 细胞和 NK 细胞）增殖的微环境。一旦反应性淋巴细胞的增殖得到控制，促炎介质（TNF-a、IL6、IL12、IL1-b 等）减少，抗炎介质（IL-10）增加，炎症环境得到恢复。

总之，这种细胞治疗肛瘘的机制主要是基于抗增殖和抗炎作用。根据这种机制，ASCs 可传递免疫调节信号，抑制炎症分子和反应性淋巴细胞增殖，减少炎症环境，使瘘管愈合。MSCs 疗法在人类伤口中的应用显示了良好的结果，因此可用于治疗复杂性肛瘘。

## （三）干细胞治疗肛瘘的给药途径

在临床实践中，MSCs 疗法大多数经验都是针对治疗与克罗恩病相关的肛瘘。在这种情况下，已经尝试了两种给药途径：静脉注射（全身）和病灶内注射。

Osiris Therapeutics 资助的研究小组使用静脉注射，但至今未发表研究结果。该研究小组使用静脉注射异体成人 MSCs 悬浮液，在两周内分 4 次注射，共 12 亿个（高剂量）或 6 亿个（低剂量）细胞。这些成人干细胞由健康的志愿者捐赠，经过广泛测试，并可按需储存。根据 Osiris 的人类和动物研究表明，这些细胞不需要任何供体受体匹配，对克罗恩病具有免疫抑制和愈合作用。这些细胞自然地特异性迁移到炎症部位，因此它们的作用被认为是局部和自我限制的，而不是全身性的。

干细胞治疗肛瘘其他途径都是使用病灶内注射的。其中之一是使用来自骨髓的自体 MSCs，其他来自脂肪（自体和异体）。骨髓细胞在抽吸后被分离，MSCs 被离体扩增以用于治疗瘘管。脂肪细胞被称为脂肪来源干细胞，是从脂肪组织中提取的间充质来源的活体成体干细胞悬浮液，这些脂肪组织来自脂肪抽吸手术中获得的真皮下脂肪组织。真皮下脂肪组织具有异质性细胞成分，包括肥大细胞、内皮细胞、周细胞、成纤维细胞和具有多谱系能力的干细胞（ASCs）。通过用胶原酶消化脂肪组织分离 ASCs，然后进行差速离心并粘附到组织培养板，随后进行体外扩增。有数据表明，ASCs 的离体扩增不会显著改变其增殖能力、形态特征及生物学特性，因此，最终产物中存在的细胞群在整个扩增过程中基本保持不变。干细胞治疗肛瘘的具体方案包括管道刮除、内口闭合和细胞注射。

### (四) 干细胞治疗肛瘘的临床研究进展

目前脂肪组织来源干细胞治疗复杂性肛瘘的临床治疗方案存在差异，有单独使用 ASCs、ASCs 联合纤维蛋白胶和（或）外科手术等治疗。

2009 年，Garcia-Olmo 等的 II 期临床研究中使用 ASCs 联合纤维蛋白胶治疗肛腺感染性肛瘘，其治愈率达 71%，证实了 ASCs 移植治疗肛腺感染性肛瘘的可行性和安全性。另一项最新临床试验研究 49 例复杂性肛瘘患者，其中 35 例肛腺感染性肛瘘和 14 例克罗恩病肛瘘，将其随机分为治疗组（同时注射纤维蛋白胶和 $2 \times 10^7$ U ASCs）和对照组（注射纤维蛋白胶），结果治疗组瘘管治愈率为 71%，明显高于对照组（16%），治疗期间未发生严重不良反应。近期 ASCs 治疗复杂性经括约肌肛瘘临床案例报道中，1 例 77 岁男性肛瘘患者，曾接受过脓肿切开引流术和肛瘘切开术，采用 10 mL ASCs 由外口向内口方向注射，随后缝合外口，术后一年随访时发现瘘管已完全愈合。

以上这些研究结果提示，脂肪来源干细胞移植是一种治疗肛腺感染性肛瘘有效的、安全的方法，能促进瘘管闭合，但目前仍需更多数据来证明其疗效的持久性。

### (五) 干细胞治疗肛瘘的未来

事实上，由于在积极手术的情况下存在大便失禁的问题，而在不太积极手术的情况下则存在复发的问题，因此治疗肛瘘需要新的方法。

干细胞似乎是修复受损组织的一种新工具。它们的使用利用了两种协调的生物效应，即免疫调节和局部炎症抑制，以及细胞的增殖和分化。

已经进行的使用干细胞治疗肛瘘的随机对照研究都显示出良好的安全性。然而，真正的疗效很难评估。唯一发表的Ⅲ期临床试验的结果是负面的，因为主要结局指标没有达到，但与之前的研究一致，有某些迹象表明该手术在适当的条件下是有效的。此外，长期结果表明，与单独使用纤维蛋白胶相比，使用含有或不含有纤维蛋白的ASC，1年后的治愈率是双倍的。这就是为什么应该进行进一步研究，以更好地确定干细胞治疗肛瘘患者最有利的情况的原因之一。

这种治疗复杂性肛瘘的方法值得追求吗？任何决定都会受到手术是唯一被接受的有效治疗复杂性肛瘘这一事实的影响。尽管治愈率在60%以上，但手术与失禁率在10%～35%之间，复发率在11%～45%之间。使用细胞疗法时，由于不需要进行肠道切除，因此不会对肛门括约肌造成损伤，重复剂量可用于增加治愈的机会。此外，成人干细胞疗法不受主要伦理问题的困扰。另一方面，干细胞疗法的成本目前难以确定。对于Ⅱ期研究，生产药用级细胞（即符合良好生产规范GMP）的成本在8 000～12 000美元之间。因此其经济效益很大，但是所带来的社会负担也是极大的。

其他可能处于临床开发阶段的肛瘘治疗方法尚未经过随机试验的测试，因此预计其他产品近期不会上市。一旦上市，我们认为干细胞将满足目前的医疗需求，并有助于改善肛瘘患者的愈合，从而提高其生活质量。

［郭修田　沈彬艳］

## 十、　视频辅助下肛瘘治疗技术

视频辅助下肛瘘治疗（video-assisted anal fistula treatment，VAAFT）技术即肛瘘镜技术，是由意大利的Meinero教授于2006年首次提出，属于保留括约肌微创治疗复杂性肛瘘的一项创新技术。

VAAFT技术包括两个阶段：① 诊断阶段，即在镜下直视观察肛瘘管道走形、明确肛瘘内口并在内口处缝线定位。② 治疗阶段，即采用单极电凝通过肛瘘镜工作通道在直视下电灼破坏瘘管内壁，联合肛瘘刷搔刮坏死组织；联合吻合器、闭合器或黏膜瓣闭合内口。

VAAFT技术治疗肛瘘的愈合率可达87.1%，且患者术后无大便失禁及其他严重并发症。2022年一篇纳入14项2014—2020年发表的VAAFT临床研究系统回顾显示，共计治疗1 201名复杂性肛门直肠瘘患者，成功率可达83%、复发率为16%及无明显肛门失禁风险。

### 1. VAAFT 技术操作步骤

（1）所需设备（德国 Karl Storz 公司）

视频设备：显示器、光源、内窥镜摄像系统。

肛瘘镜套件：镜身及手柄、含闭孔器密封杆、透明帽、单极电凝、肛瘘刷、抓钳。镜身尾部接光源，正后侧为操作通道，两侧为灌注及吸引通道，头部为 8°成角目镜，操作长度为 18 cm，配有可拆卸手柄。

灌注液：1‰甘氨酸-甘露醇溶液或灭菌注射用水。

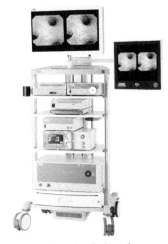

图 6 - 5　视频设备

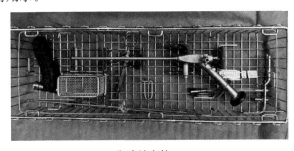

肛瘘镜套件

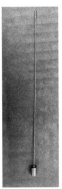

闭孔器

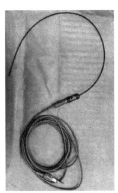

单极电凝

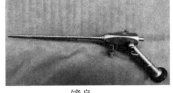

镜身

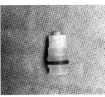

透明帽

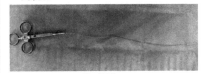

肛瘘刷

图 6 - 6　肛瘘镜套件

（2）适应证

成熟型肛瘘：有内、外口的一个或多个瘘管，无急性感染的脓腔；复杂性肛瘘：复发型肛瘘、马蹄形肛瘘、高位肛瘘。

（3）禁忌证

瘘管处于急性、炎症期（瘘管不成熟）；黏膜下肛瘘；直肠阴道瘘；盆腔瘘（通过 MRI 诊断）；继发于其他疾病的肛瘘：如放射治疗、恶性肿瘤等引起的肛瘘。

（4）操作步骤

准确连接肛瘘镜各部件设备，进行对焦、调整白平衡以保证术中视野清晰，使灌注液压力和连接通畅；在注射用水持续灌注下从外口（可适当切扩外口）缓慢插入肛瘘镜，外口过小时可切除外口及周围瘢痕组织，以便顺利进镜。操作过程中应缓慢循腔进镜直至找到瘘管尽头或内口所在位置，探查瘘管走形、空腔及内口情况。显示器可以清晰呈现瘘管腔内部结构，观察肛内有无灌注液溢出。可结合术前专科检查、腔内超声、肛周 MRI 等影像检查结果辅助寻找内口。术中适当调暗手术室内亮度，观察肛管直肠腔内点状或片状红色肛瘘镜光源处即为可疑内口位置，发现内口后，予以标记定位。当肛瘘的管道及空腔过窄或曲度过大，不易操作时可做辅助切口进镜观察。肛瘘镜工作通道内引入单极电凝，直视下由内至外破坏瘘管内壁，电灼黏附在瘘管壁上的坏死组织，肛瘘刷、抓钳或刮匙搔刮清除坏死物质，部分脱落的坏死物质可被灌洗液冲刷排出，完全退镜前停止灌注并打开负压吸引阀吸除腔内多余灌注液。肛瘘镜属于硬镜，探查过程中应缓慢操作，避免形成假性瘘管及遗漏瘘管分支，灌注液应持续稳压注入瘘管，重点探查瘘管走向分支和内口位置。

（5）内口处理

准确识别内口是肛瘘镜的重要优势，处理方式需根据不同情况选择合适的方法。

闭合内口：如肛瘘的内口较小、纤维化不明显，可以采用破坏上皮化肛隐窝后进行缝合关闭，亦可选择手工缝合或者吻合器闭合。Meinero 应用 VAAFT 治疗肛瘘，其中内口采用吻合器闭合治疗 118 例，随访 12 个月，愈合率为 74%。当内口纤维化明显时则不适合采用吻合器闭合治疗。Hinksman 应用 VAAFT 治疗复杂性肛瘘 59 例，内口识别率为 86.4%（51/59），采用褥式缝合闭合内口，愈合率为 67.9%（38/56），中位愈合时间为 13 周，平均随访 59.5 个月后 18 例未愈，复发患者中 11 例再次行 VAAFT 治疗，有 10 例愈合，总愈合率为 85.7%（48/56）。如瘘管内口纤维化明显，在黏膜松弛程度允许的情况下可采用推移黏膜瓣闭合内口。

内口切开：如肛瘘内口纤维化明显、质硬，或经过多次手术，肛管瘢痕弹性较差，可将内口处切开部分内括约肌至括约肌间，保证引流通畅的前提下，可以选择使用虚挂线持续引流。

**2. VAAFT 与其他技术联合**

Meinero 教授同时提出 VAAFT 可联合皮瓣或黏膜瓣成形 RAF（rectal advancement flap）闭合内口，并使用粘合剂［氰基丙烯酸盐粘合剂（cyanoacrylate），0.5 mL］加强内口封闭。Ramachandran 等比较 VAAFT 联合填充纤维蛋白胶（fibrin glue，FG）与自体富血小板纤维蛋白（platelet rich fibrin，PRF）治疗肛瘘，分别治疗 41 例与 24 例。FG 组治愈 25 例（61.0%），PRF 组治愈 22 例（91.7%），FG 组复发率 34.2% 而 PRF 组复发率仅为 8.3%。张玉茹等采用 VAAFT 联合肛瘘栓治疗复杂性肛瘘，常规探查及单极电凝处理瘘管内后联合肛瘘栓填充；对于位置深患者，于肛瘘镜最深处切开与其位置相对应的内外括约肌之间的皮肤做辅助切口，沿括约肌间联合紧挂线处理内括约肌。对于不适合肛瘘栓封堵的，予松弛挂线引流，待条件满足后再行肛瘘栓封堵。共治疗 57 例，平均随访 28 周，复发率为 10.52%，Wexner 评分于术后 1 个月升高，但 6 个月回落至与术前无明显差异。该团队治疗马蹄形肛瘘 26 例，治愈率达88.5%，复发率 11.5%。

对于内口较大或者多次手术瘢痕化明显的复杂性肛瘘，可选择 VAAFT 联合 RAF 治疗。Zelić 治疗内口直径大于 5 mm 的复杂性腺源性肛瘘 17 例，随访 24 个月，治愈13 例（76.47%）。Meinero 治疗 85 例经多次手术瘢痕明显的复杂性肛瘘患者，随访 12 个月，治愈率为 58%。Karlović 运用 VAAFT、LIFT 等括约肌保留术式结合 RAF 治疗 477 例复杂性肛瘘，成功率高达 84%，均未出现严重并发症及肛门失禁。Zelić 采用VAAFT 联合 LIFT 治疗内口较小的经括约肌肛瘘 14 例，随访 24 个月，治愈 11 例（78.57%）。VAAFT 还可用于克罗恩病肛瘘。Schwandner 报道 VAAFT 联合 RAF 治疗 11 例克罗恩病肛瘘，术中探查发现额外肛瘘支管率高达 64%（7/11），平均随访 9 个月，成功率为 82%，且未出现失禁情况加重。Adegbola 采用 VAAFT 联合松弛挂线引流治疗克罗恩病肛瘘，中位随访时间 13 个月，24 例患者中有 84% 症状好转。

VAAFT 技术还可联合激光消融治疗高位复杂性肛瘘。本中心治疗观察 26 例括约肌上肛瘘患者，总治愈率为 96.2%（25/26），平均随访 3 年，均未复发且无明显术后并发症和肛门失禁。

### 3. VAAFT 临床疗效

（1）愈合率

VAAFT 治疗复杂性肛瘘成功率为 54.41%～95.8%，Meinero 报道观察 VAAFT 治疗复杂性肛瘘患者（排除克罗恩病），98 例患者中，高位经括约肌间肛瘘 74 例（75.5%）、括约肌外肛瘘 9 例（9.2%）、括约肌上肛瘘 6 例（6.1%）、马蹄型肛瘘 9 例（9.2%），而多次手术者比例达 69%，其中有 69 例患者在接受 VAAFT 前已接受 5 次以上手术治疗。该研究的一期治愈率为 73.5%，有 26 例治疗失败，其中 9 例经再次行VAAFT 手术治疗后愈合，随访 1 年总体愈合率为 87.1%。Regusci 观察 VAAFT 治疗104 例复杂性肛瘘患者，96 例完成三年随访，有 80 例愈合，未愈合及复发患者经再次VAAFT 手术均愈合。张玉茹等随机对照观察 VAAFT 联合吻合器与肛瘘切开松弛挂线引流治疗 Parks Ⅱ型肛瘘，治疗组 37 例，治愈 32 例（86.5%），对照组 38 例，治愈36 例（94.7%），两组患者治愈率无统计学差异，两组患者术后 1、3、6 个月的Wexner 失禁评分和 FISI 评分治疗组明显优于对照组，愈合时间治疗组为 27.05 天，明显短于对照组 34.55 天。Torre 回顾性分析 VAAFT 与 LIFT 治疗高位经括约肌肛瘘，VAAFT 纳入 28 例，治愈率 85.71%；LIFT 纳入 26 例，治愈率 80.76%。随访 18 个月，两组复发率 VAAFT 为 39.2％，LIFT 为 42％，差异无统计学意义。治疗伴有脓肿的肛瘘，VAAFT 较 LIFT 优势更明显。

（2）并发症

多项研究均提示 VAAFT 无明显肛门失禁及严重并发症报道。Chowbey 应用该技术治疗 416 例肛瘘，391 例（93.9％）患者采用日间病房护理程序，仅 50 例需要镇痛治疗，3 例出现尿潴留，术后恢复正常活动的平均时间为 3.2 天。Meinero 观察 136 例患者，术后见 2 例尿潴留、1 例阴囊水肿。La Torre 观察 106 例患者，术后有 3 例术后出血、2 例疼痛、1 例尿潴留以及 2 例发生脓肿。Giarratano 观察了 72 例患者，有 4 例术后出血、2 例尿潴留及 2 例肛周水肿。

（3）复发率

对复发率，文献间差异较大，系统评价发现约为 12％。复发率可能与内口处理方式相关，如吻合器闭合术后复发率为 21.4％、内口缝闭复发率为 18.7％、直肠黏膜推移瓣术后复发率为 23.5％。同时，复发率随着时间延长而逐渐上升。Siddique 观察 40 例 VAAFT 治疗患者，第 1 年复发率为 15％，第 2、3 年复发率上升为 20％、25％。La Torre 亦观察发现，VAAFT 复发率从术后 1 年的 29％上升至术后 5 年达 63％。复发率还与肛瘘的类型如括约肌上肛瘘或括约肌外瘘、既往肛瘘手术史、瘘管复杂程度存在相关性。Liu 观察 68 例 VAAAF 治疗复杂性肛瘘患者，发现术后 3 个月有 17.6％的患者复发，而术后 1 年复发率未再上升，单因素分析示术后复发与肛瘘的复杂程度及 Parks 分型等相关。

VAAFT 可作为复杂性肛瘘的评估手段及降级措施：在诊断阶段准确识别瘘管，避免瘘管组织残留，术中先不闭合内口，采用松弛挂线保证引流通畅，待术后 3 个月结合瘘管引流状态，采取适合的处理内口方式，如低位肛瘘采取肛瘘切开术、高位经括约肌肛瘘采用 FiLaC 或 LIFT 处理。Iqbal 提出重视对于复杂性瘘管降级及姑息性 VAAFT 的意义和缓解症状的优势，共治疗 107 例复杂性肛瘘，其中 72％为肛腺感染瘘管、26％为克罗恩肛瘘、2％为回肠袋瘘管，治疗后有 54 例患者获得影像学改善，16 例症状得以改善，且 VAAFT 可瘘管壁活检、判断解剖结构，为进一步治疗提供参考依据。Adams 主张重复使用 VAAFT 控制肛周复杂性瘘管及脓肿的症状，能使瘘管的复杂性下降，从而为保留括约肌和治疗性手术提供可能。

笔者的经验是：VAAFT 治疗前可先行使用探针探查瘘管走行，判断大致方向后再插入肛瘘镜。灌注压力适当，稳定的低流速压力可使镜下表现清晰，避免处于持续的高压状态而出现术后组织水肿。因肛瘘镜属于硬镜，故需要操作者旋转镜身或退镜来调整进镜方向，操作过程动作轻柔，避免暴力进镜，形成"假道"。镜头靠近肛管直肠附近尤其小心，避免人为穿透，可一手食指置入肛内，另一手单手扶镜或助手协助。术前完善肛周 MRI 或超声具有重要意义，有助于判断潜在的腔隙、排除禁忌证，如盆腔瘘等。VAAFT除对于瘘管走形、隐匿的瘘管及腔隙的探寻有一定优势外，在鉴别诊断方面亦表现优异，在内镜下可对于瘘管质地进行判断，如肉芽的新鲜程度、坏死组织的情况、判断囊壁样组织、异物的识别，以此来甄别复杂性肛瘘、腔隙异物、炎症性肠病等。腔隙肉芽色鲜红，发病时间相对短，腔隙大量白色纤维化组织，瘘管成熟，病程较长；囊壁腔内表现为内壁光整，可见囊性内容物，无大量坏死组织；炎症性肠病瘘管腔纤维化不太明显，包裹感较差，充斥着色欠新鲜肉芽。

技术是手段，有效才是目的。纵观肛瘘治疗的发展史，无论分型还是治疗，越来越追求"精准""微创""可重复性"，应充分发挥肛瘘镜优势，将传统与现代各种技术与诊疗方式结合，为我们所用。

肛瘘镜在瘘管的处理上有其独特的优势，直视下从瘘管内部处理深部管腔，避免为了引流通畅过度扩大创面而损伤肛门功能。临床将肛瘘镜与拖线、置管、垫棉疗法结合治疗，突显肛瘘镜在术中探查、诊断方面以及搔刮、电凝处理瘘管的优势，在视频辅助直视下，可量化拖线的股数、确定置管的型号及形状，临床观察可缩短愈合时间，减轻患者痛苦。

本中心随机对照研究VAAFT联合拖线置管垫棉疗法治疗复杂性肛瘘与拖线置管垫棉疗法相比，两组治愈率无明显差异，愈合时间治疗组明显短于对照组，且疼痛更轻微。随着肛瘘镜的广泛应用，其治疗的范围及病种也更具有多样性，如儿童肛瘘、藏毛窦、克罗恩病肠皮瘘等。

表6-3　VAAFT治疗肛瘘的治疗效果

| 作者 | 发表时间<br>（年份） | 病例数<br>（N） | 随访时间<br>（月） | 治愈率 |
| --- | --- | --- | --- | --- |
| La Torre, M | 2023 | 106 | 53 | 86.8% |
| Hinksman, M | 2022 | 59 | 59.5 | 85.7%，一期治愈率67.9% |
| Alfred, J | 2022 | 50 | 60 | 84%，一期治愈率74% |
| Hussain, A | 2022 | 72 | 6 | 95.8% |
| Zhang, Y | 2021 | 26 | 6～18 | 88.5% |
| Asim Khan | 2021 | 84 | 12 | 83.2% |
| Zhang, Y | 2021 | 57 | 28 | 89.5% |
| Giarratano, G | 2020 | 72 | 32 | 79% |
| Zelic, M | 2020 | 73 | 24 | 84.93%，一期治愈率71.23% |
| La Torre, M | 2020 | 28 | 18 | 85.7% |
| Liu, H | 2020 | 68 | 12 | 84.4% |
| Regusci, L | 2020 | 96 | 36 | 83.3% |

续表

| 作者 | 发表时间<br>（年份） | 病例数<br>（N） | 随访时间<br>（月） | 治愈率 |
|---|---|---|---|---|
| Romaniszyn，M | 2017 | 68 | 31 | 54.41% |
| Seow-En | 2016 | 41 | 34 | 83%，一期治愈率70.7% |
| Schwandner，O | 2013 | 13 | 9 | 82% |
| Meinero P | 2011 | 136 | 6 | 87.1%，一期治愈率73.5% |

［丁雅卿　王琛］

## 参考文献

［1］任东林,罗湛滨.解剖学肛瘘切除术结合挂线疗法治疗高位复杂性肛瘘36例［J］.中西医结合学报,2005,3(3):229-231.

［2］孙义锋,杨玉贵.改良切开挂线术治疗马蹄形肛瘘的疗效观察［J］.中国误诊学杂志,2006,1(1):49-50.

［3］杜卫东,郑卫平,袁祖荣,等.瘘管隧道法切除一期缝合术治疗肛瘘的疗效观察［J］.中国实用外科杂志,2002,22(12):727-729.

［4］刘颖嵩.解剖学切除术治疗高位复杂性肛瘘的疗效观察［J］.海南医学院学报,2005,11(6):534-536.

［5］唐伟军,钟鸣,陈路,等.括约肌保存术治疗单纯性高位肛瘘的研究［J］.外科理论与实践,2008,13(3):216-219.

［6］宋华羽,倪士昌,陈绍棋,等.显微肛瘘切除术治疗高位肛瘘［J］.温州医学院学报,2006,36(3):250-251.

［7］刘忠.瘘管切除远段缝合治疗低位复杂性肛瘘［J］.结直肠肛门外科,2008,14(5):358.

［8］洪来电,李定,叶妙满,等.肛瘘切除一期缝合术治疗肛瘘35例体会［J］.实用中西医结合临床,2004,4(4):26-27

［9］鲍银童.低位单纯性肛瘘一期切除缝合术疗效分析［J］.中国中西医结合外科杂志,2008,14(4):424-425.

［10］母国欣,吴二玲,李玲玲.采用切除Ⅰ期缝合术治疗肛瘘的临床观察［J］.中国医药指南,2008,6(23):93-94.

［11］Keighley. Value of Fecography to Diagnose Abscess and Fistula Anus and Rectum［J］. Diseases of the Colon and Rectum,2001,44:421-423.

［12］Johnson E K，Gaw J U，Armstrong D N. Efficacy of anal fistula plug vs. fibrin glue in closure of anorectalfistulas［J］. Diseases of the Colon and Rectum,2006,49(3):371-376.

［13］O'Connor L，Champagne B J，Ferguson M A，et al. Efficacy of anal fistula plug in closure of Crohn's anorectalfistulas［J］. Diseases of the Colon and Rectum,2006,49(10):1569-1573.

［14］Schwandner O. Innovative management of anal fistula by the use of the anal fistula plug：Hype or help？［J］. Minerva Chirurgica，2008，63（5）：413－419.

［15］Corman M L. The surgisis AFP anal fistula plug：Report of a consensus conference［J］. Colorectal Disease，2008，10（1）：17－20.

［16］Amrani S，Zimmern A，O'Hara K，et al. The surgisis © AFP™ anal fistula plug：A new and reasonable alternative for the treatment of analfistula［J］. Gastroentérologie Clinique et Biologique，2008，32（11）：946－948.

［17］Ellis C N. Outcomes after repair of rectovaginal fistulas usingbioprosthetics［J］. Diseases of the Colon and Rectum，2008，51（7）：1084－1088.

［18］Champagne B J，O'Connor L M，Ferguson M，et al. Efficacy of anal fistula plug in closure of cryptoglandular fistulas：Long-term follow-up［J］. Diseases of the Colon and Rectum，2006，49（12）：1817－1821.

［19］Ellis C N. Bioprosthetic plugs for complex anal fistulas：An earlyexperience［J］. Journal of Surgical Education，2007，64（1）：36－40.

［20］van Koperen P J，D'Hoore A，Wolthuis A M，et al. Anal fistula plug for closure of difficult anorectal fistula：A prospectivestudy［J］. Diseases of the Colon and Rectum，2007，50（12）：2168－2172

［21］Schwandner O，Stadler F，Dietl O，et al. Initial experience on efficacy in closure of cryptoglandular and Crohn's transsphincteric fistulas by the use of the anal fistulaplug［J］. International Journal of Colorectal Disease，2008，23（3）：319－324

［22］Ky A J，Sylla P，Steinhagen R，et al. Collagen fistula plug for the treatment of analfistulas［J］. Diseases of the Colon and Rectum，2008，51（6）：838－843.

［23］Lawes D A，Efron J E，Abbas M，et al. Early experience with the bioabsorbable anal fistulaplug［J］. World Journal of Surgery，2008，32（6）：1157－1159.

［24］Christoforidis D，Etzioni D A，Goldberg S M，et al. Treatment of complex anal fistulas with the collagen fistulaplug［J］. Diseases of the Colon & Rectum，2008，51（10）：1482－1487.

［25］Thekkinkattil D K，Botterill I，Ambrose N S，et al. Efficacy of the anal fistula plug in complex anorectalfistulae［J］. Colorectal Disease，2009，11（6）：584－587.

［26］Echenique I，Mella J R，Rosado F，et al. Puerto Rico experience with plugs in the treatment of analfistulas［J］. Boletin de La Asociacion Medica de Puerto Rico，2008，100（1）：8－12.

［27］Christoforidis D，Pieh M C，Madoff R D，et al. Treatment of transsphincteric anal fistulas by endorectal advancement flap or collagen fistula plug：A comparativestudy［J］. Diseases of the Colon and Rectum，2009，52（1）：18－22.

［28］Safar B，Jobanputra S，Sands D，et al. Anal fistula plug：Initial experience andoutcomes［J］. Diseases of the Colon and Rectum，2009，52（2）：248－252.

［29］van Koperen P J，Bemelman W A，Bossuyt P M M，et al. The anal fistula plug versus the mucosal advancement flap for the treatment of anorectal fistula（PLUG trial）［J］. BMC Surgery，2008，8：11.

[30] Kodner I J, Mazor A, Shemesh E I, et al. Endorectal advancement flap repair of rectovaginal and other complicated anorectal fistulas[J]. Surgery,1993,114(4):682 - 689;discussion 689 - 690.

[31] Makowiec F, Jehle E C, Becker H D, et al. Clinical course after transanal advancement flap repair of perianal fistula in patients with Crohn's disease[J]. British Journal of Surgery,1995,82(5): 603 - 606.

[32] Aguilar P S, Plasencia G, Hardy T G Jr, et al. Mucosal advancement in the treatment of anal fistula[J]. Diseases of the Colon and Rectum,1985,28(7):496 - 498.

[33] Miller G V, Finan P J. Flap advancement and core fistulectomy for complex rectalfistula[J]. British Journal of Surgery,1998,85(1):108 - 110.

[34] Schouten W R, Zimmerman D D E, Briel J W. Transanal advancement flap repair of transsphinctericfistulas[J]. Diseases of the Colon & Rectum,1999,42(11):1419 - 1422.

[35] Ortíz H, Marzo J. Endorectal flap advancement repair and fistulectomy for hightranssphincteric and suprasphincteric fistulas[J]. British Journal of Surgery,2000,87(12):1680 - 1683.

[36] Zimmerman D D, Briel J W, Gosselink M P, et al. Anocutaneous advancement flap repair of transsphinctericfistulas[J]. Diseases of the Colon and Rectum,2001,44(10):1474 - 1480.

[37] Kreis M E, Jehle E C, Ohlemann M, et al. Functional results after transanal rectal advancement flap repair of trans-sphincteric fistula[J]. British Journal of Surgery,1998,85(2):240 - 242.

[38] Dixon M, Root J, Grant S, et al. Endorectal flap advancement repair is an effective treatment for selected patients with anorectalfistulas[J]. The American Surgeon,2004,70(10):925 - 927.

[39] van der Hagen S J, Baeten C G, Soeters P B, et al. Long-term outcome following mucosal advancement flap for high perianal fistulas and fistulotomy for low perianal fistulas:Recurrent perianal fistulas: Failure of treatment or recurrent patient disease? [J]. International Journal of Colorectal Disease,2006,21(8):784 - 790.

[40] Perez F, Arroyo A, Serrano P, et al. Randomized clinical and manometric study of advancement flap versus fistulotomy with sphincter reconstruction in the management of complex fistula-in-ano[J]. The American Journal of Surgery,2006,192(1):34 - 40.

[41] Uribe N, Millán M, Minguez M, et al. Clinical and manometric results of endorectal advancement flaps for complex analfistula[J]. International Journal of Colorectal Disease,2007,22(3): 259 - 264

[42] Mitalas L E, Gosselink M P, Zimmerman D D E, et al. Repeat transanal advancement flap repair: Impact on the overall healing rate of high transsphincteric fistulas and on fecalcontinence[J]. Diseases of the Colon and Rectum,2007,50(10):1508 - 1511.

[43] Dubsky P C, Stift A, Friedl J, et al. Endorectal advancement flaps in the treatment of high anal fistula of cryptoglandular origin: Full-thickness vs. mucosal-rectumflaps[J]. Diseases of the Colon and Rectum,2008,51(6):852 - 857.

[44] van Koperen P J, Wind J, Bemelman W A, et al. Fibrin glue and transanal rectal advancement

flap for high transsphincteric perianal fistulas: is there anyadvantage? [J]. International Journal of Colorectal Disease,2008,23(7):697 - 701.

[45] Abbas M A, Lemus-Rangel R, Hamadani A. Long-term outcome of endorectal advancement flap for complex anorectalfistulae[J]. The American Surgeon,2008,74(10):921 - 924.

[46] Christoforidis D, Pieh M C, Madoff R D, et al. Treatment of transsphincteric anal fistulas by endorectal advancement flap or collagen fistula plug: A comparativestudy[J]. Diseases of the Colon and Rectum,2009,52(1):18 - 22.

[47] Ortiz H, Marzo J, Ciga M A, et al. Randomized clinical trial of anal fistula plugversusendorectal advancement flap for the treatment of high cryptoglandular fistulainano[J]. British Journal of Surgery, 2009,96(6):608 - 612.

[48] Ozuner G, Hull T L, Cartmill J, et al. Long-term analysis of the use of transanal rectal advancement flaps for complicated anorectal/vaginalfistulas[J]. Diseases of the Colon & Rectum,1996, 39(1):10 - 14.

[49] Khanduja K S, Padmanabhan A, Kerner B A, et al. Reconstruction of rectovaginal fistula with sphincter disruption by combining rectal mucosal advancement flap and anal sphincteroplasty[J]. Diseases of the Colon and Rectum,1999,42(11):1432 - 1437.

[50] Zimmerman D D E, Gosselink M P, Briel J W, et al. The outcome of transanal advancement flap repair of rectovaginal fistulas is not improved by an additional labial fat flaptransposition[J]. Techniques in Coloproctology,2002,6(1):37 - 42.

[51] Joo J S, Weiss E G, Nogueras J J, et al. Endorectal advancement flap in perianal Crohn's disease[J]. The American Surgeon,1998,64(2):147 - 150.

[52] Hyman N. Endoanal advancement flap repair for complex anorectalfistulas[J]. American Journal of Surgery,1999,178(4):337 - 340.

[53] Mizrahi N, Wexner S D, Zmora O, et al. Endorectal advancement flap: Are there predictors of failure? [J]. Diseases of the Colon and Rectum,2002,45(12):1616 - 1621.

[54] 吕厚山主译,Marvin L. Co rman 主编. 结肠与直肠外科. 北京:人民卫生出版社,2002.

[55] 陶弘武,柳越冬,路越中医切开挂线疗法治疗高位肛瘘的影像学分析[J]. 中华中医药学刊. 2007,25:933 - 934

[56] 王琛,陆金根. 隧道式拖线法与瘘管切除法治疗低位复杂性肛瘘的疗效比较[J]. 中西医结合学报,2007,5(2):193 - 194

[57] Dziki A, Bartos M. Seton treatment of anal fistula: Experience with a new modification[J]. The European Journal of Surgery=Acta Chirurgica,1998,164(7):543 - 548.

[58] Eisenhammer S. The anorectal fistulous abscess andfistula[J]. Diseases of the Colon and Rectum,1966,9(2):91 - 106.

[59] Hämäläinen K P, Sainio A P. Cutting Seton for anal fistulas: High risk of minor controldefects[J]. Diseases of the Colon and Rectum,1997,40(12):1443 - 1446;discussion1447.

[60] Isbister W H, Al Sanea N. The cutting Seton:An experience at king Faisal specialisthospital

［J］. Diseases of the Colon and Rectum,2001,44(5):722 - 727.

［61］ Lentner A, Wienert V. Long-term, indwellingsetons for low transsphincteric and intersphincteric anal fistulas. Experience with 108 cases［J］. Diseases of the Colon and Rectum,1996,39(10):1097 - 1101.

［62］ Mentes B B, Oktemer S, Tezcaner T, et al. Elastic one-stage cutting Seton for the treatment of high anal fistulas:Preliminaryresults［J］. Techniques in Coloproctology,2004,8(3):159 - 162.

［63］ Goldberg S M, Parks A G, Golicher J C, et al. The treatment of high fistula-in-ano［J］. Diseases of the Colon & Rectum,1976,19(6):487 - 499.

［64］ Rosa G, Lolli P, Piccinelli D, et al. Fistula in ano:Anatomoclinical aspects, surgical therapy and results in 844 patients［J］. Techniques in Coloproctology,2006,10(3):215 - 221.

［65］ Takesue Y, Ohge H, Yokoyama T, et al. Long-term results of Seton drainage on complex anal fistulae in patients with Crohn's disease［J］. Journal of Gastroenterology,2002,37(11):912 - 915.

［66］ Venkatesh K S, Ramanujam P. Fibrin glue application in the treatment of recurrent anorectalfistulas［J］. Diseases of the Colon and Rectum,1999,42(9):1136 - 1139. ［PubMed］

［67］ Williams J G, MacLeod C A, Rothenberger D A, et al. Seton treatment of highanal fistulae ［J］. British Journal of Surgery,1991,78(10):1159 - 1161.

［68］ Department of Surgery, Kassala Police Hospital, Kassala, et al. The Value of Cutting Seton for High Transsphincteric Anal Fistula in the Era of Its Misery［J］. Journal of Medical Sciences,2022,29 (1):55 - 61.

［69］ Emile S H, Elfeki H, Thabet W, et al. Predictive factors for recurrence of high transsphincteric anal fistula after placement of Seton［J］. Journal of Surgical Research,2017,213:261 - 268.

［70］ Daodu O O, O'Keefe J, Heine J A. Draining setons as definitive management of fistula-in-ano ［J］. Diseases of the Colon and Rectum,2018,61(4):499 - 503.

［71］ Emile S H. Draining Seton, does it have a place as the sole treatment for anal fistula? ［J］. Diseases of the Colon and Rectum,2018,61(7):e349 - e350.

［72］ Lim C H, Shin H K, Kang W H, et al. The use of a staged drainage Seton for the treatment of anal fistulae or fistulousabscesses［J］. Journal of the Korean Society of Coloproctology,2012,28(6): 309 - 314.

［73］ Johnson E K, Gaw J U, Armstrong D N. Efficacy of anal fistula plug vs. fibrin glue in closure of anorectalfistulas［J］. Diseases of the Colon and Rectum,2006,49(3):371 - 376.

［74］ O'Connor L, Champagne B J, Ferguson M A, et al. Efficacy of anal fistula plug in closure of Crohn's anorectalfistulas［J］. Diseases of the Colon and Rectum,2006,49(10):1569 - 1573.

［75］ Schwandner O. Innovative management of anal fistula by the use of the anal fistula plug:Hype or help? ［J］. Minerva Chirurgica,2008,63(5):413 - 419.

［76］ Corman M L. The surgisis AFP anal fistula plug:Report of a consensus conference［J］. Colorectal Disease,2008,10(1):17 - 20.

［77］ Amrani S, Zimmern A, O'Hara K, et al. The surgisis © AFP™ anal fistula plug: A new and reasonable alternative for the treatment of analfistula［J］. Gastroentérologie Clinique et Biologique,2008,

32(11):946－948.

[78] Ellis C N. Outcomes after repair of rectovaginal fistulas usingbioprosthetics[J]. Diseases of the Colon and Rectum,2008,51(7):1084－1088.

[79] Champagne B J, O'Connor L M, Ferguson M, et al. Efficacy of anal fistula plug inclosure of cryptoglandular fistulas: Long-term follow-up[J]. Diseases of the Colon and Rectum,2006,49(12):1817－1821.

[80] Ellis C N. Bioprosthetic plugs for complex anal fistulas: An earlyexperience[J]. Journal of Surgical Education,2007,64(1):36－40.

[81] van Koperen P J, D'Hoore A, Wolthuis A M, et al. Anal fistula plug for closure of difficult anorectal fistula: A prospectivestudy[J]. Diseases of the Colon and Rectum,2007,50(12):2168－2172

[82] Schwandner O, Stadler F, Dietl O, et al. Initial experience on efficacy in closure of cryptoglandular and Crohn's transsphincteric fistulas by the use of the anal fistulaplug[J]. International Journal of Colorectal Disease,2008,23(3):319－324.

[83] Ky A J, Sylla P, Steinhagen R, et al. Collagen fistula plug for the treatment of analfistulas[J]. Diseases of the Colon and Rectum,2008,51(6):838－843.

[84] Lawes D A, Efron J E, Abbas M, et al. Early experience with the bioabsorbable anal fistulaplug[J]. World Journal of Surgery,2008,32(6):1157－1159.

[85] Christoforidis D, Etzioni D A, Goldberg S M, et al. Treatment of complex anal fistulas with the collagen fistulaplug[J]. Diseases of the Colon & Rectum,2008,51(10):1482－1487.

[86] Thekkinkattil D K, Botterill I, Ambrose N S, et al. Efficacy of the anal fistula plug in complex anorectalfistulae[J]. Colorectal Disease,2009,11(6):584－587.

[87] Echenique I, Mella J R, Rosado F, et al. Puerto Rico experience with plugs in the treatment of analfistulas[J]. Boletin de La Asociacion Medica de Puerto Rico,2008,100(1):8－12.

[88] Christoforidis D, Pieh M C, Madoff R D, et al. Treatment of transsphincteric anal fistulas by endorectal advancement flap or collagen fistula plug: A comparativestudy[J]. Diseases of the Colon and Rectum,2009,52(1):18－22.

[89] Safar B, Jobanputra S, Sands D, et al. Anal fistula plug: Initial experience andoutcomes[J]. Diseases of the Colon and Rectum,2009,52(2):248－252.

[90] van Koperen P J, Bemelman W A, Bossuyt P M M, et al. The anal fistula plug versus the mucosal advancement flap for the treatment of anorectal fistula (PLUG trial)[J]. BMC Surgery,2008,8:11.

[91] Kodner I J, Mazor A, Shemesh E I, et al. Endorectal advancement flap repair of rectovaginal and other complicated anorectal fistulas[J]. Surgery,1993,114(4):682－689;discussion 689－690.

[92] Makowiec F, Jehle E C, Becker H D, et al. Clinical course after transanal advancement flap repair of perianal fistula in patients with Crohn's disease[J]. British Journal of Surgery,1995,82(5):603－606.

[93] Limura E, Giordano P. Modern management of analfistula [J]. World Journal of Gastroenterology,2015,21(1):12－20.

［94］The Surgisis AFP anal fistula plug：report of a consensus conference. Colorectal Diseases. 2008,10:17 - 20.

［95］Buchberg B，Masoomi H，Choi J，et al. A tale of two（anal fistula）plugs：Is there a difference in short-term outcomes? ［J］. The American Surgeon,2010,76(10):1150 - 1153.

［96］de la Portilla F，Rada R，Jiménez-Rodríguez R，et al. Evaluation of a new synthetic plug in the treatment of anal fistulas：Results of a pilotstudy［J］. Diseases of the Colon and Rectum,2011,54 (11):1419 - 1422.

［97］Ratto C，Litta F，Parello A，et al. Gore bio-A © fistula plug：A new sphincter-sparing procedure for complex analfistula［J］. Colorectal Disease,2012,14(5):e264 - 9.

［98］Ommer A，Herold A，Joos A，et al. Gore BioA fistula plug in the treatment of high anal fistulas：Initial results from a German multicenter-study［J］. German Medical Science,2012,10:Doc13.

［99］Aguilar P S，Plasencia G，Hardy T G Jr，et al. Mucosal advancement in the treatment of anal fistula［J］. Diseases of the Colon and Rectum,1985,28(7):496 - 498.

［100］Miller G V，Finan P J. Flap advancement and core fistulectomy for complex rectalfistula［J］. British Journal of Surgery,1998,85(1):108 - 110.

［101］Schouten W R，Zimmerman D D，Briel J W. Transanal advancement flap repair of transsphinctericfistulas［J］. Diseases of the Colon and Rectum, 1999, 42 (11):1419 - 1422; discussion 1422 - 1423.

［102］Ortíz H，Marzo J. Endorectal flap advancement repair and fistulectomy for hightranssphincteric and suprasphincteric fistulas［J］. British Journal of Surgery,2000,87(12):1680 - 1683.

［103］Zimmerman D D，Briel J W，Gosselink M P，et al. Anocutaneous advancement flap repair of transsphinctericfistulas［J］. Diseases of the Colon and Rectum,2001,44(10):1474 - 1480.

［104］Kreis M E，Jehle E C，Ohlemann M，et al. Functional results after transanal rectal advancement flap repair of trans-sphincteric fistula［J］. British Journal of Surgery, 1998, 85 (2): 240 - 242.

［105］Dixon M，Root J，Grant S，et al. Endorectal flap advancement repair is an effective treatment for selected patients with anorectalfistulas［J］. The American Surgeon,2004,70(10):925 - 927.

［106］van der Hagen S J，Baeten C G，Soeters P B，et al. Long-term outcome following mucosal advancement flap for high perianal fistulas and fistulotomy for low perianal fistulas：Recurrent perianal fistulas：Failure of treatment or recurrent patient disease? ［J］. International Journal of Colorectal Disease,2006,21(8):784 - 790.

［107］Perez F，Arroyo A，Serrano P，et al. Randomized clinical and manometric study of advancement flap versus fistulotomy with sphincter reconstruction in the management of complex fistula-in-ano［J］. The American Journal of Surgery,2006,192(1):34 - 40

［108］Uribe N，Millán M，Minguez M，et al. Clinical and manometric results of endorectal advancement flaps for complex analfistula［J］. International Journal of Colorectal Disease,2007,22(3): 259 - 264.

[109] Mitalas L E，Gosselink M P，Zimmerman D D E，et al. Repeat transanal advancement flap repair：Impact on the overall healing rate of high transsphincteric fistulas and on fecalcontinence[J]. Diseases of the Colon and Rectum，2007，50(10)：1508 - 1511.

[110] Dubsky P C，Stift A，Friedl J，et al. Endorectal advancement flaps in the treatment of high anal fistula of cryptoglandular origin：Full-thickness vs. mucosal-rectumflaps[J]. Diseases of the Colon and Rectum，2008，51(6)：852 - 857.

[111] van Koperen P J，Wind J，Bemelman W A，et al. Fibrin glue and transanal rectaladvancement flap for high transsphincteric perianal fistulas：is there any advantage？[J]. International Journal of Colorectal Disease，2008，23(7)：697 - 701.

[112] Abbas M A，Lemus-Rangel R，Hamadani A. Long-term outcome of endorectal advancement flap for complex anorectalfistulae[J]. The American Surgeon，2008，74(10)：921 - 924.

[113] Christoforidis D，Pieh M C，Madoff R D，et al. Treatment of transsphincteric anal fistulas by endorectal advancement flap or collagen fistula plug：A comparativestudy[J]. Diseases of the Colon and Rectum，2009，52(1)：18 - 22.

[114] Ortiz H，Marzo J，Ciga M A，et al. Randomized clinical trial of anal fistula plugversusendorectal advancement flap for the treatment of high cryptoglandular fistulainano[J]. British Journal of Surgery，2009，96(6)：608 - 612.

[115] Ozuner G，Hull T L，Cartmill J，et al. Long-term analysis of the use of transanal rectal advancement flaps for complicated anorectal/vaginalfistulas[J]. Diseases of the Colon & Rectum，1996，39(1)：10 - 14.

[116] Khanduja K S，Padmanabhan A，Kerner B A，et al. Reconstruction of rectovaginal fistula with sphincter disruption by combining rectal mucosal advancement flap and anal sphincteroplasty[J]. Diseases of the Colon and Rectum，1999，42(11)：1432 - 1437.

[117] Zimmerman D D E，Gosselink M P，Briel J W，et al. The outcome of transanal advancement flap repair of rectovaginal fistulas is not improved by an additional labial fat flaptransposition[J]. Techniques in Coloproctology，2002，6(1)：37 - 42.

[118] Joo J S，Weiss E G，Nogueras J J，et al. Endorectal advancement flap in perianal Crohn'sdisease[J]. The American Surgeon，1998，64(2)：147 - 150.

[119] Hyman N. Endoanal advancement flap repair for complex anorectalfistulas[J]. American Journal of Surgery，1999，178(4)：337 - 340.

[120] Mizrahi N，Wexner S D，Zmora O，et al. Endorectal advancement flap：Are there predictors of failure？[J]. Diseases of the Colon and Rectum，2002，45(12)：1616 - 1621.

[121] Feroz S H，Ahmed A，Muralidharan A，et al. Comparison of the efficacy of the various treatment modalities in the management of perianal Crohn's fistula：Areview[J]. Cureus，2020，12(12)：e11882. [PubMed]

[122] Mei Z B，Wang Q M，Zhang Y，et al. Risk factors for recurrence after anal fistula surgery：A meta-analysis[J]. International Journal of Surgery，2019，69：153 - 164.

[123] Rojanasakul A, Pattanaarun J, Sahakitrungruang C, et al. Total anal sphincter saving technique for fistula-in-ano: the ligation of intersphincteric fistula tract[J]. Journal of the Medical Association of Thailand＝Chotmaihet Thangphaet,2007,90(3):581 - 586.

[124] Hong K D, Kang S, Kalaskar S, et al. Ligation of intersphincteric fistula tract (LIFT) to treat anal fistula: Systematic review and meta-analysis[J]. Techniques in Coloproctology,2014,18(8):685 - 691.

[125] Alasari S, Kim N K. Overview of anal fistula and systematic review of ligation of the intersphincteric fistula tract (LIFT)[J]. Techniques in Coloproctology,2014,18(1):13 - 22.

[126] Shanwani A, Nor A M, Amri N. Ligation of the intersphincteric fistula tract (LIFT): A sphincter-saving technique for fistula-in-ano[J]. Diseases of the Colon and Rectum,2010,53(1):39 - 42.

[127] Ellis C N. Outcomes with the use of bioprosthetic grafts to reinforce the ligation of the intersphincteric fistula tract (BioLIFT procedure) for the management of complex analfistulas[J]. Diseases of the Colon and Rectum,2010,53(10):1361 - 1364.

[128] Bleier J I S, Moloo H, Goldberg S M. Ligation of the intersphincteric fistula tract: An effective new technique for complexfistulas[J]. Diseases of the Colon and Rectum,2010,53(1):43 - 46.

[129] Ooi K, Skinner I, Croxford M, et al. Managing fistula-in-ano with ligation of the intersphincteric fistula tract procedure: The western hospitalexperience[J]. Colorectal Disease,2012,14(5):599 - 603.

[130] Tan K K, Tan I J, Lim F S, et al. The anatomy of failures following the ligation of intersphincteric tract technique for anal fistula: A review of 93 patients over 4years[J]. Diseases of the Colon and Rectum,2011,54(11):1368 - 1372.

[131] Steiner R W, Omachi A S. A bartter's-like syndrome from capreomycin, and a similar gentamicintubulopathy[J]. American Journal of Kidney Diseases,1986,7(3):245 - 249.

[132] Aboulian A, Kaji A H, Kumar R R. Early result of ligation of the intersphincteric fistula tract for fistula-in-ano[J]. Diseases of the Colon and Rectum,2011,54(3):289 - 292.

[133] Mushaya C, Bartlett L, Schulze B, et al. Ligation of intersphincteric fistula tract compared with advancement flap for complex anorectal fistulas requiring initial Setondrainage[J]. The American Journal of Surgery,2012,204(3):283 - 289.

[134] Abcarian A M, Estrada J J, Park J, et al. Ligation of intersphincteric fistula tract: Early results of a pilotstudy[J]. Diseases of the Colon and Rectum,2012,55(7):778 - 782.

[135] Lo O S H, Wei R, Foo D C C, et al. Ligation of intersphincteric fistula tract procedure for the management of cryptoglandular anal fistulas[J]. Surgical Practice,2012,16(3):120 - 121.

[136] van Onkelen R S, Gosselink M P, Schouten W R. Is it possible to improve the outcome of transanal advancement flap repair for high transsphincteric fistulas by additional ligation of the intersphincteric fistula tract? [J]. Diseases of the Colon and Rectum,2012,55(2):163 - 166.

[137] Chen T A, Liu K Y, Yeh C Y. High ligation of the fistula track by lateral approach: A modified sphincter-saving technique for advanced analfistulas[J]. Colorectal Disease, 2012, 14 (9):

e627－30.

[138] Lehmann J P，Graf W. Efficacy of LIFT for recurrent analfistula[J]. Colorectal Disease，2013，15(5):592－595.

[139] Liu W Y，Aboulian A，Kaji A H，et al. Long-term results of ligation of intersphincteric fistula tract (LIFT) for fistula-in-ano[J]. Diseases of the Colon and Rectum，2013，56(3):343－347.

[140] Ellis C N. Outcomes after repair of rectovaginal fistulas usingbioprosthetics[J]. Diseases of the Colon and Rectum，2008，51(7):1084－1088.

[141] Trebol Lopez J，Georgiev Hristov T，García-Arranz M，et al. Stem cell therapy for digestive tract diseases：Current state and future perspectives[J]. Stem Cells and Development，2011，20(7):1113－1129.

[142] García-Gómez I，Elvira G，Zapata A G，et al. Mesenchymal stem cells：Biological properties and clinicalapplications[J]. Expert Opinion on Biological Therapy，2010，10(10):1453－1468.

[143] Boulton A J M，Vileikyte L，Ragnarson-Tennvall G，et al. The global burden of diabetic footdisease[J]. Lancet，2005，366(9498):1719－1724.

[144] Singer A J，Clark R A F. Cutaneous woundhealing[J]. New England Journal of Medicine，1999，341(10):738－746.

[145] Chapel A，Bertho J M，Bensidhoum M，et al. Mesenchymal stem cells home to injured tissues when co-infused with hematopoietic cells to treat a radiation-induced multi-organ failure syndrome [J]. The Journal of Gene Medicine，2003，5(12):1028－1038.

[146] Falanga V，Iwamoto S，Chartier M，et al. Autologous bone marrow-derived cultured mesenchymal stem cells delivered in a fibrin spray accelerate healing in murine and human cutaneouswounds[J]. Tissue Engineering，2007，13(6):1299－1312.

[147] McFarlin K，Gao X H，Liu Y B，et al. Bone marrow-derived mesenchymal stromal cells accelerate wound healing in therat[J]. Wound Repair and Regeneration，2006，14(4):471－478.

[148] Wu Y J，Chen L W，Scott P G，et al. Mesenchymal stem cells enhance wound healing through differentiation and angiogenesis[J]. Stem Cells，2007，25(10):2648－2659.

[149] Chen L W，Tredget E E，Wu P Y G，et al. Paracrine factors of mesenchymal stem cells recruit macrophages and endothelial lineage cells and enhance woundhealing[J]. PLoS One，2008，3(4):e1886.

[150] Hanson S E，Bentz M L，Hematti P. Mesenchymal stem cell therapy for nonhealing cutaneouswounds[J]. Plastic and Reconstructive Surgery，2010，125(2):510－516.

[151] DelaRosa O，Lombardo E，Beraza A，et al. Requirement of IFN-gamma-mediated indoleamine 2,3-dioxygenase expression in the modulation of lymphocyte proliferation by human adipose-derived stem cells[J]. Tissue EngineeringPart A，2009，15(10):2795－2806.

[152] Lataillade J J，Doucet C，Bey E，et al. New approach to radiation burn treatment by dosimetry-guided surgery combined with autologous mesenchymal stem celltherapy[J]. Regenerative Medicine，2007，2(5):785－794.

［153］Yoshikawa T，Mitsuno H，Nonaka I，et al. Wound therapy by marrow mesenchymal celltransplantation［J］. Plastic and Reconstructive Surgery，2008，121(3)：860－877.

［154］Ciccocioppo R，Bernardo M E，Sgarella A，et al. Autologous bone marrow-derived mesenchymal stromal cells in the treatment of fistulising Crohn's disease［J］. Gut，2011，60(6)：788－798.

［155］Garcia-Olmo D，Garcia-Arranz M，Herreros D. Expanded adipose-derived stem cells for the treatment of complex perianal fistula including Crohn's disease［J］. Expert Opinion on Biological Therapy，2008，8(9)：1417－1423.

［156］Garcia-Olmo D，Herreros D，Pascual I，et al. Expanded adipose-derived stem cells for the treatment of complex perianal fistula：A phase Ⅱ clinicaltrial［J］. Diseases of the Colon and Rectum，2009，52(1)：79－86.

［157］刘艳妮，倪敏，张睿，等. 脂肪干细胞治疗复杂性肛瘘：作用与机制［J］. 中国组织工程研究，2018，22(33)：5399－5407.

［158］Lobascio P，Balducci G，Minafra M，et al. Adipose-derived stem cells (MYSTEM © EVO Technology) as a treatment for complex transsphincteric anal fistula［J］. Techniques in Coloproctology，2018，22(5)：373－377.

［159］Ortíz H，Marzo J. Endorectal flap advancement repair and fistulectomy for high trans-sphincteric and suprasphinctericfistulas［J］. British Journal of Surgery，2000，87(12)：1680－1683.

［160］Abbas M A，Lemus-Rangel R，Hamadani A. Long-term outcome of endorectal advancement flap for complex anorectalfistulae［J］. The American Surgeon，2008，74(10)：921－924.

［161］Garcia-Olmo D，Herreros D，Pascual I，et al. Expanded adipose-derived stem cells for the treatment of complex perianal fistula：A phase Ⅱ clinicaltrial［J］. Diseases of the Colon and Rectum，2009，52(1)：79－86.

［162］Meinero P，Mori L. Video-assisted anal fistula treatment (VAAFT)：A novel sphincter-saving procedure for treating complex analfistulas［J］. Techniques in Coloproctology，2011，15(4)：417－422.

［163］Tian Z，Li Y L，Nan S J，et al. Video-assisted anal fistula treatment for complex anorectal fistulas in adults：A systematic review and meta-analysis［J］. Techniques in Coloproctology，2022，26(10)：783－795.

［164］姚一博，董青军，梁宏涛，等. 视频辅助下肛瘘治疗(VAAFT)操作技术［J］. 结直肠肛门外科，2020，26(6)：739－743.

［165］Chivate S D. Comment on meinero and Mori：Video-assisted anal fistula treatment (VAAFT)：A novel sphincter-saving procedure to repair complex analfistulas［J］. Techniques in Coloproctology，2012，16(6)：465－466.

［166］姚一博，王琛，曹永清. 视频辅助下肛瘘治疗技术：一种肛瘘治疗新技术的应用和探索［J］. 临床外科杂志，2018，26(4)：256－259.

［167］Meinero P，Mori L，Gasloli G. Video-assisted anal fistula treatment：A new concept of treating analfistulas［J］. Diseases of the Colon and Rectum，2014，57(3)：354－359.

［168］Mendes C R S，Ferreira L S，Sapucaia R A，et al．Video-assisted anal fistula treatment：Technical considerations and preliminary results of the first Brazilianexperience［J］．Arquivos Brasileiros de Cirurgia Digestiva，2014，27(1)：77－81.

［169］Hinksman M，Naidu S，Loon K，et al．Long term efficacy of Video-Assisted Anal Fistula Treatment (VAAFT) for complex fistula-in-ano：a single-centre Australian experience［J］．ANZ J Surg，2022，92(5)：1132－1136.

［170］Ramachandran R，Gunasekharan V，Pillai A，et al．Fibrin glue versus autologous platelet-rich fibrin—comparison of effectiveness on the cohort of patients with fistula-in-ano undergoing video-assisted anal fistula treatment［J］．Journal of Minimal Access Surgery，2022，18(3)：443－449.

［171］Zhang Y，Li F，Zhao T，et al．Treatment of Complex Anal Fistula by Video-Assisted Anal Fistula Treatment Combined with Anal Fistula Plug：A Single-Center Study［J］．Surgical Innovation，2021，28(6)：688－694.

［172］Zhang Y，Li F，Zhao T，et al．Video-assisted anal fistula treatment combined with anal fistula plug for treatment of horseshoe anal fistula［J］．Journal of International Medical Research，2021，49(1)：1410568196.

［173］Zelic M，Karlovic D，Krsul D，et al．Video-Assisted Anal Fistula Treatment for Treatment of Complex Cryptoglandular Anal Fistulas with 2 Years Follow-Up Period：Our Experience［J］．J Laparoendosc Adv Surg Tech A，2020，30(12)：1329－1333.

［174］Karlović D，Kršul D，Zelić M．Sphincter preserving techniques in treatment of complex anal fistulas—Our experience after 477 operations in 6 year period［J］．Colorectal Disease，2022，24：146.

［175］Schwandner O．Video-assisted anal fistula treatment (VAAFT) combined with advancement flap repair in Crohn's disease［J］．Techniques in Coloproctology，2013，17(2)：221－225.

［176］Adegbola S O，Sahnan K，Tozer P J，et al．Symptomamelioration in Crohn's perianal fistulas using video-assisted anal fistula treatment (VAAFT)［J］．Journal of Crohn's & Colitis，2018，12(9)：1067－1072.

［177］Wang C，Yao Y，Liang H，et al．VAAFT plus filac procedure to treat suprasphincteric fistula with long-term follow-up P［J］．Diseases of the Colon and Rectum，2023，66(6)：271.

［178］Yao Y B，Xiao C F，Wang Q T，et al．VAAFT plus FiLaC™：A combined procedure for complex anal fistula［J］．Techniques in Coloproctology，2021，25(8)：977－979.

［179］Regusci L，Fasolini F，Meinero P，et al．Video-assisted anal fistula treatment (VAAFT) for complex anorectal fistula：Efficacy and risk factors for failure at 3-year follow-up［J］．Techniques in Coloproctology，2020，24(7)：741－746.

［180］Zhang Y R，Li F，Zhao T J，et al．Efficacy of video-assisted anal fistula treatment combined with closure of the internal opening using a stapler for Parks II anal fistula［J］．Annals of Translational Medicine，2020，8(22)：1517.

［181］Torre M L，Lisi G，D'Agostino E，et al．Lift and VAAFT for high trans-sphincteric anal fistula：A single center retrospective analysis［J］．International Journal of Colorectal Disease，2020，35

(6):1149 - 1153.

[182] Garg P, Singh P. Video-assisted anal fistula treatment (VAAFT) in cryptoglandular fistula-in-ano: A systematic review and proportional meta-analysis[J]. International Journal of Surgery, 2017, 46:85 - 91.

[183] Chowbey P K, Khullar R, Sharma A, et al. Minimallyinvasive anal fistula treatment (MAFT)—an appraisal of early results in 416 patients[J]. Indian Journal of Surgery, 2015, 77(Suppl 2): 716 - 721.

[184] Torre M L, Goglia M, Micarelli A, et al. Long term results of video-assisted anal fistula treatment for complex anal fistula: Another shattered dream? [J]. Colorectal Disease, 2023, 25(10): 2017 - 2023.

[185] Giarratano G, Shalaby M, Toscana C, et al. Video-assisted anal fistula treatment for complex anal fistula: A long-term follow-up study[J]. Colorectal Disease, 2020, 22(8):939 - 944.

[186] Siddique S, Changazi S H, Bhatti S, et al. Outcomes inhigh perianal fistula repair using video-assisted anal fistula treatment compared with Seton use: A randomized controlled trial[J]. Cureus, 2022, 14(2):e22166.

[187] Liu H L, Tang X, Chang Y, et al. Comparison of surgical outcomes between video-assisted anal fistula treatment and fistulotomy plus Seton for complex anal fistula: A propensity score matching analysis—retrospective cohort study[J]. International Journal of Surgery, 2020, 75:99 - 104.

[188] Torre ML, Greca G L, Fiori E, et al. A pilot study on staged surgery by delta video-assisted anal fistula treatment (dVAAFT) for complex anal fistula[J]. Updates in Surgery, 2023, 75(7): 1867 - 1871.

[189] Iqbal N, Reza L, Sackitey C, et al. Outcomes of non-curative video assisted anal fistula treatment[J]. Colorectal Disease, 2022, 24:140 - 141.

[190] Adams K J, Williams A B, Westcott E, et al. Assisted Anal Fistula Treatment (VAAFT): Protocol for symptom control and sepsis management in patients with complex perianal fistulae[J]. Colorectal Disease, 2021, 23(suppl):105.

[191] Pini Prato A, Zanaboni C, Mosconi M, et al. Preliminary results of video-assisted anal fistula treatment (VAAFT) in children[J]. Techniques in Coloproctology, 2016, 20(5):279 - 285.

[192] Meinero P, Mori L, Gasloli G. Endoscopic pilonidal sinus treatment (E. P. Si. T.)[J]. Techniques in Coloproctology, 2014, 18(4):389 - 392.

[193] Kršul D, Karlović D, Zelić M. Epsit in treatment of pilonidal sinus—Our 5-year experience, tips and tricks[J]. Colorectal Disease, 2022, 24:152.

[194] Rios H P, Goulart A, Rolanda C, et al. Enterocutaneous fistula: A novel video-assisted approach[J]. Wideochirurgia i Inne Techniki Maloinwazyjne = Videosurgery and Other Miniinvasive Techniques, 2017, 12(3):297 - 300. [PubMed]

[195] Alfred J, Santoro G, Beggs R, et al. Video assisted anal fistula treatment (VAAFT): A 5 year review[J]. Colorectal Disease, 2022, 24:53.

［196］Hussain A，Pathan A，Bhurgri A，et al. Video-assisted anal fistula treatment：a novel intervention in anal fistulas［J］. Surgical Endoscopy，2022，36(2)：S479.

［197］Asim Khan M，Ullah R，Kamran H，et al. Vaaft (video assisted anal fistula treatment)：novel technique for the treatment of anal fistula［J］. Journal of Ayub Medical College Abbottabad，2021，34(1)：8-11.

［198］Romaniszyn M，Walega P. Video-assisted anal fistula treatment：Pros and cons of this minimally invasive method for treatment of perianal fistulas［J］. Gastroenterology Research and Practice，2017，2017：9518310.

［199］Seow-En I，Seow-Choen F，Koh P K. An experience with video-assisted anal fistula treatment (VAAFT) with new insights into the treatment of analfistulae［J］. Techniques in Coloproctology，2016，20(6)：389-393.

［200］陈希琳,冯六泉,姜国丹,等.肛瘘的诊治专家共识(2020版)［J］.实用临床医药杂志,2020,24(17):1-7.

［201］Sugrue J，Nordenstam J，Abcarian H，et al. Pathogenesis and persistence of cryptoglandular anal fistula：A systematicreview［J］. Techniques in Coloproctology，2017，21(6)：425-432.

［202］王垒,谷云飞.保留括约肌术式治疗复杂性肛瘘的临床研究进展［J］.重庆医学,2016,45(13):1851-1853.

［203］黄进,汪庆明,梅祖兵.经肛括约肌间切开术治疗复杂性肛瘘 32 例［J］.安徽医药,2023,27(8):1577-1581.

［204］Elting A W. The treatment of fistula inano［J］. Annals of Surgery，1912，56(5)：726-752.

［205］Eisenhammer S. A new approach to the anorectal fistulous abscess based on the high intermuscular lesion. Surg Gynecol Obstet. 1958，106：595-599.

［206］Parks A G. Pathogenesis and treatment of fistuila-in-ano［J］. British Medical Journal，1961，1(5224)：463-469.

［207］Parks A G，Gordon P H，Hardcastle J D. A classification of fistula-in-ano［J］. British Journal of Surgery，1976，63(1)：1-12.

［208］陈小岚,黄志恒,詹勇强,等.经括约肌间隙微创手术治疗复杂肛瘘［J］.中华胃肠外科杂志,2005,8(4):322-324.

［209］Qiu J M，Yang G G，Wang H T，et al. Feasibility of ambulatory surgery for anal fistula with LIFT procedure［J］. BMC Gastroenterology，2019，19(1)：81.

［210］Zhang H，Zhou Z Y，Hu B，et al. Clinical significance of 2 deep posterior perianal spaces to complex cryptoglandular fistulas［J］. Diseases of the Colon and Rectum，2016，59(8)：766-774.

［211］Garg P. Transanal opening of intersphincteric space (TROPIS)—A new procedure to treat high complex anal fistula［J］. International Journal of Surgery，2017，40：130-134..

［212］Garg P，Kaur B，Menon G R. Transanal opening of the intersphincteric space：A novel sphincter-sparing procedure to treat 325 high complex anal fistulas with long-term follow-up［J］. Colorectal Disease，2021，23(5)：1213-1224.

# 第七章

# 不同临床分类肛瘘的治疗策略

肛瘘的临床分类似乎不是一个十分复杂的问题，但是在实际工作中，往往由于分类的不精确导致在肛瘘治疗时效果差异非常大。比如在国内的文献报道中，高位复杂性肛瘘的治愈率从 50％到 100％不等，肛门失禁率几乎都等于零。即使最差的结果，都优于国外对于高位复杂性肛瘘的治愈率。我国的高位肛瘘的治愈率确实高于国外吗？即使像英国圣马克医院、美国克里夫兰医院、明尼苏达大学医院等国际知名医院的肛肠外科，其高位复杂性肛瘘的治愈率仅徘徊在 30％～80％。那国内外治愈率相差的原因何在？笔者认为关键的问题是我们对于高位复杂性肛瘘的诊断缺乏客观的依据，许多地方可能仅仅是靠医生的临床主观检查就确定该肛瘘是否为高位复杂性肛瘘。

一般来讲，肛瘘可以简单地分为三个部分，即内口、瘘管和与瘘管相连肛门周围的腔隙。对于肛腺源性肛瘘，90％以上的内口在齿线附近，变异不十分明显。对于一个肛瘘来讲，其高位或低位关键取决于瘘管与括约肌之间的关系。如果瘘管在内外括约肌之间，在进行肛瘘切开时只需要切开部分内括约肌，对肛门功能的影响不大，这样的肛瘘即使合并位置较高的肛门周围的腔隙，其治疗效果也比较好；对于瘘管经过外括约肌 1/3

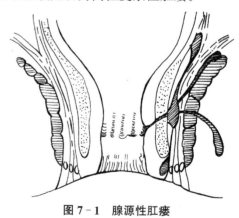

图 7-1　腺源性肛瘘

以下的肛瘘，切开 1/3 的外括约肌对肛门功能影响不大，因此治疗也比较简单；但是对于瘘管经过外括约肌 1/3 以上的肛瘘，如果切开过多的括约肌就对肛门功能有较大的影响，治疗复杂、手术并发症较多、术后复发率高，是临床上较难处理的肛瘘。肛瘘是否难以处理，与瘘管和括约肌的关系有密切联系，因此在进行肛瘘分类时最好能明确瘘管与括约肌的关系、瘘管与周围腔隙之间的关系。一个好的诊断是直接能以此联系到确切治疗方法的诊断，但是对于肛瘘的诊断，目前尚没有很好的体系能达到这种要求。

# 一、 肛瘘常用的诊断方法和优缺点分析

## (一) 国内常用的肛瘘分类方法

1975 年，中华中医药学会肛肠专业委员会就提出了肛瘘的分类方法，虽然在以后的使用中也进行了一定的修改，但目前仍是我国最常用的肛瘘分类的方法。在这个分类方法中，将肛瘘根据瘘管和内外口的多少分为复杂性肛瘘和单纯性肛瘘。有一个内口、瘘管、外口的肛瘘称单纯性肛瘘，有两个或两个以上内口或瘘管、外口的肛瘘称复杂性肛瘘；而根据瘘管与肛门外括约肌关系分为高位肛瘘和低位肛瘘，以肛管外括约肌深部为标志，瘘管经过此线为高位，在此线以下为低位。

根据这个分类方法，在我国通常将肛瘘分为以下四个类型：

**1. 低位肛瘘**

① 低位单纯性肛瘘：只有一个瘘管或内外口、瘘管通过肛管外括约肌深部以下，内口在肛窦附近。

② 低位复杂性肛瘘：瘘管在肛管外括约肌深部以下，外口和瘘管有两个以上，内口一个或几个在肛窦部位（包括多发性瘘）。其中马蹄形肛瘘呈环形或半环形围绕肛管，外口在肛门部两侧，内口多在截石位 6 点（后马蹄形）或 12 点处（前马蹄形）。

**2. 高位肛瘘**

① 高位单纯性肛瘘：仅有一条瘘管，瘘管道穿过肛管外括约肌深部以上，有一个内口。

② 高位复杂性肛瘘：有两个以上外口，瘘管有分支，主管穿过肛管外括约肌深部以上，有一个或多个内口。其中高位马蹄形肛瘘的瘘管主要在肛管外括约肌深部环形或半环形围绕肛管，外口在肛门两侧，内口多在截石位 6 点（后马蹄形）或 12 点处（前马蹄形）。

该肛瘘分类方法相对比较简单，完全依靠临床的检测就可以达到分类的目的，适合于广泛的推广应用。该分类方法没有确切地将瘘管和括约肌之间关系阐述清楚，对手术的指导意义有限，而且缺乏客观的指标，难以在同行之间进行比较。

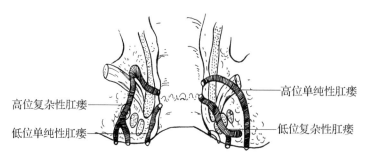

高位复杂性肛瘘

高位单纯性肛瘘

低位单纯性肛瘘

低位复杂性肛瘘

图 7－2　国内常用的肛瘘分类

## （二）肛瘘的 Park's 分类

在西方，肛瘘的分类方法也非常复杂，而且存在极大的争议，没有一个统一的诊断标准，但是在进行肛瘘分类时，除考虑原发瘘管的位置在水平平面还是在垂直平面，也要考虑到继发性瘘管在什么位置。

对于瘘管和括约肌之间的关系，可以简单分为四种：

**1. 括约肌间肛瘘**

瘘管位于括约肌之间、开口在齿线附近；多见，约占肛瘘的 60％～70％。

**2. 经括约肌肛瘘**

瘘管从齿线处穿过内外括约肌开口于会阴部；较多见，约占肛瘘的 20％～25％。

**3. 括约肌上肛瘘**

瘘管起源于括约肌间平面、然后向上延伸进入括约肌上间隙，破溃进行坐骨直肠间隙并且从会阴部引流而形成的肛瘘；少见，约占肛瘘的 5％左右。

**4. 括约肌外肛瘘**

指在肛管直肠环之外进入直肠的肛瘘，极少见，约占肛瘘的 1％左右，而且常合并其他疾病如克罗恩病等。

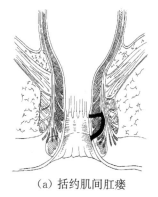

（a）括约肌间肛瘘　　　　　　　（b）经括约肌肛瘘

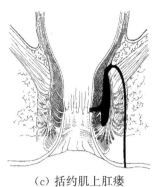 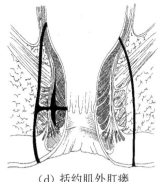

（c）括约肌上肛瘘　　　　　　　（d）括约肌外肛瘘

**图 7 - 3　肛瘘的 Park's 分类**

这种肛瘘的分类方法充分考虑了肛瘘的瘘管与括约肌之间的关系，对于肛瘘的治疗有重要的意义，但是该分类方法没有考虑瘘管与直肠周围腔隙之间的关系，因此在治疗过程中对于如何处理周围的腔隙没有指导意义。但是该分类方法相对比较简单，在丰富的临床经验的基础上结合腔内超声的检查，就可以得出诊断，在目前临床中应用最为广泛。但是由于国内肛肠疾病治疗方面发展不平衡，腔内超声等一些仪器难以普及，因此全面推广有一定的困难。

## （三）Park's 分类的细分类

因为肛瘘多起源于肛腺感染，因此其内口应该在齿线附近，但是由于感染形成、纤维化的出现，导致该内口的闭合而在内口的上端或下端形成新的内口；同样瘘管也可以形成堵塞，形成继发性的瘘管，继发性瘘管又可以合并感染或瘘管堵塞闭合。因此在肛瘘分类时要充分考虑到继发性瘘管和周围腔隙内感染的存在。Park 等（1976）将上述的分类方法进行了进一步的分类，虽然看起来非常繁杂，但是这个分类方法真正地描述了原发性瘘管的方向、是否合并继发性瘘管、继发性瘘管的方向以及是否合并脓肿或盲瘘。

### 1. 括约肌间肛瘘

瘘管仅穿过内括约肌，向下与肛周皮肤相通，向上形成高位盲管或与直肠相通。为临床最常见的肛瘘，约占 70%。

① 单纯性括约肌间肛瘘：单纯性的括约肌间肛瘘内口在齿线、瘘管经过内括约肌到达感染肛腺部位，向下通过括约肌间平面到达会阴部位。

② 单纯性括约肌间肛瘘合并封闭外口和感染：当内口封闭，瘘管内分泌物不能充分引流的时候，可以形成脓肿，直到脓肿再次溃破形成外口。

③ 伴高位盲瘘：继发性瘘管在括约肌间平面向上延伸进入直肠周围但是没有进入到直肠，也没有发生感染。

④ 伴高位瘘道开口于直肠：继发性瘘管向上延伸并进入直肠。

⑤ 高位瘘管合并肛提肌以上脓肿：继发性瘘管向上延伸并在肛提肌以上形成脓肿。认识到这种肛瘘的括约肌间部分非常重要，因为在治疗时要切开括约肌和切开整个肛瘘，同时要在直肠内对这样的脓肿进行引流，如果在会阴部去引流这种脓肿，就会形成括约肌上肛瘘。这种肛瘘从本质上来讲是括约肌间肛瘘，治疗相对比较容易，如果处理不当就会形成非常复杂的括约肌上肛瘘，处理困难、并发症多。

⑥ 高位盲瘘合并肛提肌上肛瘘、无会阴部外口：这种括约肌间肛瘘，其原发瘘管可能已经闭合，而仅剩继发性的瘘管向上延伸，这种脓肿引流不十分有效，因为内括约肌持续收缩会导致脓肿引流不畅。

⑦ 无会阴部外口的高位瘘管与直肠相通：长而且高位的括约肌间肛瘘，无会阴部外口，但这个高位瘘管在括约肌间。

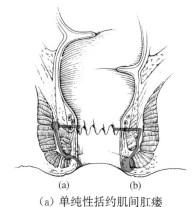 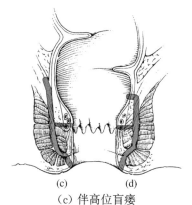

（a）单纯性括约肌间肛瘘　　　　　　　　　（c）伴高位盲瘘
（b）单纯性括约肌间肛瘘合并封闭外口和感染　（d）伴高位瘘道开口于直肠

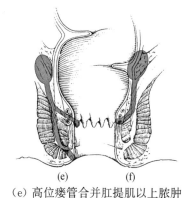 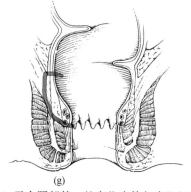

（e）高位瘘管合并肛提肌以上脓肿　　　　　（g）无会阴部外口的高位瘘管与直肠相通
（f）高位盲瘘合并肛提肌上肛瘘、无会阴部外口

**图 7-4　括约肌间肛瘘**

### 2. 经括约肌肛瘘

① 单纯性经括约肌肛瘘：没有合并症的单纯性的经括约肌肛瘘其结果并不非常相同。瘘管可以在高位或低位进入肛管，瘘管可以穿过低位的外括约肌，也可以沿静脉

通道进入对侧的坐骨直肠窝。

②无外口经括约肌肛瘘合并复发脓肿：外口闭合的肛瘘，不可避免的形成复发性脓肿。

③经括约肌肛瘘合并高位盲瘘：这是一种常见而且非常危险的瘘管。继发性肛瘘可能来源于在进行脓肿引流时过多刮除瘘管组织，也可能发生在坐骨直肠窝脓肿在顶部引流，因此引流不充分，因此瘘管不是直接穿过外括约肌形成外口，而是在坐骨直肠窝顶部形成一个继发性的瘘道。这种瘘管危险之处在于从外口置入探针的时候，经常直接进入继发性的瘘道，如果不注意穿入直肠的话就可能形成括约肌外肛瘘，因此对于这种肛瘘，建议先寻找内口，从内口置入探针，可以较容易地找到正确的瘘管位置。

④合并高位盲瘘经括约肌肛瘘合并肛提肌以上肛瘘：是经括约肌肛瘘的另一种比较复杂而且危险的形式，如果原发性瘘管和继发性瘘管未能准确探明，肛提肌以上的肛瘘不是从直肠内进行引流而是从会阴部进行引流，往往可能形成括约肌外肛瘘。

⑤合并高位盲瘘和肛提肌以上脓肿的经括约肌肛瘘。

⑥合并高位盲瘘和高位坐骨股直肠窝脓肿的经括约肌肛瘘。

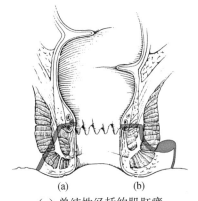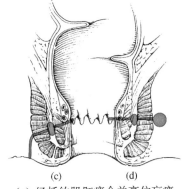

（a）单纯性经括约肌肛瘘　　　　　（c）经括约肌肛瘘合并高位盲瘘
（b）无外口经括约肌肛瘘合并复发脓肿　（d）合并高位盲瘘经括约肌肛瘘合并肛提肌以上肛瘘

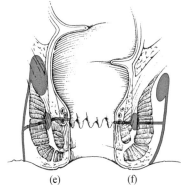

（e）合并高位盲瘘和肛提肌以上脓肿的经括约肌肛瘘
（f）合并高位盲瘘和高位坐骨股直肠窝脓肿的经括约肌肛瘘

**图 7-5　经括约肌肛瘘**

### 3. 括约肌上肛瘘

（1）单纯性括约肌上肛瘘：括约肌肛瘘要比人们想象的多见，常常由于括约肌间肛瘘合并肛提肌上脓肿破入坐骨直肠窝形成肛瘘。瘘管起于括约肌间但是瘘管向上延伸并经过耻骨直肠肌和外括约肌进入会阴部。

（2）括约肌上肛瘘合并脓肿：括约肌上肛瘘常沿直肠周围延伸并形成马蹄形肛瘘。

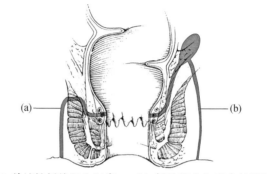

（a）单纯性括约肌上肛瘘　　（b）括约肌上肛瘘合并脓肿

**图 7 - 6　括约肌上肛瘘**

### 4. 括约肌外肛瘘

必须承认，大部分括约肌外肛瘘是医源性的，比如坐骨直肠窝脓肿过度引流或切除、直肠损伤、括约肌间肛瘘或经括约肌肛瘘肛提肌以上脓肿经会阴部引流等，但幸运的是这种肛瘘并不多见，发生率一般在 1% 左右。如果没有医源性的原因，可能是因为盆腔脓肿或妇科疾病穿破盆底筋膜而向臀部溃破，这种情况在克罗恩病中非常多见。

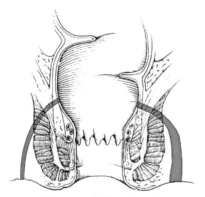

**图 7 - 7　括约肌外肛瘘**

这个细分的 Park's 分类的方法非常复杂，在实际应用中有一定的困难，特别在合并一些括约肌上或肛提肌以上脓肿的患者，如何进行鉴别诊断非常重要，即使是借助 3D 超声和 MRI 成像技术，详细而准确地描述复杂性肛瘘仍非常困难。但是这个分类方法告诉我们，在进行肛瘘诊断时候，首先应判定是否属于括约肌间肛瘘或经括约肌肛瘘合并一些高位盲瘘或脓肿，因为括约肌间肛瘘和经括约肌肛瘘治疗效果好、治疗的并发症较少；只有在确实探明原发性瘘管不是括约肌间肛瘘或经括约肌肛瘘，才考虑是其他复杂类型的肛瘘。将一个相对比较简单的肛瘘诊断为一个复杂肛瘘，后果可能是将病人的病情变得更为复杂而且损伤更大。笔者的体会是：在进行一个肛瘘的诊断时，首先要尽可能地寻找原发性瘘管的位置，特别是合并非常高位的脓肿或盲瘘或高位组织炎性变硬的时候，先从简单的分类入手进行检查和治疗，因为毕竟经括约肌肛瘘和括约肌间肛瘘占 80% 以上，只有很少一部分是括约肌上肛瘘和括约肌外肛瘘。如果发现确实属于括约肌上肛瘘或括约肌外肛瘘时，必须寻找肛瘘同时合并的疾病，如克罗恩病、结核、盆腔脓肿等。

但在实际的临床工作中，往往有将疾病复杂化的趋势。过分强调诊断的复杂化则容易过度治疗，以至于人为造成复杂的肛瘘。在临床中，经常发现一些反复复发的肛瘘，往往都是括约肌上肛瘘，主要原因是初次手术时挂线范围过多，内口不准确，造成以后治疗非常困难。

## 二、 各型肛瘘的治疗策略和结果预测

肛瘘治疗的最基本的策略是：封闭内口、切开或切除瘘道、引流所有存在的腔隙，但是最根本的原则是——不要造成新的肛门功能的损害。因为到目前为止，肛门失禁尚没有任何有效的治疗手段，而且一旦发生肛门失禁，病人的生活就受到很大的损害。肛门失禁对于人生活质量的影响远远超过肛瘘对人生活质量的影响，因此如果以牺牲肛门功能来换取高的治愈率是不明智而且难以令人接受的。

在肛瘘治疗之前仔细地进行探查原发瘘管的位置，特别是要探明原发瘘管位置为括约肌间或是经括约肌。对于括约肌间肛瘘，即使合并再高位的脓肿和盲瘘，只要将原发瘘管切开、内口引流，周围的腔隙进行引流后预后一般都非常好。对于经括约肌肛瘘，如果瘘管穿过括约肌不超过 1/2，进行瘘管切开以后效果也比较理想；对于超过 1/2 者，切开后损伤较大，容易造成失禁，可以使用切割挂线、瘘管切除、推移黏膜瓣覆盖、肛瘘栓等方法。括约肌上肛瘘治疗不能使用瘘管切开的方法，往往同时合并几种方法如肛瘘剔除、肛瘘栓植入、直肠推移黏膜瓣覆盖等。在括约肌上肛瘘治疗中，任何试图切开括约肌的治疗都是危险的，即使使用了挂线后可能不至于造成完全的失禁，但是会造成肛门的"钥匙孔样畸形"，会有一定的漏气和漏液。因此维持肛门形态的完整是维持肛门功能正常的基础，一个形态不正常的肛门能保持其功能正常是难以想象的。对于括约肌外肛瘘，在进行治疗之前必须查明其

可能合并的疾病，治愈括约肌外肛瘘的代价往往可能是长时间切口不能愈合、需要多次手术修复切口、肛门功能受到损害等等。一个明确的诊断括约肌外肛瘘，在治疗之前必须三思。

各型分类的肛瘘治疗的原则如下：

## （一）括约肌间肛瘘的治疗

括约肌间肛瘘进行瘘管切开后治疗效果好而且并发症较低，切开内括约肌似乎不对肛门功能造成较大的损害。

1. 单纯性括约肌间肛瘘：瘘管切开或切除，内括约肌切开或部分切开。

2. 括约肌间肛瘘合并伴高位盲瘘：沿内括约肌切开所有瘘管。如果没有切开高位的瘘管，可能导致术后复发。

3. 括约肌间肛瘘伴高位瘘道开口于直肠：这种肛瘘在探查时可能在肛管直肠环以上发现内口，但是其真正的原发瘘管在括约肌间，因此沿内括约肌切开整个瘘管和内括约肌。当位置较高，在直肠内切开时可以使用切割挂线，减少切开后出血和缺损。

4. 高位肛瘘无会阴部外口：这种瘘管往往会导致混淆，似乎是非常困难的括约肌外肛瘘，但是在仔细进行探查是可以发现瘘管从上下两个方向相同。对于这种肛瘘，沿内括约肌切开整个瘘管。

5. 高位瘘管合并肛提肌以上脓肿：这种脓肿不能在会阴部切口进行引流，引流后可能形成括约肌外肛瘘。正确的治疗方法是沿内括约肌切开整个瘘管，脓肿经直肠进行引流。

6. 继发于盆腔疾病：继发于盆腔疾病括约肌间瘘管，潜在的盆腔疾病必须清除、脓肿必须彻底引流，括约肌间部分只需要轻轻搔刮，并放置引流挂线。

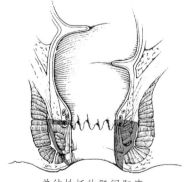

单纯性括约肌间肛瘘：
切开下段的内括约肌和肛管黏膜。

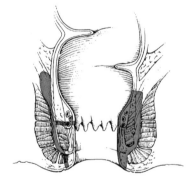

合并高位盲瘘的括约肌间肛瘘：
延长内括约肌切开的范围和切开肛管黏膜。

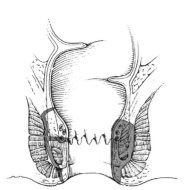

合并高位盲瘘开口于直肠者：
切开整个瘘管、分离内括约肌。

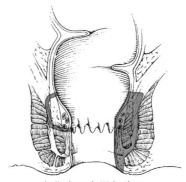

高位瘘无会阴部外口：
切开整个内括约肌、开放整个括约肌间平面。

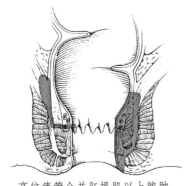

高位瘘管合并肛提肌以上脓肿：
需要切开整个内括约肌和肛管黏膜。

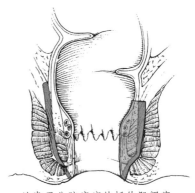

继发于盆腔疾病的括约肌间瘘：
在原发性疾病治疗后下段瘘管切开。

**图 7-8　括约肌间肛瘘的治疗**

## (二) 经括约肌肛瘘的治疗

经括约肌肛瘘比较常见且处理后效果差异较大，特别在处理的时候如果不十分关注肛门功能的话可能导致肛门功能受损。以往对于经括约肌肛瘘治疗过程中保留外括约肌的功能比较关注，而对保留内括约肌关注不够，因此部分患者手术后出现肛门功能受损，因此肛肠外科医生开始认识到保留内括约肌功能的重要性。

对于瘘管超过括约肌一半或以上的经括约肌肛瘘常有四种处理的方法：一是肛瘘切开术。虽然在切开了大部分括约肌后肛门完全失禁的较少，但是有轻度的损害，因此对于超过外括约肌 1/2 的肛瘘，使用肛瘘切开术要慎重。第二是切割挂线手术。切割挂线是在处理经括约肌肛瘘中最常使用的技术，切割挂线有四种基本的功能，即炎性粘连、缓慢切割、引流和标记作用。尽管切割挂线是一种比较安全的手术方法，但是切割挂线本身也有许多问题需要研究，比如对于切割的力量无法控制、无法定量，目前使用挂线的材料不能统一，切割力为环形切割力而不是单向切割力等等，这些问题需要解决。第三是瘘管剔除、括约肌缺损修补、直肠推移黏膜瓣覆盖等。第四是切开后括约肌完全重建，部分患者需要进行造口。一般患者难以接受这种手术方法。

对于合并高位盲瘘的经括约肌肛瘘，治疗时应剔除瘘管、切开内括约肌、引流周围的脓肿，但是必须注意不要在直肠内引流直肠脓肿，否则可能形成括约肌外肛瘘。

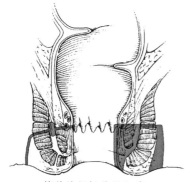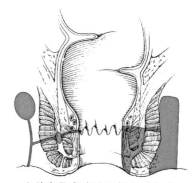

简单的经括约肌肛瘘：<br>需要切开瘘管和内括约肌下端部分。

合并高位盲瘘的经括约肌肛瘘：<br>应剔除瘘管、切开内括约肌、引流周围的脓肿。

**图 7 - 9　经括约肌肛瘘的治疗**

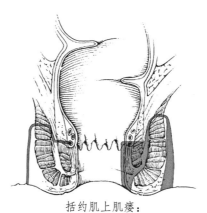

括约肌上肌瘘：<br>切除整个瘘管。

**图 7 - 10　括约肌上肛瘘的治疗**

## （三）括约肌上肛瘘的治疗

括约肌上肛瘘常继发于括约肌间脓肿向上延伸、合并脓肿向直肠破溃或经过肛提肌破入坐骨直肠窝。

### 1. 无合并症的括约肌上肛瘘的治疗

在探明了瘘管以后，切除外括约肌及以外的瘘管，关闭肛提肌的缺损，将括约肌间的瘘管切开；或在切除瘘管后使用推移黏膜瓣进行覆盖。括约肌上肛瘘并不推荐使用切割挂线，因为切割挂线必须切断所有外括约肌，对肛门的结构和功能影响较大。

### 2. 合并高位盲瘘的括约肌上肛瘘

这种瘘管常合并肛提肌以上的脓肿，因此瘘管处理与无合并症的括约肌上肛瘘一致，而脓肿可以通过直肠进行引流。

## （四）括约肌外肛瘘的治疗

括约肌外肛瘘常合并于其他疾病或认为是其他疾病造成的，在处理时应结合原发性疾病的治疗，如合并克罗恩病的括约肌外肛瘘者应首先进行克罗恩病的治疗，合并盆腔脓肿者要处理盆腔脓肿。对于这种肛瘘的治疗，防止脓肿的形成是治疗的主要目标，治愈肛瘘的难度非常巨大。

继发于肛周脓肿的括约肌外肛瘘：一些继发于肛周感染的括约肌上脓肿可能需要进行结肠造口手术才有可能治愈，但是不是所有的括约肌外肛瘘需要进行结肠造口，特别是有一些医源性的括约肌外肛瘘可以通过直肠推移瓣治愈。这种括约肌外肛瘘通过切除瘘管、切开内括约肌引流内口，直肠开口进行缝合，可以治愈部分括约肌外肛瘘。

继发于外伤的括约肌外肛瘘：治疗时要清楚所有的异物、清除坏死组织，如果没有造口的话需要进行结肠造口。如果引流充分的话瘘管可以自行愈合，如果不能愈合可以考虑使用直肠推移黏膜瓣覆盖。

继发于盆腔脓肿的括约肌外肛瘘：应该清除感染灶，进行充分引流，必要时可以通过坐骨直肠窝进行引流。

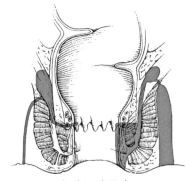

括约肌外肛瘘：
通过切除瘘管、切开内括约肌引流内口，直肠开口进行缝合。
**图 7 - 11　括约肌外肛瘘的治疗**

## （五）马蹄形肛瘘的治疗

由于瘘管的堵塞和脓肿的反复形成，可以形成马蹄形的肛瘘，马蹄形肛瘘并不是复杂和难治肛瘘的代名词，关键在于判断原发瘘管的位置。处理原则仍然为引流或封闭内口、瘘管切开、引流周围的腔隙。

**1. 括约肌间马蹄形肛瘘**

括约肌间肛瘘合并感染在括约肌间平面进行蔓延，需要进行充分的切开引流、瘘管进行切开。

**2. 经括约肌马蹄形肛瘘**

这种肛瘘常常是后侧的括约肌外间隙与坐骨直肠间隙相交通，常常有数个外口通向齿线附近的内口。内口常常较难确定，而且内口可能不是一个单一内口，可能存在继发性内口或甚至在内口部位有感染的腔存在。对于这种肛瘘，如果寻找内口比较困难的话，可以从后正中的内括约肌平面先切开以寻找内口；瘘管可以充分切开，但是愈合时间较长，也可以切除括约肌以外的瘘管而将括约肌部分的瘘管进行挂线或旷置。

**3. 括约肌上马蹄形肛瘘或括约肌外马蹄形肛瘘**

在括约肌以上平面进行蔓延的形成马蹄形肛瘘，处理比较困难。可以切开括约肌进行引流，但是并发症比较多，也可以放置引流挂线或放置引流管进行引流。

[张春霞　李海玲]

## 参考文献

[1] 刘雅欣,梁樑,丁荣琴,等. 基于 Parks 分类法研究肛瘘外科治疗现状[J]. 中国肛肠病杂志,2022,42(12):73 - 74.

[2] 董静静,李俊,王长福,等. 高分辨磁共振成像技术在肛瘘分类及分型中的应用[J]. 实用医学影像杂志,2022,23(5):508 - 512.

[3] Gustafsson U M, Graf W. Excision of anal fistula with closure of the internalopening: Functional and manometric results[J]. Diseases of the Colon and Rectum,2002,45(12):1672 - 1678.

[4] 简愿. 基于 Parks 分类下的不同类型肛瘘中医证素研究[D]. 福州:福建中医药大学,2023.

[5] Geldof J, Iqbal N, LeBlanc J F, et al. Classifying perianal fistulising Crohn's disease: An expert consensus to guide decision-making in daily practice and clinical trials [J]. The Lancet Gastroenterology & Hepatology,2022,7(6):576 - 584.

[6] Wang C Q, Huang T Y, Wang X B. Efficacy and safety of video-assisted anal fistula treatment in anorectal fistula: A meta-analysis[J]. Minerva Gastroenterology,2023,69(4):529 - 536.

[7] Faucheron J L, Saint-Marc O, Guibert L, et al. Long-term Seton drainage for high anal fistulas in Crohn's disease: A sphincter-saving operation? [J]. Diseases of the Colon and Rectum,1996,39(2):208 - 211.

[8] Bhat S, Xu W, Varghese C, et al. Efficacy of different surgical treatments for management of anal fistula: A network meta-analysis[J]. Techniques in Coloproctology,2023,27(10):827 - 845.

[9] Emile S H, Elfeki H, El-Said M, et al. Modification of parks classification of cryptoglandular anal fistula[J]. Diseases of the Colon and Rectum,2021,64(4):446 - 458.

［10］Hermann J，Stajgis P，Kołodziejczak B，et al. Treatment of Crohn's anal fistulas guided by magnetic resonance imaging［J］. Przeglad Gastroenterologiczny，2019，14(1)：55－61.

［11］Gecse K B，Bemelman W，Kamm M A，et al. A global consensus on the classification，diagnosis and multidisciplinary treatment of perianal fistulising Crohn's disease［J］. Gut，2014，63(9)：1381－1392.

［12］刘得超,李文儒,王馨华,等.肛瘘磁共振成像分型［J］.中华胃肠外科杂志,2018,21(12)：1391－1395.

［13］Mei Z B，Wang Q M，Zhang Y，et al. Risk factors for recurrence after anal fistula surgery：A meta-analysis［J］. International Journal of Surgery，2019，69：153－164.

［14］Awad P B A，Hassan B H A，Awad K B A，et al. A comparative study between high ligation of the inter-sphincteric fistula tract via lateral approach versus fistulotomy and primary sphincteroplasty in high trans-sphincteric fistula-in-ano：A randomized clinical trial［J］. BMC Surgery，2023，23(1)：224.

［15］Yang S W，Yan L W，Jia K L，et al. A commentary on "high ligation of the anal fistula tract by lateral approach：A prospective cohort study on a modification of the ligation of the intersphincteric fistula tract technique"［J］. International Journal of Surgery，2024，3：126－128

［16］Tümer H，Bulbuloglu G C. A comparison of laser and fistulotomy techniques in the treatment of fistula-in-ano［J］. Cureus，2023，15(4)：e37053.

［17］Dawka S，Yagnik V D. Comparison between the modified parks and garg classifications of cryptoglandular anal fistulas［J］. Diseases of the Colon and Rectum，2021，64(10)：e589.

［18］Fucini C. One stage treatment of anal abscesses and fistulas. A clinical appraisal on the basis of two different classifications［J］. International Journal of Colorectal Disease，1991，6(1)：12－16.

# 第八章

# 肛瘘术后创面的处理

肛瘘患者术后创面换药操作非常重要，其目的是保持引流通畅，及时去除异物和坏死组织，减少局部污染，促进肉芽组织正常生长，保证创面从深部开始愈合且不留残腔，避免浅层创面和皮肤组织提前愈合。良好的术后伤口管理可以降低肛瘘的复发率，减轻患者痛苦，缩短住院时间。

## 一、 创面评估

在换药前对患者的病情及术式要有全面的认识，判断创面所处时期，根据不同分期进行针对处理。创面恢复主要分为三个时期：① 炎性期：术后 7 天以内，此时有一定量的炎性渗出物与坏死组织存在。② 肉芽增殖期：术后 7～14 天，伤口处分泌物减少，伤口处的肉芽组织开始增生。③ 上皮覆盖期：多在肛瘘术后的第 14 天后，此时肉芽组织基本已生长完全，创面上逐渐生长上皮组织细胞，并逐渐生长完全。

## 二、 肛瘘术后开放创面的处理

### 1. 炎性期

此期间主要是去除伤口和残留腔内的异物和坏死组织，使伤口排液顺畅，减少细菌繁殖和分泌的刺激，防止并发感染。生理盐水是最安全的伤口清洗液，因为它不含任何防腐添加剂，无毒，符合人体生理。对于脓腔大，脓液多，特别是存在坏死组织，早期选择 3% 过氧化氢冲洗后，用生理盐水冲洗。当脓液减少或气味减小时，应停止使用过氧化氢，仅用生理盐水冲洗。肛瘘手术当天或第 1～2 天伤口渗血时，可选择藻酸盐填充条填充引流，以发挥引流止血作用；脓腔若无渗血，可选择银离子敷料或美国盐（高渗敷料）等抗菌敷料填充引流，不仅具有良好的引流效果，而且可控制伤口感染，促进伤口愈合。当坏死组织与伤口床粘连松散时，可刮除伤口上坏死组织；当坏死组织与伤口床紧密粘连时，选择保湿敷料自溶性清创。此期患者湿热之象明显，中医治疗治当以清热利湿、消肿止痛为重，外用金黄散［（方源《医宗金鉴》）：大黄、黄柏、姜黄、白芷、南星、陈皮、苍术、厚朴、开花粉）］，同时配合中药口服、中药熏洗坐浴、痔疮栓等纳肛促进修复。同时需注意患者疼痛情况，给予止痛处理。

**2. 肉芽增殖期**

由于肉芽组织对外部物理和化学因素的刺激阻力较弱，容易损伤，因此本期应注重保护肉芽组织，以免影响伤口愈合。传统的药物替代品用软膏药物覆盖伤口，以保护新的肉芽免受外部刺激。在此期间，应尽量少用消毒剂，因为其尽管具有抗菌作用，但会破坏正常组织，不利于伤口的生长。感染控制后，采用现代湿愈合敷料调节伤口环境，保持适度湿润，有利于组织生长。伤口渗出液采用藻酸盐或亲水纤维等吸收敷料，更换频率根据渗出量确定，一般1～2天更换一次。待创腔变浅、渗液减少，用溃疡糊等水胶糊填充伤口，用水胶或泡沫敷料覆盖，3～7天更换一次，直到愈合。此时期中医治当以活血生肌为重，方用生肌玉红膏［（方源《外科正宗》）：当归、白芷、轻粉、紫草、血竭］，同时配合活血化瘀生肌中药口服、坐浴、痔疮栓纳肛处理。

**3. 上皮覆盖期**

此期处理原则为减少伤口刺激，保护上皮生长，防止肉芽过长。更换药物时，应少清洗或不清洗，保护伤口表面，并进行间歇性更换。传统的药物更换是用油纱或珍珠散包裹伤口，以减少炎症水肿，促进伤口愈合。现代的药物更换方法是使用水胶体或泡沫敷料覆盖伤口，可以关闭伤口，减少感染的机会，保持伤口的低氧状态和恒定的温、湿度，同时使用康复新液、贻贝黏蛋白喷洗创面，促进肉芽组织的生长，加速上皮细胞的移动，有利于伤口的愈合。使用水胶体敷料或泡沫敷料，无脱落或泄漏，可5～7天更换1次。若有胬肉增生，可用硝酸银液点灼抚平，生理盐水纱条覆盖创面，使表皮与肉芽同步生长直至愈合。同时可配合中药收敛生皮平胬，方用八宝丹［（方源《疡医大全》）：珍珠、牛黄、象皮、琥珀、龙骨、轻粉、冰片、炒甘石］，并用平胬丹：乌梅、月石、轻粉、冰片，同时配合中药口服、中药熏洗坐浴、痔疮栓等纳肛促进修复。

若为挂线患者，挂实线患者要注意观察"挂线"的张力，2～4周后如线还未脱落，可适度牵拉，必要时可重新扎紧或直接切开；对挂虚线的患者，可进行冲洗瘘管，根据目的适时去除或收紧挂线。

## 三、 引流条的选择

肛瘘手术后伤口渗血时，可选择藻酸盐、凡士林填充条填充引流，发挥引流止血作用；创面无渗血，可选择银离子敷料、美国盐（高渗敷料）等抗菌敷料、盐水纱布引流条和浸有抗生素引流条等填充引流，不仅具有良好的引流效果，而且可控制伤口感染，促进伤口愈合。

〔杨阳　朱雅〕

-------------------------------------------- 参考文献 --------------------------------------------

〔1〕中国医师协会肛肠医师分会临床指南工作委员会.肛瘘诊治中国专家共识(2020版)〔J〕.中华胃肠外科杂志,2020,23(12):1123-1130.

〔2〕Steele S R，Kumar R，Feingold D L，et al. Practice parameters for the management of perianal abscess and fistula-in-ano〔J〕. Diseases of the Colon & Rectum,2011,54(12):1465-1474.

〔3〕Perera A P，Howell A M，Sodergren M H，et al. A pilot randomised controlled trial evaluating postoperative packing of the perianal abscess〔J〕. Langenbeck's Archives of Surgery,2015,400(2):267-271.

# 第九章

# 肛周脓肿的诊治

## 一、 肛周脓肿的诊断和分类

### (一) 病因

#### 1. 祖国医学对肛痈病的认识

《黄帝内经·灵枢·痈疽》载:"痈疽发于尻,名曰锐疽",这里提到的"锐疽"一词,被认为是古代中医书籍中关于肛周脓肿疾病名称的最初记载。宋金元时期,陈自明首次在《外科精要》中将其命名为"痈":"治谷道前后生痈,谓之悬痈"。《疮疡经验全书》中,窦汉卿描述道:"脏毒者,生于大肠尽处肛门是也",第一次提出病名"脏毒",均为后世医家沿用较多的病名。明清时期,对该病的认识已经进入成熟阶段,大多根据脓肿的位置来命名,除上述已提及的病名外,还提出了"脏头毒""偷粪鼠""上马痈""坐马痈""穿裆发"等。《医门补要》中记载:"肛门四周红肿作痛,速宜凉血利湿药消之。若消不去,一处出脓者为肛痈,每易成漏。有数处溃开者,名盘肛痈",由此"肛痈"病名被正式提出,后世医家乃至现代教科书大都沿用此名。

祖国医学对于本病的病因病机论述颇多,总结为以下几个方面:

① 外感六淫:外感风、寒、暑、湿、燥、火之邪,入里化热,壅滞气血,肉腐成脓。如《灵枢·痈疽》中记载:"寒气客于经脉之中则血泣,血泣则不通,不通则卫气归之,不得复反,故痈肿。寒气化为热,热胜则肉腐,肉腐则为脓。"

② 情志损伤:情志不和,则气血两涩,筋络壅结为痈。早在《内经》中就有关于这方面的记载:"喜怒不测,饮食不节,阴气不足,阳气有余,营气不行,乃发为痈

痔"。在《外科大成》中，祁坤曰："气宿于经络，与血俱涩而不行，壅结为痈疽。不言热之所作而后成痈者，此乃因喜怒忧思有所郁而成也。"

③饮食不节：过食辛辣、醇酒、肥甘等，则引起脾胃受损，中焦运化失司，化生湿热，湿热下注蕴结于肛门而发为痈。《外科正宗》云："夫脏毒者，醇酒厚味、勤劳辛苦，蕴毒流注肛门结成肿块。"《素问·至真要大论》也说："膏粱之变，足生大丁。"

④脏腑虚损：肺、脾、肾三阴亏损，湿热结聚下注肛门而致。《外科正宗·脏毒论》曰："又有虚劳久咳，痰火结肿肛门如栗者，破必成漏。"《外症医案汇编·肛痈》曰："负重奔走，劳碌不停，妇人生产努力，以上皆能气陷阻滞，湿热瘀毒下注。"

⑤局部外伤：因肛门皮肤破损，毒聚肛门，致气血经络阻塞不通，凝滞而发成痈。

**2. 现代医学对肛周脓肿的认识**

肛周脓肿是肛肠外科的常见病，是炎症向肛管直肠周围组织或间隙蔓延而形成的化脓性感染性疾病。主要表现为疼痛、肿胀、有硬结，严重者可能出现全身症状（如恶寒发热、纳差便结、精神疲倦等）。近年来，有许多关于本病发病机理的学说，具体归纳如下：

（1）肛腺感染学说

法国解剖学家 Hermann 和 Desfosses 在 1880 年就已经发现黏膜下和内括约肌间有肛腺存在，并认为肛腺感染可能是肛周脓肿发病的关键原因。1956 年 Eisenhammer 根据肛腺解剖学特点正式提出"隐窝腺感染学说"，并由 Parks 于 1961 年提供组织学证据证明。1978 年 Eisenhammer 将肛周脓肿分为"腺源性"和"非腺源性"两大类。该学说认为，肛腺开口于肛隐窝处，当肛腺开口由于粪渣、分泌物等原因堵塞而引发肛腺炎，炎症进一步发展通过肛腺导管穿过内括约肌蔓延至肛腺形成括约肌间脓肿，并沿联合纵肌向肛门直肠周围间隙播散，形成相应部位的脓肿。目前这一学说得到了广泛认可。

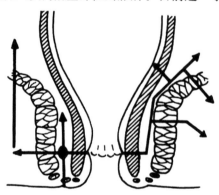

图 9-1　肛腺感染扩展途径

（2）中央间隙感染学说

1979 年，这一学说由埃及学者 Shaflk 提出，他认为肛管上皮损伤发生感染，细菌侵入中央间隙形成中央间隙脓肿是肛周脓肿发生的主要原因。中央间隙存在于外括约肌皮下部与联合纵肌下端之间，并且其绕肛管下部一周。中央腱是间隙内的一个重要结构，可借助纤维隔直接或间接通向其他间隙，最终可形成不同间隙的肛周脓肿。

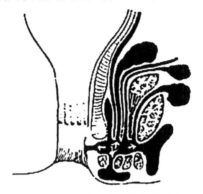

**图 9 - 2　中央间隙感染扩展途径**

（3）性激素学说

1985 年，日本学者高月晋指出，肛腺的发育和功能主要受性激素调节。性激素分泌旺盛则肛腺发达，腺液增多，若排泄不畅则导致淤积，易感染而发病。受年龄因素的调控，性激素水平的高低影响着肛腺的增生与萎缩，尤其是雄激素的影响更大，故这可能是男性青壮年发病率较高的原因。

（4）免疫学说

1978 年荒川健二郎提出肛周脓肿、肛瘘的发病可能与隐窝腺免疫机能不全有关。原因可能是：① 佐佐木等研究发现，构成小儿肠道局部免疫功能的主要成分是 SIgA，婴幼儿期肛管直肠局部免疫机构未成熟，肛管直肠黏膜分泌 SIgA 缺如或减少，此时肛腺隐窝易感性较强，小儿肛周脓肿、肛瘘好发。② 谷口等认为肛管自移行上皮至肛腺上皮内有梭形 IgA 染色深的分泌细胞，呈中度至高度散在分布，IgA 有防御作用，若由于肛裂、外痔擦伤、外伤等引起肛腺上皮损伤破坏了该细胞，导致隐窝区免疫力低下，便为入侵的病菌向纵深发展提供了条件。③ 除肛腺分泌液外，来源于肠道的 IgA、酶和活性物质也存在于肛隐窝内。机体生理功能正常时，这些黏液贮留于隐窝内，以防异物混入并具有抗菌的作用。若患肠炎、痢疾、腹泻等时黏液被冲刷，破坏了黏膜的防御屏障，病菌则乘机入侵引发炎症。

（5）其他因素

外伤、糖尿病、克罗恩病、艾滋病、结核、血液系统疾病、肥胖以及一些不良生活方式如吸烟、饮酒、久坐等，经研究证实，均为肛周脓肿形成的风险因素。

## （二）症状

位置表浅的肛周脓肿以肛周疼痛为主要表现，深部的脓肿以肛门坠胀为主，多伴有恶寒、发热。肿痛剧烈时可伴排尿困难，深部脓肿有以高热为首发症状，易致误诊。脓肿自表皮或直肠破溃后疼痛可明显减轻。

## （三）体征

肛周皮下脓肿可见肛周皮肤红肿，触之灼热，未成脓时可及硬结，已成脓者可触及波动感，自表皮破溃的可见溃口及分泌物外渗；坐骨直肠窝脓肿者可见肛周皮肤漫肿、高起，但皮肤颜色无改变，皮肤张力增高，通常不能触及波动感；肛提肌上的脓肿，肛周无任何变化。肛门指诊时患者疼痛剧烈，肛周皮下脓肿者肛门指诊无明显异常，而括约肌间脓肿及肛提肌上脓肿可及直肠黏膜饱满感，局部压痛明显，成脓时于直肠内可及波动感，有些脓肿自肛内溃破的患者指诊时可触及肠壁上的溃口或肛腺附近的内口。

## （四）诊断

肛周皮下脓肿通过视诊及触诊即可作出诊断，但内口的定位还是通过肛周的超声诊断会比较可靠。超声检查明确脓肿的范围及内口的位置，可为一期根治术切开内口提供参考。而对于深部的肛提肌上的脓肿，超声检查不太理想，主要是由于患者的疼痛致经直肠的腔内探头难以放入直肠腔内，令检查不够充分。对于不能耐受腔内超声检查的患者，可行 CT 或 MRI 辅助诊断。

## （五）分类

### 1. 根据脓肿部所在间隙分类

分为：肛周皮下脓肿、括约肌间脓肿、坐骨直肠间隙脓肿、骨盆直肠间隙脓肿、直肠后间隙脓肿（见图 9 - 3）。

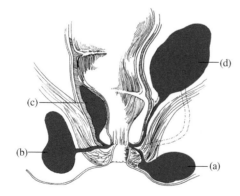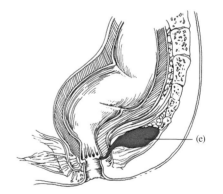

（a）肛周皮下脓肿　　（b）括约肌间脓肿　　　　　　　（e）直肠后间隙脓肿
（c）坐骨直肠间隙脓肿　（d）骨盆直肠间隙脓肿

**图 9 - 3　肛周脓肿根据间隙分类**

**2. 根据脓肿与肛提肌的关系分类**

肛提肌上脓肿（高位脓肿）：直肠黏膜下脓肿、骨盆直肠间隙脓肿、直肠后间隙脓肿、高位肌间脓肿、高位马蹄形脓肿。

肛提肌下脓肿（低位脓肿）：肛周皮下脓肿、坐骨直肠间隙脓肿、肛门后间隙脓肿、低位肌间脓肿、低位马蹄形脓肿。

**3. 根据脓肿的最后结局分类（Eisenhammer 分类法）**

非腺源性肛周脓肿（非瘘管性脓肿）：凡与肛窦、肛腺无关，最终不残留肛瘘者；

腺源性肛周脓肿（瘘管性脓肿）：经肛窦、肛腺感染所致并最终遗留肛瘘者。

**4. 根据感染的病原菌分类**

非特异性肛周脓肿：多由厌氧菌、大肠杆菌及金黄色葡萄球菌等混合感染所致，临床中较为多见。

特异性肛周脓肿：多为结核杆菌或克罗恩病、白血病等其他内科疾病所致，临床较少见。

**5. 根据脓肿和括约肌的关系分类（隔越幸男分类法）**

分为：皮下脓肿、黏膜下脓肿、低位肌间脓肿、高位肌间脓肿、坐骨直肠间隙脓肿、骨盆直肠间隙脓肿。

**6. 根据发病过程分类**

急性肛周脓肿：发病急，症状显著，病程短。

慢性肛周脓肿：发病缓，病程长。

## 二、　肛周脓肿三间隙学说

据相关研究报道，常规的切开引流术后肛瘘形成率约为 7%～66%、复发率约为 4%～31%。我们分析发生这种情况的主要原因可能与切口引流不畅，内口没有正确处理及括约肌间的"感染源"处引流不畅有关。有研究认为，采用根治性脓肿切开术对降低术后肛瘘形成率及减少复发具有一定作用，且对患者术后肛门功能无明显损伤。一项 Meta 分析（涉及 6 项研究、479 名受试者）表明，与单纯切开引流比较，虽然脓肿复发率及肛瘘形成率在术中行一次性可疑瘘管切开后明显下降（RR＝0.13，95%CI＝0.07～0.24，P＝0.38），但是术后肛门失禁的风险却显著升高（RR＝3.06，95%CI＝0.7～13.34，P＝0.14）。此外，34%～50% 的肛周脓肿行单纯切开引流术后不会形成肛瘘，即这部分患者通过单纯切开引流完全可以治愈，而不必要承担损伤括约肌的风险。因此，在临床上，肛周脓肿应选择什么样的术式是一个有争议的问题。如何在不损害肛门括约肌的前提下，清除感染源、彻底引流，以减少瘘管的形成及脓肿的复发，是我们治疗肛周脓肿应遵循的原则。

## （一）三间隙引流术提出的理论基础

就肛周脓肿的发病原因而言，目前较公认的是"肛腺感染学说"。1880年，法国解剖学家Hermann和Desfosses就已经证实了肛腺的存在，第一次提出了肛腺感染是脓肿通过括约肌间间隙延伸到肛周软组织及周围间隙的主要原因，并由Lockhart-Mummery、Nesselord、Parks等人进一步提供组织学证据支持。

人类的肛腺整体呈烧瓶状，由导管、腺体及开口三部分组成，大约有6～10个。经研究检测，肛腺可分泌中性和酸性黏蛋白，其成分主要为多糖体和IgA，具有免疫和润滑的作用。肛腺开口于肛隐窝，有多个肛腺同时开口于同一个肛隐窝的情况，肛腺（大约2/3）通过肛腺导管向下向外伸展至括约肌间。当肛腺导管由于粪渣等堵塞时，肛腺分泌液无法排出，导致导管内积液，进而引起括约肌间的肛腺感染。当此感染灶向肛管波及穿透内括约肌，形成黏膜下感染（即"内口"）。感染还可同时向三个方向蔓延：

① 向下蔓延，形成括约肌间脓肿或肛周皮下脓肿；

② 向后侧方蔓延，形成外括约肌外脓肿（如坐骨直肠脓肿、直肠后间隙脓肿等）；

③ 向上蔓延，在肛提肌以上间隙形成盆腔脓肿或高位肌间脓肿，但是此类情况较少，其发生主要取决于感染的肛腺与纵行肌之间的关系。

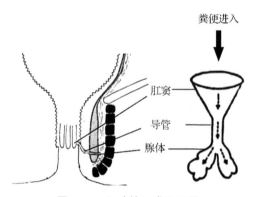

图9-4 肛腺的组成及位置

基于肛腺感染学说，肛周脓肿三间隙引流术作为一种创新设计，其可在完全保留括约肌的同时，完成对感染间隙的充分引流，从而减少术后肛瘘形成及脓肿复发。根据脓肿形成的过程，我们将肛管直肠周围分为三个间隙（图9-5）：① 黏膜下间隙，位于黏膜和内括约肌间；② 括约肌间间隙，位于内外括约肌间；③ 外括约肌以外间隙，包括坐骨直肠间隙、直肠后间隙和骨盆直肠间隙。若肛周脓肿发生，这三个间隙都可能会有脓肿。若感染的间隙不能全部打开引流，其残余的脓腔就会导致重复感染，继而形成肛瘘。

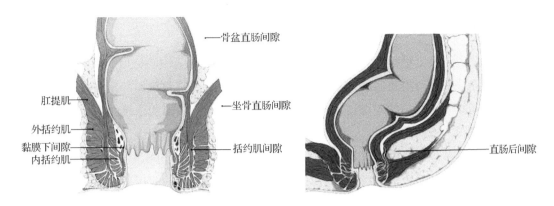

骨盆直肠间隙

肛提肌

外括约肌

黏膜下间隙

内括约肌

坐骨直肠间隙

括约肌间隙

直肠后间隙

**图 9－5　肛管直肠周围三间隙位置示意图**

为确证三间隙引流术能彻底引流感染腔、保护肛门功能，我们佐以肛管直肠周围三维超声对术前术后的情况进行评估，使之通过图像提供更直观的反映。如图 9－6 所示：患者术前的三维超声［图中（a）、（b）］，表现为坐骨直肠间隙脓肿；术后的三维超声［图中（c）、（d）］，患者的内外括约肌均保留完好，且未见残留脓腔。由此进一步地证实了三间隙引流理论的可行。

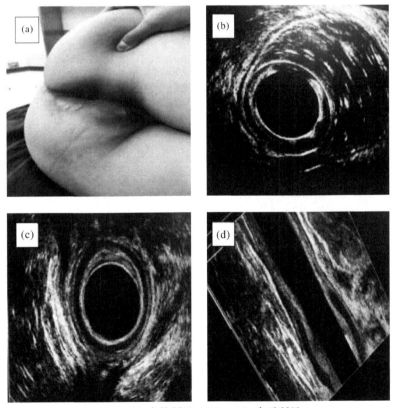

（a）、（b）术前所见；（c）、（d）术后所见

**图 9－6　肛管直肠周围三维超声所见**

## （二）三间隙引流术的操作要点

三间隙引流手术过程（图 9 - 7）：于脓肿波动最明显处为中心，做放射状切口，切开皮肤后充分引流外括约肌外间隙；沿括约肌间沟分离至正常组织，充分排脓后，分离括约肌间脓腔间隔；最后切开黏膜下间隙，沿内括约肌表面切除该间隙周围的黏膜及黏膜下组织，适当扩大切口，必要时结扎感染区痔核，修剪创缘，彻底止血后填入灭菌凡士林纱布，肛内可酌情置一排气管，外敷无菌纱布加压包扎。

术中同时打开三个潜在感染间隙，充分引流，并行全括约肌保留，从而降低术后肛瘘形成率，实现疾病治愈且不损伤肛门功能的初衷，提高患者的生活质量。

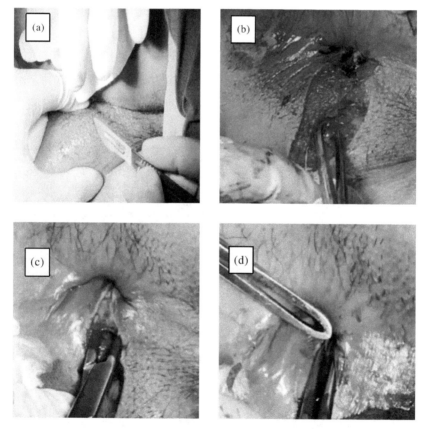

（a）于脓肿波动最明显处做放射状切口；（b）引流外括约肌外间隙；
（c）引流括约肌间间隙；（d）引流黏膜下间隙

**图 9 - 7　三间隙引流手术过程**

## （三）三间隙引流术的临床应用研究

在本团队的前期研究中，陈滟等对三间隙引流、单纯切开引流和切开挂线术三组75 例患者的回顾性病例对照研究发现，单纯切开引流组的肛瘘形成率为 48%，明显高于三间隙引流组的 12% 和切开挂线组的 12%（$P<0.01$）。对术后肛门功能进行统计比较，切开挂线组术后共有 2 例肛门功能障碍患者，而单纯切开引流术和三间隙引流术后的两组患者均无肛门失禁情况。术后疼痛方面的反馈，术后首次排粪时，三组均无明显差异，但术后 1 周进行紧线时，三间隙引流组和单纯切开引流组的 VAS 评分分别为（$1.3\pm0.5$）分、（$1.2\pm0.4$）分，显著低于切开挂线组（$6.5\pm1.3$）分（$P<0.01$）。初步证实三间隙引流术治疗肛周脓肿是可行的，同时其具有术后肛瘘形成率低、术后疼痛轻以及保护肛门功能的优势。

金黑鹰教授发表在 *Gastroenterology Report* 上的一项长达 3 年对 138 例患者的回顾性病例对照研究分析显示，三间隙引流组术后肛瘘形成率为 13.0%，与根治性脓肿手术 8.7% 相似（$P>0.05$），而单纯切开引流组术后的肛瘘形成率则高达 39.1%（$P<0.01$）。单纯切开引流组和三间隙引流组均未出现肛门失禁的情况，根治性脓肿手术组有 2 例肛门失禁的病例，他们的 Wexner 评分分别为 6 分和 3 分。由此提示三间隙引流术可以达到和根治性脓肿手术相同的效果，且不会对肛门括约肌造成损伤。

在此基础上，我们进行的一项纳入 64 例患者的前瞻性队列研究中，以肛周脓肿三间隙引流术的患者作为研究对象，建立队列；对照组选取同期行肛周脓肿单纯切开引流术的患者，以年龄差距 5 岁以内、性别相同且脓肿部位相同与实验组进行 1∶1 配对。对 64 例患者进行（$15.3\pm6.7$）个月的随访发现，三间隙引流组的肛瘘形成率为 6%，明显低于单纯切开引流组（34.0%，$P<0.01$）；两组患者都没有出现肛门失禁的情况；且两组的住院时间与创面愈合时间均无明显的差异（$P>0.05$）。这些结果进一步证实了三间隙引流术是一种安全的术式，能有效减少术后肛瘘的形成。

为了弥补前期研究样本量小、临床资料收集不完整等的不足，南京中医药大学第二附属医院肛肠疾病诊疗中心牵头联合江苏省如皋市中医院、江苏省连云港市中医院、江苏省常熟市中医院、江苏省沭阳县中医院，采用多中心随机、平行、对照的方法，将纳入的 334 例的肛周脓肿患者随机分为三间隙引流组和单纯切开引流组，术后 3 天三间隙引流组 VAS 评分低于单纯切开引流组（$P=0.002$），三间隙引流组创面愈合时间为（$27.1\pm16.4$）天，与单纯切开引流组的（$28.2\pm14.1$）天比较差异无显著性（$P=0.764$），而肛瘘形成率和脓肿复发率分别为 6.2% 和 1.9%，明显低于单纯切开引流组的 18.0% 和 8.1%（$P=0.001$，$P=0.009$），且两组术后均未出现肛门失禁。

与此同时，肛周脓肿三间隙引流术也在国内其他医院得到了广泛推广及应用，临床应用研究情况详见表 9-1。通过以上研究，我们有理由说明三间隙引流术在肛周脓肿手术治疗中具有一定的优势，其契合肛周手术的微创理念，符合清除感染源、彻底引流、保护肛门功能的基本治疗原则，可作为治疗肛周脓肿的理想术式，在临床中进一步推广及研究。

表9-1 三间隙引流术的临床应用研究情况

| 研究人员 | 分组 | 总数/例 | 肛瘘形成率 | | | 肛门功能障碍 | | | 术后1周疼痛评分/分 | | | 愈合时间/天 | | |
|---|---|---|---|---|---|---|---|---|---|---|---|---|---|---|
| | | | I组 | II组 | III组 | I组 | II组 | III组 | I组 | II组 | III组 | I组 | II组 | III组 |
| 陈淀 | I组、II组、III组 | 75 | 48.0% | 12.0% | 12.0% | 0 | 8.0% | 0 | 1.2±0.4 | 6.5±1.3 | 1.3±0.5 | 49.2±23.1 | 53.5±24.1 | 45.8±19.9 |
| 金黑鹰 | I组、II组、III组 | 138 | 39.1% | 8.7% | 13.0% | 0 | 4.3% | 0 | — | — | — | 55.1±33.8 | 53.9±23.7 | 42.5±21.9 |
| 张心怡 | I组、III组 | 64 | 34.0% | — | 6.0% | 0 | — | 0 | — | — | — | 38.2±12.5 | — | 35.6±14.1 |
| 许勇辉 | I组、II组、III组 | 84 | 48.2% | 20.7% | 10.7% | 11.1% | 17.2% | 10.7% | 3.3±0.9 | 7.2±1.1 | 2.6±0.5 | 51.1±8.2 | 55.2±8.9 | 40.6±7.8 |
| 许跃文 | II组、III组 | 74 | — | 13.5% | 10.8% | — | 2.7% | 0 | — | 4.4±1.2 | 2.8±1.1 | — | 40.2±13.2 | 34.2±11.0 |
| 洪文 | II组、III组 | 94 | — | 4.4% | 4.1% | — | 6.7% | 0 | — | 6.6±1.2 | 2.3±0.2 | — | — | — |
| 刘涛 | II组、III组 | 88 | — | 4.5% | 4.5% | — | 6.8% | 0 | — | 5.4±1.4 | 1.2±0.5 | — | — | — |
| 赵观林 | II组、III组 | 80 | — | 7.5% | 2.5% | — | 5.0% | 0 | — | 3.4±0.5 | 2.5±0.4 | — | — | — |
| 赵春选 | II组、III组 | 120 | — | 8.3% | 1.7% | — | 3.3% | 0 | — | — | — | — | 26.9±3.9 | 21.7±3.9 |
| 刘浏荣 | II组、III组 | 95 | — | 6.4% | 2.1% | — | 2.1% | 0 | — | 3.1±0.4 | 2.3±0.3 | — | 27.6±4.3 | 22.6±6.6 |
| 王华 | II组、III组 | 80 | — | 10.0% | 5.0% | — | 2.5% | 0 | — | — | — | — | 26.8±4.6 | 22.4±2.2 |
| 张海新 | II组、III组 | 84 | — | 2.4% | 0 | — | 2.4% | 2.4% | — | 2.7±0.5 | 1.3±0.5 | — | 27.3±3.1 | 20.1±2.4 |
| 徐永峰 | II组、III组 | 88 | — | — | — | — | — | — | — | — | — | — | 26.9±4.7 | 22.2±2.1 |
| 汤勇 | I组、III组 | 106 | 13.2% | — | 1.9% | 11.3% | — | 0 | 3.3±0.3 | — | 2.4±0.3 | 23.5±2.5 | — | 17.6±1.9 |
| 周海东 | I组、III组 | 100 | 8.0% | — | 4.0% | 16.0% | — | 4.0% | 6.0±1.4 | — | 1.0±0.6 | 25.9±2.4 | — | 22.8±2.1 |
| 邓胜全 | I组、III组 | 116 | 17.2% | — | 5.2% | 2.5% | — | 0 | 1.0±0.4 | — | 0.9±0.3 | — | — | — |
| 周素汉 | I组、III组 | 80 | 10.0% | — | 2.5% | — | — | 0 | — | — | — | — | — | — |
| 顾鹏飞 | I组、III组 | 96 | 10.9% | — | 6.0% | 10.9% | — | 4.0% | 2.7±0.7 | — | 1.7±0.5 | — | — | — |
| 龙文浩 | II组、III组 | 113 | — | 1.8% | 0 | — | — | — | — | 3.3±0.4 | 2.9±0.3 | — | 26.8±5.3 | 21.7±2.4 |

注:I组:单纯切开引流组;II组:切开挂线组;III组:三间隙引流组。—:无此项内容

## 三、 肛周脓肿的治疗

### (一) 中医治疗

#### 1. 内治法

明代薛已校注的《外科精要》中明确阐述本病的治疗大法为"消、托、补",即根据脓未成、脓已成、溃脓三期,分别施以消其肿、托其毒、补其正气之治法。

（1）消法

消,散也,顾名思义,不让热毒积聚化脓,使初起的肿块得以消散。程钟龄在《医学心悟·医门八法》中第一次对消法做出归纳和总结:"消者,去其壅也,脏腑、经络、肌肉之间,本无此物而忽有之,必为消散,乃得其平。"肛痈发病初期,因气血、经络阻塞,凝滞不行,邪毒壅热蕴结,主要表现为肛周突然肿胀、疼痛,并持续加重,肛周红肿、触痛明显,质硬且肤温高,常伴有发热、恶寒、便秘、溲赤等全身症状,舌质红,苔薄黄,脉数。此时治疗当以消为贵,宜选用清热解毒之品,代表方为仙方活命饮或五味消毒饮。

（2）托法

分为补托和透托二法。《外科十法》中写道:"痈疽未溃,以疏托解毒为主。痈疽既溃,以托补元气为主。"成脓时毒瘀久而化热,热盛以致肉腐,主要表现是肛门肿胀、疼痛剧烈,触之有波动感,或穿刺有脓液,痛如鸡啄,并可持续数日,夜寐欠佳,常伴有发热恶寒,二便困难,舌质红,苔黄腻,脉弦滑。此时法当透托,代表方为透脓散。若此时肿毒势盛而体内正气虚弱,无力托毒外出,具体表现为肿形平塌,根盘散漫,难溃难腐,或溃后脓水清稀,坚肿不消,并伴身热,精神不振,面色少华,脉数无力。宜用补托疗法,遏制邪气深入,代表方为托里消毒散。

（3）补法

正如《外科正宗·痈疽治法总论》所述:"溃脓之后,五脏亏损,气血大虚,外形虽似有余,而内脏其实不足,法当纯补。"补益气血之品为此法常用之药物,可滋养新生,恢复正气,加速创面愈合。适用于溃后期,脓液夹毒外泄,正虚邪恋,以致机体气血失养,正气耗损。表现为肛周肿痛、灼热不显,皮色暗红,溃后难敛,常伴有潮热,盗汗,心烦,口干,舌质红,苔少,脉细数。治宜补气养阴清热,代表方是青蒿鳖甲汤。

#### 2. 外治法

《医学源流论》指出:"外科之法,最重外治。"常用的外治法包括药物疗法、挂线疗法和手术疗法。

（1）药物疗法

① 中药外敷：通过辨证，将治疗所需药物制成不同的剂型施于患处，使药力直达病所，以收束疮毒、提脓去腐、生肌收口。常采用膏剂、散剂等。治疗上，根据肛痈发展的三个不同阶段，发病初期虚证患者常使用阳和解凝膏或冲和膏，金黄膏或黄连膏外敷可用于实证患者，痈疽较深者使用金黄散调糊灌肠；油调膏或拔毒膏外敷用于脓成者以促其溃破，同时箍围药外敷于疮疡周围可防止脓毒扩散。正如《医学源流论·围药论》曰："其已聚之毒，不能透出皮肤，势必四布危害，惟围药能束之，使不散漫，则气聚而外泄矣。"脓溃应先用红升丹或九一丹提脓化腐，待创面新鲜之后改用生肌散生肌收敛。

② 中药熏洗坐浴：多用于脓肿溃后。药力借助热力直接作用于创面，温通气血经络，加快血液循环，有清热解毒、消肿止痛、祛腐生肌之效，从而达到促进创面生长愈合的目的。熏洗时先将中药文火煎煮为汤剂盛入容器，人坐其上，借助蒸腾的药气趁热先熏患处，待药液温度降至适宜后改为坐浴。临床常用的熏洗剂有苦参汤、三黄汤、祛毒汤等。

（2）挂线疗法

此为中医特色疗法之一，明·徐春甫首次记载于《古今医统大全》："上用草探一孔，引线系肠外，坠铅锤悬，取速效。药线日下，肠肌随长，僻处既补，水逐线流，未穿疮孔，鹅管内消。""线落日期，在疮远近，或旬日半月，不出二旬。""线既过肛，如锤脱落，百治百中。"其对挂线疗法的操作、挂线时间、原理与疗效进行了详细描述。到了清代，挂线技术日趋完善，逐步成为一种成熟的治疗方法，如《医门补要》中记载："用细铜针穿药线，右手持针插入瘘管内，左手执粗骨针插入肛门内，钓出针头与药线，大一抽箍结，逐渐抽紧，加纽扣系药线稍坠之，七日管豁开，掺生肌药，一月收口。"《外科大成》曰："凡用挂线，多孔者，先治一孔，隔几日再治一孔"，确立了挂线法的治疗原则。《外科图说》更是对手术器械做了详细的记载，如"探肛筒""过肛针""镰状刀"等。新中国成立以来，临床学者不断创新、改进，将挂线法从治疗肛瘘扩展应用到肛周脓肿、直肠狭窄等的治疗，其"简、便、廉、验"的特点使得该疗法成为目前肛肠科应用最普遍的中医特色疗法。

（3）手术疗法

即切开引流、排出脓液，使毒随脓泄、肿消痛止，从而达到创面逐渐愈合的目的。此法适用于脓已成者。"砭石"作为切开排脓工具之一，我们的祖先早在石器时代就已经学会应用。明末清初时期的许多医家也已经认识到手术是治疗本病的主要方法，赵濂在《医门补要·外症用针刀法》中记载了诸多切开排脓的工具和具体操作方法，如"用右食指与大指，掐住披刀（响铜打的披刀）之口，向上轻轻斜刺患上，肉浓者刺深，肉薄者刺浅，捺尽脓水，插药纸捻于孔内，贴以膏药"及"火针烙法"（又称"燔针焠刺"）："若肌肉太浓，刀不能透，以火针在灯火上烧红，一烙孔口，插药捻，外贴膏药"。在肛痈切开或火针烙开后，《医门补要》中主张要"内插药捻，外贴膏药"，现今很多切口引流技术多根据中医药捻法进行改良。这一时期的众多医家也逐渐认识到肛门部位解剖与功能的重要性，认为手术时"刀针挂线切勿轻用"，要审慎而为。正如《辨证录》中所说："肛门之肉，不比他处之肉，而肛门之皮，亦不比他处之皮。他处之皮肉，非横生则纵生也。惟肛门之皮肉，有纵有横，最难生合，况大便不时出入。"手术治疗之时应该特别注意肛门皮肤和肌肉的保护。

## （二）现代医学治疗

现代医学关于本病治疗的主流观点是：一旦成脓，应及时给予手术治疗。手术治疗的关键是：清除原发感染灶（即内口）、彻底引流。

对于肛周脓肿的治疗应着重考虑到肛门功能的保护，炎症期脓腔周围的组织尚未瘢痕化，没有粘连、固定，此时切开过多脓腔周围组织可致括约肌回缩，难以维持肛门形态及功能，同时可致肛门移位，所以不能单纯追求"除恶务净"而过多损伤肛门直肠周围组织，致术后肛门功能受损，轻者肛门形态受损术后闭合不全致漏液、漏气，重者括约功能受损肛门失禁，排便不能控制。所以对于肛周脓肿的治疗，原则上以引流为主，最大限度地保持肛管形态，减少括约肌的损伤。

对于尚未成脓的肛周感染，仍建议进行引流，因为从脓肿形成的机理来看，此时多数的肛周感染均有感染性窦道形成，暂时的保守治疗不能解决根本问题，感染可能只是短时期内得到控制，仍会反复发作，同时复发后可能会是更大范围或更复杂化的感染，尤其是对患有全身疾病，如糖尿病、结核、血液系统疾病、免疫缺陷等的患者，早期且充分的引流是必需的。没有证据表明术前使用抗生素可以减少脓肿术后瘘管的形成，但对于有明显血象升高的患者，仍建议合理辅助使用抗生素。

现将常用的手术治疗方式简要归纳如下。

### 1. 单纯切开引流术

这是肛周脓肿最常用的手术方式。术中充分切开脓肿侵犯的腔隙，必要时行高位置管冲洗引流或对口引流，充分引流的同时而不损伤肛门括约。对考虑合并全身性疾病、脓肿情况不明时也多采用此法，待引流通畅、感染控制后，再行根治性手术，这样不仅增加手术的成功率，还减少了肛门括约肌功能的损伤。其优点是手术禁忌证少，操作简单；缺点是由于未处理内口，术后肛瘘形成及脓肿复发率高。另外值得注意的是：20％的肛周脓肿患者会在1年后复发，67％的患者最终会在1年内形成肛瘘；且临床上往往过度强调引流通畅，导致创面过大，愈合时间延长，造成患者的身心和经济负担，影响其生活和工作质量。

**2. 根治性脓肿切开术**

为了降低脓肿切开引流术后的肛瘘形成率，部分学者认为，在脓肿切开引流的同时，切开可疑的瘘管或者在该部位挂线，称之为"根治性脓肿切开术"，但以英国圣马克医院的 Mummtry 为代表的学者认为，急性感染期，脓肿扩展方向及范围不易探查，内口定位不准确，此时这种手术方式可能造成肛门括约肌的损伤，导致术后肛门失禁，并存在形成假道的风险，会严重影响患者的生活质量，这也是很多患者无法接受的原因。

**3. 切开引流挂线术**

对于合并全身性疾病如克罗恩病、血液病、艾滋病和结核等的特异性肛周脓肿患者，往往形成多发性的高位脓肿的风险较大，临床常多次手术不愈。对于这样的脓肿，治疗目标应为控制感染、防止其再次发作。因此在积极治疗原发病的基础上，切开引流的同时给予引流挂线是此类脓肿患者的最佳选择。此时取挂线之引流和异物刺激的作用，局部炎症通过长期的充分引流得以消散，阻遏了脓肿的蔓延，待原发病得到有效控制后再拆除挂线。脓肿常不需要手术治疗而自愈，或一直保持在静止期。

**4. 保留括约肌术式**

肛门内括约肌主要维持肛门静息压，肛门外括约肌主要影响肛门收缩压。损伤内括约肌可引起应激性排便失禁，外括约肌的损伤则对肛门自主控便存在一定影响，因此括约肌的保留尤为关键，此术式旨在用微创的理念解决患者的病痛，最大程度地保持肛门形态及保护肛门功能的完整性，但其远期疗效还有待进一步观察。

这类术式包括全括约肌保留的肛周脓肿三间隙引流术（金黑鹰）、肛周脓肿保存括约肌一次性根治术（高野正博），直肠壁挂线术（赵世华），切开虚挂引流术、肛尾韧带切断术（孙芳）、改良后的保留括约肌挂线术和推移皮瓣术（谷云飞）等。

[张心怡　张美琪　许妍妍]

**· 述　评 ·**

肛周脓肿时，需要进行一期切开，还是首先进行切开引流、再进行二期瘘管的确定性手术，似乎是一个广泛争论的问题。其原因在于：如果进行单纯的切开引流，约有50%左右的病人需要进行二次肛瘘切开手术；如果进行了脓肿引流同时行瘘管切开手术，仅有30%的人需要进行二期瘘管切开手术。从表面上看，似乎行一期切开手术似乎更为有意义，但是如果换一个角度来想，我们对这个问题就会有不同的理解。行单纯脓肿引流手术后有50%需要行二次手术，那就意味着有50%经简单的脓肿切开手术能愈合，不需要行二次手术，也不需要行损伤括约肌的手术。而如果在开始时进行瘘管同时切开的话，那就意味着至少有一半人本不需要损伤任何括约肌可治愈脓肿，但却进行了瘘管切开，损伤了括约肌，使患者冒一定失禁的危险。另外，对于确实需要瘘管切开的患者，由于在炎症期进行切开，其失禁率是否高于二次手术？对此尚缺乏有力的证据支持；对于那些没有治愈的患者，是不是由于不充分的术前评估而导致了更复杂的肛瘘？在临床中，常常遇到一些"人造复杂肛瘘（man-made high fistula）"，而且约有5%的患者形成了括约肌外或括约肌上肛瘘而导致严重的后果。

笔者推荐，通常对于皮下脓肿和括约肌间脓肿可以进行一期切开手术，而对于坐骨直肠窝脓肿、骨盆后间隙脓肿和骨盆直肠间隙脓肿，首先进行切开引流，位置高时可以进行置管引流，待二期瘘管形成后再考虑行肛瘘切开手术。对于脓肿是否需要进行一期切开手术，目前尚需要高级别的证据以指导目前的临床实践。

（金黑鹰）

## 参考文献

[1] Ommer A，Herold A，Berg E，et al. German S3 guidelines：Anal abscess and fistula（second revised version）[J]. Langenbeck's Archives of Surgery,2017,402(2):191-201.

[2] 徐晨.肛周脓肿术后外用珍珠粉的临床效果观察[D].沈阳:辽宁中医药大学,2014.

[3] (宋)陈自明编.(明)薛已校注.外科精要[M].北京:人民卫生出版社,1982.

[4] 柏幼安.《医门补要》论治肛肠科疾病的理论浅识[J].中医文献杂志,1999,17(1):8-9.

[5] 毛红,康进,杨军,等.论肛痈之证治[J].四川中医,2020,38(1):34-37.

[6] 麻学英.基于文献分析的中医药治疗肛周脓肿的古今用药规律研究[D].沈阳:辽宁中医药大学,2018.

[7] 下肛痈的临床资料回顾性研究[D].成都中医药大学,2019.

[8] 杨乃英.卫气营血辨证下肛痈的临床资料回顾性研究[D].成都:成都中医药大学,2019.

[9] 毛红.肛周脓肿发病的中西医认识[J].中国中医药现代远程教育,2013,11(14):138-140.

[10] 范宜堂.公英解毒熏洗剂对低位肛周脓肿术后创面愈合影响的临床观察[D].济南:山东中医药大学,2014.

[11] Eisenhammer S. The internal anal sphincter and the anorectal abscess[J]. Surgery,Gynecology & Obstetrics,1956,103(4):501-506.

[12] Parks A G. Pathogenesis and treatment of fistuila-in-ano[J]. British Medical Journal,1961,1(5224):463-469.

[13] Eisenhammer S. The final evaluation and classification of the surgical treatment of the primary anorectal cryptoglandular intermuscular（intersphincteric）fistulous abscess and fistula[J]. Diseases of the Colon and Rectum,1978,21(4):237-254.

[14] Fitzgerald R J，Harding B，Ryan W. Fistula-in-ano in childhood：A congenitaletiology[J].

Journal of Pediatric Surgery,1985,20(1):80-81.

[15] 金黑鹰,章蓓. 实用肛肠病学[M].上海:上海科学技术出版社,2014.

[16] Lockhart-mummery J P. Discussion on fistula-in-ano[J]. Journal of the Royal Society of Medicine,1929,22:1331-1358.

[17] Seow-Choen F, Nicholls R J. Analfistula[J]. British Journal of Surgery,1992,79(3):197-205.

[18] McColl I. The comparative anatomy and pathology of anal glands. Arris and Gale lecture delivered at the Royal College of Surgeons of England on 25th February 1965[J]. Annals of the Royal College of Surgeons of England,1967,40(1):36-67.

[19] Seow-Choen F, Ho J M. Histoanatomy of analglands[J]. Diseases of the Colon and Rectum,1994,37(12):1215-1218.

[20] Kuroda N,Tanida N,Ohara M,et al. Anal canal adenocarcinoma with MUC5AC expression suggestive of anal gland origin[J]. Medical Molecular Morphology,2007,40(1):50-53.

[21] 姜朋朋,周东风. 肛周脓肿的病因学浅析[J].临床普外科电子杂志,2017,5(3):40-46.

[22] Steele S R, Hull T L, Read T E, et al. The ASCRS textbook of colon and rectalsurgery[M]. 3rd ed.

[23] 杨昆蓉.陈自明外科治疗特色之简析[J].中国自然医学杂志,2000(1):41-42.

[24] 王雪丽,卢灿省.肛周脓肿一期根治术联合康复新液外用治疗肛周脓肿的疗效观察[J].世界最新医学信息文摘,2019,19(86):207-208.

[25] 王耿.高秉钧对中医外科的贡献[J].陕西中医,2005,26(2):190-191.

[26] 贺金玲,高原,梁建国,等.托法在肛周脓肿中的应用进展[J].中国医药导刊,2017,19(11):1132-1134.

[27] 孙莉,王军省.肛周脓肿的中医药治疗进展[J].新疆中医药,2020,38(2):112-114.

[28] 范丽颖.李师教授应用一次性切开挂线术治疗肛周脓肿经验撷要[D].沈阳:辽宁中医药大学,2011.

[29] 王晓宏,李柏年.高位肛瘘挂线疗法的若干问题[A].南京中医药大学第三附属医院、全国中医肛肠专科医疗中心.2006·中国(南京)肛肠外科国际论坛资料汇编[C].2006.

[30] Marvin L. Corman 主编.传刚,汪建平,王杉主译.CORMAN 结直肠外科学[M].上海:上海科学技术出版社,2016.

[31] 梅世文,金黑鹰.肛旁脓肿的术式选择[J].中华结直肠疾病电子杂志,2016,5(5):376-379.

[32] Vasilevsky C A, Gordon P H. The incidence of recurrent abscesses or fistula-in-ano following anorectalsuppuration[J]. Diseases of the Colon and Rectum,1984,27(2):126-130.

[33] Hämäläinen K P, Sainio A P. Incidence of fistulas after drainage of acute anorectalabscesses[J]. Diseases of the Colon and Rectum,1998,41(11):1357-1361;discussion 1361-1362.

[34] Scoma J A, Salvati E P, Rubin R J. Incidence of fistulas subsequent to anal abscesses[J]. Diseases of the Colon and Rectum,1974,17(3):357-359.

[35] Marks C G, Ritchie J K, Lockhart-Mummery H E. Anal fistulas in Crohn's disease[J].

British Journal of Surgery,1981,68(8):525 – 527.

[36] 陈滟,王小峰,金黑鹰,等.三间隙引流术治疗肛周脓肿的可行性探讨[J].中华胃肠外科杂志,2016,19(04):442 – 445.

[37] Nasseri Y，Cassella L，Berns M，et al. The anal fistula plug in Crohn's disease patients with fistula-in-ano:A systematicreview[J].Colorectal Disease,2016,18(4):351 – 356.

[38] Schwartz D A，Loftus E V，Tremaine W J，et al. The natural history of fistulizing Crohn's disease in Olmsted County, Minnesota[J].Gastroenterology,2002,122(4):875 – 880.

[39] Hellers G，Bergstrand O，Ewerth S，et al. Occurrence and outcome after primary treatment of anal fistulae in Crohn's disease[J].Gut,1980,21(6):525 – 527.

[40] 谷云飞.挂线疗法在肛周脓肿治疗中的临床应用[J].江苏中医药,2006,38(8):7 – 8.

[41] 张东铭.大肠肛门局部解剖与手术学[M].合肥:安徽科学技术出版社,1998.

[42] 张东铭.盆底与肛门病学[M].贵阳:贵州科技出版社,2000.

[43] Jin H Y，Chen Y，Zhang B. Three-cavity clearance（TCC）can decrease the fistularate after drainage of a perianal abscess:A case-control study[J].Gastroenterology Report,2018,6(3):221 – 224.

[44] 张心怡,金黑鹰,王灿,等.三间隙引流术在腺源性肛周脓肿治疗中有效性和安全性的前瞻性队列研究[J].世界华人消化杂志,2019,27(15):948 – 953.

[45] 陈滟.三间隙引流术治疗肛周脓肿的应用研究[D].南京:南京中医药大学,2016.

[46] Rosen S A，Colquhoun P，Efron J，et al. Horseshoe abscesses and fistulas:How are we doing? [J].Surgical Innovation,2006,13(1):17 – 21.

[47] 许勇辉.三间隙引流术在肛周脓肿治疗中的应用效果观察[J].贵州医药,2018,42(6):725 – 727.

[48] 许跃文.肛周脓肿三间隙引流术的临床应用效果[J].现代医药卫生,2018,34(16):2550 – 2552.

[49] 洪文,刘扬,杨博,等.三间隙引流术治疗肛周脓肿临床疗效观察[J].中国现代手术学杂志,2017,21(4):265 – 268.

[50] 刘涛.三间隙引流术对肛周脓肿患者术后排便及肛门功能障碍的影响[J].内蒙古医学杂志,2018,50(9):1095 – 1096.

[51] 赵现林.三间隙引流术对肛周脓肿患者疼痛、肛门功能及术后并发症的影响[J].中国医学工程,2020,28(8):91 – 93.

[52] 赵春选.三间隙引流术对肛周脓肿患者肛门功能、疼痛及术后并发症的影响[J].中国肛肠病杂志,2020,40(1):24 – 25.

[53] 刘浏荣,王留珍,孙洁慧,等.三间隙引流术和传统切开挂线术在治疗肛周脓肿中的应用价值[J].临床和实验医学杂志,2020,19(9):985 – 988.

[54] 王华.三间隙引流术及传统切开挂线术治疗肛周脓肿的疗效对比[J].结直肠肛门外科,2017,23(4):497 – 500.

[55] 张海新.引流术与切开挂线术治疗肛周脓肿的疗效对比[J].中国继续医学教育,2020,12(5):112 – 114.

[56] 徐永峰. 三间隙引流术及传统切开挂线术治疗肛周脓肿的效果观察[J]. 临床医药文献电子杂志,2019,6(81):57-58.

[57] 汤勇,卢洪,黄志勇. 三间隙引流术在高位肛周脓肿治疗中的应用及对炎性因子、疼痛因子的影响[J]. 河北医药,2020,42(1):81-84.

[58] 周海东,朱小艳,景岚. 三间隙引流术对肛周脓肿患者疼痛及创面愈合的影响[J]. 巴楚医学,2019,2(4):16-19.

[59] Peng K T, Hsieh M C, Hsu W H, et al. Anterior ilioinguinal incision for drainage of high-located perianal abscess[J]. Techniques in Coloproctology,2013,17(4):455-458.

[60] Malik A I, Nelson R L, Tou S. Incision and drainage of perianal abscess with or without treatment of analfistula[J]. Cochrane Database of Systematic Reviews,2010(7):CD006827.

[61] 张心怡,陈诚,韦平,等. 三间隙引流术治疗腺源性肛周脓肿的多中心随机对照研究[J]. 中国医刊,2020,55(12):1320-1323.

[62] 邓胜全,雷恒. 三间隙引流术与传统切开引流术治疗肛周脓肿的效果比较[J]. 川北医学院学报,2023,38(10):1350-1353.

[63] 周秦汉,王洋,张钰喆. 三间隙引流术与切开引流挂线术治疗肛周脓肿患者的效果分析[J]. 系统医学,2023,8(14):132-135.

[64] 顾鹏飞,涂清卫. 三间隙引流术对肛周脓肿患者治疗效果及并发症的影响[J]. 全科医学临床与教育,2022,20(12):1093-1096.

[65] 龙文浩. 三间隙引流术与切开引流挂线术治疗肛周脓肿患者的效果比较[J]. 中国民康医学,2022,34(9):129-131.

# 第十章

# 特殊类型的肛瘘

## 一、结核性肛瘘

肠结核是结核杆菌侵犯肠道引起的慢性特异性感染，在发展中国家近年来发病率仍然较高。肠结核的临床表现缺乏特异性，容易漏诊、误诊，贻误治疗。文献主要为散发性的个案报道。肠结核好发部位是回盲部，肛门部结核尤为少见。结核是肛周脓肿和肛瘘的负面致病因素，多数结核性肛瘘术前没有正确的诊断和认识，不能被正确认识，只采用常规的治疗方法而导致治疗失败。

**1. 病因及发病机制**

肠道结核多由人型结核杆菌引起，约占90%以上。患者多继发于开放性肺结核或喉结核，结核菌随吞咽的痰进入肠道，也可能通过与肺结核患者共进饮食时因未采取消毒隔离措施，致使结核杆菌直接进入肠道引起感染。肺外结核能侵犯人体的任何脏器。除肠道感染外，也可能经由血源感染。

消化道结核所占比例低于1%，85%的消化道结核发生在回盲部，其次是十二指肠和结肠，相对而言，肛管直肠结核极其少见（文献报道占消化道结核的1%）。肛管直肠部位结核感染最常见的疾病是肛瘘（占80%～91%）。结核性肛瘘在发达国家发生率很低，主要是个案报道。Sultan等报道法国巴黎结直肠病中心17年中仅发现7例结核性肛瘘，并且这些患者均为50岁以上的移民。Shukla报道印度单中心5年中122例肛瘘手术患者，术后病理显示19例为结核性肛瘘，其中仅有一位患者胸部X线检查发现合并有肺结核。

**2. 诊断**

（1）临床表现

结核性肛瘘常见于青壮年，男性多于女性，约占全部肛瘘的5%，可同时伴有肺部原发病灶。与腺源性肛瘘相比，结核性肛瘘没有过多的特异性发病特征或部位。结核性肛瘘通常为复杂性肛瘘，病史较长，通常有反复发作及多次手术史。外口不规则，无突起小结，外口边缘向内凹陷卷曲，呈"杯口样改变"；脓液清稀或呈米泔水样。创面生长缓慢，创面肉芽呈暗红色，易出血，表面覆盖黏稠脓性分泌物；疼痛较轻或无痛；伴有或不伴有全身症状，如体重减少、发热、盗汗、慢性咳嗽等。

（2）实验室检查

胸部平片检查应当是复杂性肛瘘术前的常规检查，对于怀疑结核性感染患者更为重要。结核菌素试验（PPD 1：2 000，硬结直径大于 15 mm）是有效的临床检测方法，其阳性检出率达到 75%。Sultan 等报道的 7 例结核性肛瘘患者中，6 例结核菌素试验阳性。然而，真正确诊必须依靠局部组织病理学或分泌物微生物学检查。显微镜下在其管壁内可见到多少不一的，由类上皮细胞、淋巴细胞和郎罕氏巨细胞构成的结核性肉芽组织，有时还可以出现干酪样坏死。典型的组织病理学改变是在片状干酪样坏死周围见类上皮细胞和郎罕氏巨细胞构成的结核性肉芽结节，但是，典型的干酪样坏死并不常见，在 Sultan 报道的 7 例患者中仅 3 例有干酪样坏死。可对肛周分泌物涂片进行直接 Ziehl-Nielsn 染色查找结核分歧酸性杆菌，并进行细菌培养。近年来，聚合酶链 PCR 反应法可以在 48 小时内查出结核分歧酸性杆菌，该方法高效、敏感，敏感性达 75.0%、特异性达 95.7%。

### 3. 治疗

一旦确诊为结核性肛瘘，应积极进行抗结核治疗和全身支持疗法，经过标准的抗结核治疗，局部症状通常得以控制并消失。在脓肿形成的急性期，通常采用单纯切开引流。肛瘘形成后，不是立即进行手术治疗，而是在保持引流通畅的同时进行全身抗结核治疗。

西医治疗：WHO 推荐肺结核和肺外结核均必须采用标准化治疗方案。初始标准化治疗方案为 2HRZ/4HR［2 个月的强化（初始）期间：异烟肼 300 mg（H）、利福平 600 mg（R）、吡嗪酰胺 1 000 mg（R），每日 1 次，共 2 个月；4～6 个月的巩固期间：异烟肼 300 mg、吡嗪酰胺 1 000 mg，每日 1 次，共 4～6 个月］。对于抗结核治疗失败、产生异烟肼耐药的患者，可以使用乙胺丁醇 750～1 000 mg 替代。治疗过程中，为预防药物对肝脏和肾脏功能损害，需定期检查肝肾功能。

中医中药在结核病的防治中同样有重要的意义。对于结核性肛瘘，中医通常辨证为阴虚型，治以养阴脱毒、清热利湿，方用青蒿鳖甲汤加减。

总之，对于反复发作或多次手术的肛瘘患者应怀疑结核菌感染的可能，必须常规进行胸部 X 线、结核菌素试验检查、手术切除标本进行病理检查，以便确诊。治疗通常采用标准的抗结核治疗；急性化脓期采用切开治疗。

## 二、 肛瘘癌变

肛管部恶性肿瘤大约占胃肠道肿瘤的 1%。世界卫生组织（WHO）诊断标准中，肛管腺癌来源于三个部位：直肠、肛腺和肛瘘。1934 年 Rosser 首先报道了 7 例肛周黏液腺癌合并慢性肛瘘的病例，并制定了临床诊断标准。尽管肛瘘继发癌变导致的肛周黏液腺癌极为罕见，但近几年相关报道增加。该病病变隐匿，临床表现多不典型，常被误诊误治。

### 1. 病因及发病机制

肛瘘癌变的几率很低。1934 年 Rosser 报道 7 例肛周黏液腺癌合并慢性肛瘘。英国圣马克（St. Mark）医院统计其 1936—1955 期间共有 8 例肛瘘合并肛周黏液腺癌；1981 年隈越幸男统计日本大肠癌研究会登记的肛瘘癌变病例共 175 例。近年来，肛瘘癌变病例报道增多。Gaertner 等统计了美国明尼苏达大学医院自 1992—2007 年期间诊断的 14 例肛瘘癌变患者，男女各 7 例，平均年龄为 59 岁。2003 年翟胜统计国内文献报道了 16 例肛周黏液腺癌病例，所有患者均有长期存在、迁延不愈的复杂性肛瘘病史。Harpain F 等对 1999—2019 年间 1004 例接受肛瘘手术治疗的患者进行回顾性分析发现，10 名（1.0%）患者被诊断为瘘管相关性肛门癌。

肛瘘如何继发形成恶性肿瘤，至今仍然存在争议。Getz 等根据自己对该病的研究并结合文献分析，认为癌瘤是由肛瘘恶变而来。1976 年 WHO 对肛管腺癌诊断分类标准中指出，肛管腺癌来源于：直肠、肛腺和肛瘘，肛腺和肛瘘癌变的病理性质为黏液腺癌。1863 年 Virchow 首先提出炎症与癌症关系，认为慢性、破坏性炎症病变存在向恶性转变的倾向。目前多数作者认为肛瘘癌变主要继发于局部长期的慢性炎症及瘢痕组织中淋巴管破坏，局部免疫监视功能受损，导致肿瘤的发生。

### 2. 诊断

（1）诊断标准

Rosser 在 1934 年提出肛瘘癌变的诊断标准如下：① 肛瘘在肿瘤诊断前存在至少10 年；② 肛管直肠及其周围只存在一个肿瘤，并且肿瘤继发于肛瘘；③ 肛瘘内口位于肛管，而不是肿瘤自身。确诊必须依赖组织病理检查，病理性质多为黏液腺癌。

多数文献报道对于上述诊断标准的第一条存在争议。隈越幸男统计日本大肠癌研究会登记的 175 例肛瘘癌变病例中只有 80 例肛瘘持续存在 10 年以上；Gaertner 等报道的 Minnesota 大学研究结果显示，在肛瘘癌变的 14 例患者中有 3 例肛瘘持续时间少于10 年；在我们诊断的 4 例患者中有一例患者的肛瘘存在时间为 3 年。

（2）临床表现

肛瘘癌变的临床表现缺乏特征性。肛管直肠腔内没有肿瘤，肿瘤在坐骨直肠间隙或会阴部隐匿性缓慢生长使早期诊断困难。复杂的肛周病变形成的狭窄、溃疡、炎症等，导致局部检查受限。患者的主诉常表现为长期、反复发作的肛瘘或肛周脓肿，肛周溃疡、红肿疼痛、硬结、肛管狭窄，脓液多呈胶胨样，没有便血或梗阻症状，临床医师常误诊为肛周或坐骨直肠窝的脓肿或肛瘘而被反复手术治疗。

临床高度的警惕性对避免肛瘘癌变延缓诊断与治疗非常重要。然而，多数患者局部检查并未发现可疑的肛周肿块。Gaertner报道的14例患者中仅6例（43%）在常规局部检查时发现可疑肿块，11例在手术中探查时发现肿块；14例患者确诊的方法分别为：6例麻醉状态下组织病理活检、4例门诊活检、2例肛瘘术中快速病理、2例在肛瘘术后标本病理检查。我们诊断的4例患者中，1例在复杂性肛瘘术前MRI检查时发现异常肿块后麻醉下病理检查；1例是肛周脓肿术后一月余因创面不愈合，存在果胨样黏液而再次手术探查时确诊；其余2例门诊检查时发现可疑肿块，病理性质均为黏液性癌。Onerheim强调肛瘘患者瘘管有胶冻样黏液或瘘管切除标本病理存在"黏液湖"，需高度警惕肛周黏液腺癌的可能性。

（3）辅助检查

MRI因能够准确显示肛管直肠周围组织结构，为临床提供有效的诊断和治疗信息已逐步成为复杂性肛瘘术前诊断的金标准。目前对肛瘘癌变术前的肿瘤分期主要依据MRI影像学表现。几个特征性的MRI表现有助于诊断肛瘘癌变：① 结直肠黏液腺癌组织中含有大量黏液的肿瘤细胞、间质、血管等，在MR影像共同形成特有的网状结构（图10-1）；② 黏液腺癌中黏液组织成分在T2W1压脂序列下表现为典型的高信号征象（图10-2）；③ 在肿瘤与肛管直肠之间存在瘘管，肛管直肠内存在内口（图10-1）。对临床怀疑的病例，MRI能够提供准确而有效的影像学依据，继而在麻醉状态下探查、进行活组织病理检查是必需的。

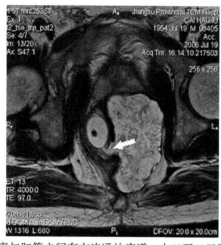 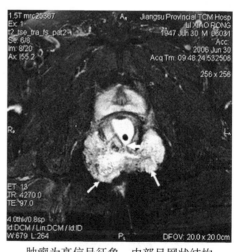

肿瘤与肛管之间存在连通的瘘道，内口开口于肛管　　　　肿瘤为高信号征象，内部呈网状结构

**图 10-1　肛瘘癌变（磁共振 T2W1 序列，横截位）**　**图 10-2　肛瘘癌变（磁共振 T2W1 压脂序列，横截位）**

血清肿瘤标志物如癌胚抗原（carcinoembryonic，CEA）、糖类抗原（carbohydrate antigen 199、carbohydrate antigen 125）等在结直肠癌诊断与术后评估中广泛应用。目前的临床资料显示，CEA 可以作为肛瘘癌变术前评估与术后随访的重要指标。

### 3. 治疗

由于本病比较罕见，临床治疗缺乏大样本随机对照研究。Beal 等认为肛管腺癌应采用腹会阴联合切除术（abdominnoperineal resection，APR），术后常规放化疗。Klas 等统计分析了 192 例肛管癌（腺癌占 19%）治疗情况，提出肛管腺癌通过手术治疗，选择性的术前或术后辅助放化疗能获得较好的疗效。我们统计了近年英文文献报道的 28 例肛瘘癌变病例，其中 23 例患者接受了腹会阴联合切除术，13 例接受了术前或术后放化疗。Ong 等报道 4 例接受腹会阴联合切除术的肛瘘癌变患者，平均随访 26.7 个月（13～39 个月），1 例腹股沟淋巴结转移的患者尽管术后接受了放化疗但仍然于术后 15 个月因远处转移死亡。Gaertner 报道 14 例患者，平均随访 63.4 个月（14～139 个月），10 例无病生存；死亡的 4 例患者均为低分化黏液腺癌，3 例诊断时已发现存在淋巴结转移。我们临床诊断的 4 例患者均未接受手术治疗，接受放化疗治疗的 2 例随访 28 个月、24 个月时带瘤生存；1 例患者在接受放疗过程中诱发上消化道出血死亡；1 例伴有腹股沟淋巴结转移患者在确诊 6 个月后死亡。

## 三、 直肠阴道瘘

女性生殖道某处与肠道之间的异常通道称阴道直肠瘘。直肠阴道瘘多见于产科损伤，往往是由于Ⅲ度或Ⅳ度撕裂修补后裂开，或者是由于产钳或急产发生撕裂没能及时发现。由于产程延长，胎先露的压迫式的阴道膈坏死，这在发展中国家是最常见的原因，也可见于妇科手术。

肛门、直肠与结肠下部的胚胎学来源是相同的——泄殖腔内胚层的后面部分。消化管终末端的括约肌是由体细胞来源的，因此，内脏与躯干的成分组成了肛门直肠部分。内脏的成分包括直肠、肛门内括约肌和肛管上面部分的内皮。肛管下部的上皮及盆底的横纹肌肛门外括约肌均属于躯干成分。直肠黏膜由分泌黏液的高柱状细胞组成，黏膜凹陷形成腺体。黏膜下肌层内层为环状平滑肌，外层由纵行平滑肌围绕着。肛管的黏膜上皮是不一致的，与直肠临近 1 cm 是直肠型的柱状上皮，接着的 1.5 cm 是有复层柱状上皮。肛管的远端约占肛管的一半是立方柱状上皮。这里含有丰富的内痔神经支，是非常敏感的。与直肠一样，肛管的黏膜周围也是内层为环状平滑肌、外层由纵行平滑肌围绕着，纵行肌形成扇形的纤维束，通过内外括约肌附着到会阴的皮肤。

肛管长约 2.5～4 cm。正常情况下，由于肛门括约肌的强直收缩，肛管保持在完全松弛的状态。肛管的后面是尾骨，其间是纤维脂肪组织。肛提肌位于肛管后面，接近皮肤，两侧达坐骨直肠窝。会阴、肛管、直肠末端的血供、淋巴及重要神经从此经过。肛管的前面是直肠阴道隔下部及会阴体。

肛管靠近肛门外括约肌为肛门阴道瘘，而瘘管距肛门口 3 cm 以上称直肠阴道瘘。控制粪便在正常情况下由许多方面因素共同作用。解剖完整的肛门括约肌，其作用是有效关闭肛管；完整的肛门直肠感觉对于人们感觉直肠是否充满和辨别直肠内容物的性质是必需的；完整的运动神经支配也是必需的，为的是使括约肌对肛管关闭做出适当的反应。

**1. 病因**

（1）产伤

发生于滞产或手术产损伤。

① 滞产：可因头盆不称、胎位异常、胎儿异常、先天性阴道畸形或阴道瘢痕等，导致胎儿先露部在小骨盆腔下降受阻，造成滞产（产程多达 48～72 h），第二产程延长（＞4 h）。滞产发生致阴道后壁、直肠软组织受压于胎儿先露和尾骨之间，从而使得这些软组织逐渐出现水肿、缺血、坏死、溃烂，终致组织坏死脱落，于产后 7～14 天形成瘘孔。鉴于胎头梗阻发生在骨盆的部位不同，进而有不同类型的瘘管，如梗阻在入口处，可致宫颈、阴道、穹窿部及直肠受损成瘘。

② 手术产损伤：手术产中，所用产钳、穿颅器等直接损伤阴道壁、直肠已经成为过去。忽略性横位致子宫破裂并发直肠损伤当今也已罕见。有报道称，中期妊娠引产分娩时有直肠损伤的可能发生。大部分产科引起的直肠阴道瘘位于阴道的下 1/3。可能伴有薄弱的会阴和不全的肛门括约肌，一些瘘管发生在Ⅲ度或Ⅳ度撕裂修补失败后，这些撕裂往往延伸到肛门或直肠下黏膜。会阴组织修补后肛门括约肌愈合，在肛门括约肌上的肛管中伤口缝合线溶解，会导致大小不等的低部位的直肠阴道瘘或肛门阴道瘘。

（2）妇（外）科手术损伤

妇科盆腔炎、子宫内膜异位症导致盆腔严重粘连，或解剖关系发生变异，包括子宫脱垂直肠膨出者，在实行经腹或经阴道筋膜外全子宫切除或附件切除时，累及阴道后壁和直接损伤直肠，未被发现或发现后修补失败。其次是直肠阴道隔的恶性肿瘤，特别是接受盆腔放疗后。感染性疾病例如 Crohn 病、直肠周围脓肿、盆腔脓肿，另外较少见的结核、性病性肉芽肿等，都为直肠阴道瘘的原因。在阴道后壁修补时发生小的或中等大小的瘘，可能是由于直肠损伤。当直肠周围脓肿破裂或外科切开引流时，可以导致瘘管。阴道瘘管开口往往在以前的瘢痕部位，例如子宫全切术和后穹窿切开术的瘢痕。同样，伴有憩室炎的乙状结肠阴道瘘往往发生在全子宫切除后的阴道残端。瘘管修补的失败可导致其他的瘘管，形成更多的瘢痕。较高位置的直肠阴道瘘也可直接由于宫颈癌或内膜癌做放疗而引起，也可以由于放疗对靠近后穹窿的直肠而引起。

但是这样的瘘管在修补前要做活检，以除外癌症的复发。浸润阴道膈的肿瘤坏死导致瘘很少见。

**2. 诊断**

（1）临床表现

直肠阴道瘘病人主要表现为阴道溢粪，在腹泻或解稀便时尤为明显，有时有阴道排气。若为小瘘孔，大便较干时，可无任何症状表现，即不会从阴道内排便，若为稀便，则阴道可有排气及排便。若为大瘘孔，又接近阴道口，则瘘孔成为大便的必经之路，肛门废用，不能控制的阴道排气。

（2）探查

直肠阴道瘘结合瘘粪表现易于诊断，尤其是大的瘘，在阴道窥器暴露下看得更清楚，手指也可触及。小瘘孔及子宫切除后阴道断端瘢痕中的瘘孔则不易被发现，如果阴道后壁见到一处鲜红的小肉芽组织，从此处用子宫探针探查，同时用另一手手指伸入肛门，手指与探针相遇则可明确诊断。也可用细的塑料管或硅胶管插入，经管注入美蓝稀释液观察直肠内棉球是否变蓝来确诊。如疑为小肠或结肠阴道瘘，应结合手术分析外，应用纤维结肠镜来确诊。

**3. 治疗**

直肠阴道瘘的外科治疗可以非常简单，也可以相当复杂。直肠阴道瘘的处理主要是根据瘘管的原因、位置与大小、是否存在多个瘘管，通常也与外科医生的偏爱有关。大部分阴道下半部瘘管，通过经阴道或经直肠方法修补即可。许多阴道高位直肠阴道瘘和乙状结肠阴道瘘，可以使用 Latzko 技术经阴道修补，偶尔也需要经腹部手术修补。只要掌握瘘管修补的基本原理，最流行的修补手术可以达到 70%～100% 的治愈率。

手术的选择并不重要，而充分分离组织、完整切除瘘管、通过两侧宽的组织缝合关闭瘘管的直肠开口以及选择适当时间做修补等，这些都是非常重要的。特别需注意直肠开口最侧面的缝合，要超过瘘管最侧边，充分分离围绕瘘管的组织，保证足够边缘进行缝合及有把握地关闭。注意这些细节利于修补，以及消除缝线的张力。

由于直肠阴道瘘的特殊性，手术修补的时间是关键，只有在炎症完全吸收和组织硬化时手术比较好。按我们的经验，大约需要 3 个月的时间直肠阴道瘘才能做修补，放射后直肠阴道瘘可能需要更长的时间才能修补。在直肠阴道瘘修补中，缝合的选择也是重要的因素。瘘管的修补选用可吸收缝线如肠线，因为可吸收线打结更安全、张力维持较长、组织反应小。瘘管修补不主张永久性缝线，因为一旦修补感染，可成为永久性异物存在。

阴道下段直肠阴道瘘修补方法包括会阴直肠切开后分层缝合，类似于会阴Ⅳ度撕裂缝合术，经阴道荷包缝合或分层缝合，横向的经会阴修补，经直肠修补和直肠前壁瓣改良术。大部分妇科医师在前三种手术中选一种，而结肠直肠外科医生喜欢后两种技术。

　　盆腔放疗形成的瘘管或者由于以前手术而形成的瘘管，常常需要更复杂的修补术，首先粪便转流做一个暂时性的乙状结肠或横结肠造口，盆腔放疗后出现直肠阴道瘘是横结肠切开的特有指征。在造口后，至少需 8 周后才能行瘘管修补术，使伴有蜂窝织炎的瘘管愈合。由于结肠造口消除了瘘管内粪便引起的细菌污染，这样才有血管再形成和组织的愈合，只有当瘘管周围的蜂窝织炎完全吸收恢复，邻近的直肠阴道隔是柔软而有韧性的，瘘管修补才能进行。由放射治疗引起的直肠阴道瘘是由于动脉内膜炎导致的血管闭合，血供受到限制，手术后伤口的愈合能力是很差的。当经腹修补这些瘘管，可以使用网膜移植或非放射性的肠管移植。修补放射性瘘管有五个基本步骤，保证手术成功：① 瘘管边缘需要做多点活检，除外复发性或持续性肿瘤；② 放射后至少 6 个月才能手术；③ 行结肠造口；④ 瘘管修补区域建立一个血供（可用球海绵体肌、阴唇脂肪瓣、直肠腹部肌、网膜、缝匠肌、内收肌）；⑤ 做到瘘管的最适修补，两侧组织缝合要充分，使其无张力。如果严格按照这几点执行，甚至于较大的放射性瘘管也能修补成功。

　　为了减少感染、保证愈合，在修补前需要有一个完整的肠道准备。患者在术前三天进清淡的流质，在术前 18～20 小时，也就是大约在手术前一天中午开始口服肠道润滑剂，红霉素 500 mg 在术前当天的下午 1 点、2 点和晚间 10 点口服。直肠用 2％的新霉素溶液 200 mL，在手术的当天早上进行灌洗，直到液体回流是清洁的。术后 3～5 天进清淡流质，随后低渣饮食和口服大便软化剂 3 周。另加支持治疗，会阴可以用热灯直接照射，但不使用热水坐浴。

　　（1）直肠阴道瘘经阴道修补

　　小的直肠阴道瘘可以通过两个或多个荷包缝合修补。阴道内小瘘管做环状切口。用锋利的尖剪刀充分分离足够的阴道黏膜，使游离松动的肠道壁允许肠道开口做没有张力的荷包缝合。于阴道黏膜注入无菌盐水可使分离容易并达到内部止血作用。用 3-0 可吸收线于黏膜下开口处，黏膜边缘数毫米进针。手术者应小心避免穿过肠壁，当荷包打结时，瘘管的边缘应翻在肠腔内。第二个荷包缝合围绕第一个荷包缝合周围，是肌层荷包缝合。如无张力，可再缝合第三个荷包。再用 2-0 可吸收线在中间将瘘管两边组织间断缝合。多余肠道黏膜被切除，用 3-0 线连续锁边缝合。

　　如果瘘管的肠道开口过大以至于不能用荷包缝合修补，可选择瘘管直肠开口的横向褥式缝合，沿着瘘管边缘平行缝合，最好不进入肠腔。在缝合瘘管的直肠开口时，小心最侧面的缝合，应保证超出瘘管侧面边缘的缝合。对于第一层，最合适的缝线是 3-0 或 4-0 的可吸收线，使用垂直褥式连续缝合，瘘管边缘翻入肠腔内。第二层为支持

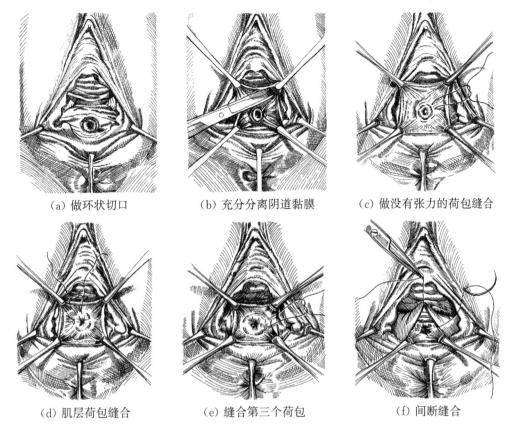

（a）做环状切口　　　　　（b）充分分离阴道黏膜　　　（c）做没有张力的荷包缝合

（d）肌层荷包缝合　　　　（e）缝合第三个荷包　　　　（f）间断缝合

**图 10-3　小的直肠阴道瘘的修补缝合法**

层，用简短褥式缝合直肠壁的肌肉和瘘管的直肠周围组织，这样将第一层翻入肠腔。第二层缝合应轻轻地将两侧并拢对齐，用 2-0 可吸收线缝合两边组织，这样才能促进愈合、避免坏死。耻骨直肠肌也可以被折叠缝合进一步加固修补，对肛门外括约肌的损伤可以纠正。阴道黏膜用 3-0 连续缝合关闭，按缝合的黏膜为中线，将瘘管下面的组织咬合后，拉到中线缝合，这可关闭所有潜在性的死腔。

经阴道手术的一个潜在限制因素，是为了充分游离出足够修补所需的组织，但这有可能导致阴道狭窄。另外，如果此技术用于修补靠近外括约肌的瘘管，也可能导致括约肌损伤。

（2）会阴直肠切开术伴分层修补

会阴直肠切开术伴分层修补是阴道下部直肠阴道瘘修补最常用的手术之一，特别是当瘘管较大、刚好位于肛门外括约肌的上面。在这种修补方法中，阴唇系带与瘘管开口之间的连接切断，使瘘管成为Ⅳ度撕裂。切除瘘管边缘的瘢痕组织，按完全性会阴撕裂的修补法做标准分层修补术。要注意避免过度的阴道狭窄，因为这可以导致性交困难。这手术的主要缺点是当括约肌存在时，要将其横切切断然后修补，这可以引起不适当的愈合及瘢痕形成，使得括约肌功能的下降。

（3）低直肠阴道瘘横向经阴道修补

此方法采用完全性会阴缝合术修补直肠阴道瘘，在肛门与阴道之间会阴体的中线做一横行切口，分离直肠与阴道壁达瘘管上界，然后分别做阴道及直肠瘘管开口的缝合，重建会阴体。横向经会阴法修补低位直肠阴道瘘对肛门门括约肌的保存优于会阴直肠切开术。

先做盆腔检查了解瘘管的情况，然后做准备。手术取膀胱截石位，用无菌生理盐水做皮下注射，使得手术容易分离。不主张用血管收缩剂作皮下注射，因为用了血管收缩剂可引起组织缺血和影响局部防治感染的保护机制。

具体方法见图 10 - 4。

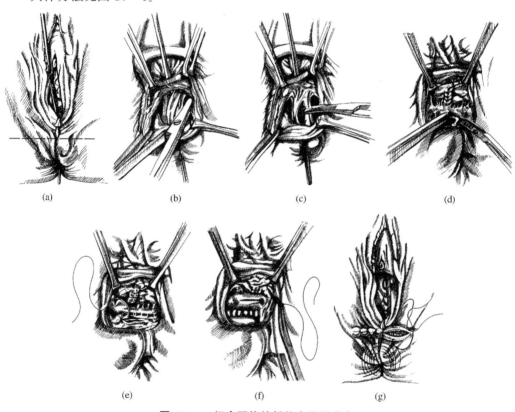

（a）　　　　　　　（b）　　　　　　　（c）　　　　　　　（d）

（e）　　　　　　　（f）　　　　　　　（g）

**图 10 - 4　经会阴修补低位直肠阴道瘘**

取肛门括约肌上经会阴横切口［图中（a）］。充分分离会阴皮肤，然后分离直肠前壁与阴道后壁的组织达瘘管上数厘米。对瘘管两侧及周围分离要足够［图中（b）］。重复注射生理盐水，继续分离直至瘘管腔。用剪刀分离横向打开瘘管［图中（c）］。阴道后壁及直肠前壁分解要足够宽度，尤其是瘘管上面，一般这些组织比较疏松。切除瘘管阴道开口的瘢痕组织，用 3-0 可吸收线做纵向间断缝合，然后做阴道黏膜下第二层间断缝合作为加固。

同样，瘘管直肠开口的瘢痕组织也要剪去［图中（d）］，用 3-0 可吸收线横向间断缝合关闭此开口，缝合要超过开口两侧的顶端［图中（e）］。为了使直肠开口暴露清楚、保证缝合，可在直肠中放一手指作为引导。缝合应该将瘘管边缘翻入直肠并且无组织张力，再做直肠前壁第二层加固间断缝合。

会阴体组织包括耻骨直肠肌，用2-0可吸收线作中线缝合［图中（f）］，这更加固了瘘管的关闭，如果将球海绵体肌分离在阴道后壁下作交叉缝合则优于瘢痕，放射治疗和感染性疾病血供差，在阴道和直肠之间作这层缝合，可以改善血供。同时也可作肛门外括约肌的修补。用3-0可吸收线做皮下缝合，再用4-0可吸收线间断缝合皮肤［图中（g）］。术前如果会阴皮肤是薄的，或曾经做过瘘管修补，可以选择纵向会阴皮肤缝合，以增加会阴厚度，加固会阴体。

术后流质3天，接着是低渣饮食并服用大便软化剂3周，会阴用红外线照射每天3次，一共7天。

直肠阴道瘘横向经会阴修补法，比其他的常规法有更多的有利因素。阴道后壁和直肠前壁足够的分离松动周围的组织和打开瘘管腔是手术的关键。在修补期间至少缝合这五层组织，以安全闭合瘘管。开始阴道黏膜缝合；然后，阴道下筋膜缝合，直肠开口的边缘暴露清楚，仔细缝合，足够的组织分离使直肠前壁能超过第一行缝线做加固缝合，使直肠两侧组织对缝以及直肠周围筋膜缝合没有张力。瘘管的阴道开口纵向缝合，直肠开口横向缝合，相交缝线减少到最少。耻骨直肠肌超过修补处做相对缝合，修补更加安全。球海绵体肌瓣的手术可形成又一保护层，并且使得血管再生。如果肛门括约肌撕裂，同样可做切开修补。此手术可保护括约肌不遭受损伤，瘢痕组织可横向切除后做修补。这手术同样可用于克罗恩病引起的瘘管，而不需要做结肠造口术。

（4）直肠阴道瘘的Latzko缝合术

Latzko技术对修补阴道前后壁的膀胱阴道瘘及阴道穹窿部的高位直肠阴道瘘也是一种有效的修补方法。瘘管周围的组织必须被剥去，以便使血供好的组织相对缝合。瘘管边缘被切除，前后阴道壁黏膜的边缘切除约2～3 cm。第一层用3-0可吸收线间断缝合，边缘翻向肠腔内。为了保证直肠开口第一层完全缝合关闭，往往选择连续的翻转缝合。当结肠造口术瘘管修补时，缝合时就不必使黏膜翻入肠腔。第二层是水平褥式缝合，进针通过直肠肌肉与筋膜水平位缝合。如果组织充分游离，再加上折叠水平褥式缝合能加固关闭内口。最后一层，用3-0可吸收线褥式缝合阴道黏膜。

［杨阳　舒磊　贾克良］

## 参考文献

［1］Jain B K. Diagnosis of tubercular anal fistula[J]. Diseases of the Colon and Rectum,2020,63(4):e44.

［2］Choi Y S, Kim D S, Lee J B, et al. Clinical features of tuberculous versus Crohn's anal fistulas, in Korea[J]. Journal of Crohn's & Colitis,2015,9(12):1132 - 1137.

［3］Garg P, Goyal A, Yagnik V D, et al. Diagnosis of anorectal tuberculosis by polymerase chain reaction, GeneXpert and histopathology in 1336 samples in 776 anal fistula patients[J]. World Journal of Gastrointestinal Surgery,2021,13(4):355 - 365.

［4］Stupart D, Goldberg P, Levy A, et al. Tuberculous anal fistulas: Prevalence and clinical features in an endemic area[J]. South African Journal of Surgery Suid-Afrikaanse Tydskrif Vir Chirurgie,2009,47(4):116 - 118.

［5］Garg P. Anal fistula and pilonidal sinus disease coexisting simultaneously: An audit in a cohort of 1284 patients[J]. International Wound Journal,2019,16(5):1199 - 1205.

［6］Garg P, Garg M, DasB R, et al. Perianal tuberculosis: Lessons learned in 57 patients from 743 samples of histopathology and polymerase chain reaction and a systematic review of literature[J]. Diseases of the Colon and Rectum,2019,62(11):1390 - 1400.

［7］Sachdeva K, Shrivastava T. CBNAAT: Aboon for early diagnosis of tuberculosis-head and neck[J]. Indian Journal of Otolaryngology and Head and Neck Surgery,2018,70(4):572 - 577.

［8］Garg P. Assessing validity of existing fistula-in-ano classifications in a cohort of 848 operated and MRI-assessed anal fistula patients—Cohortstudy[J]. Annals of Medicine and Surgery (2012),2020,59:122 - 126.

［9］Sahu M, MishraJ K, Sharma A, et al. A prospective study on tubercular fistula in ano and its management[J]. Journal of Coloproctology,2017,37(3):211 - 215.

［10］MaJ Y, Tong J L, Ran Z H. Intestinal tuberculosis and Crohn's disease: Challenging differential diagnosis[J]. Journal of Digestive Diseases,2016,17(3):155 - 161.

［11］Benammi S, Bakali Y, Alaoui M, et al. Synchronous anal mucinous adenocarcinoma and anal tuberculosis presenting as chronic anal fistula: Challenging management[J]. Archive of Clinical Cases,2023,10(2):74 - 77.

［12］Tahir M, Rahman J, Zubair T, et al. An association of mucinous adenocarcinoma with chronic peri-anal fistula: A brief review of pathophysiology of rare tumor[J]. Cureus, 2020, 12(6):e8882.

［13］Yamamoto T, Kotze P G, Spinelli A, et al. Fistula-associated anal carcinoma in Crohn's disease[J]. Expert Review of Gastroenterology & Hepatology,2018,12(9):917 - 925.

［14］CenacL A, Xiao P, Asarian A. Incidental discovery of mucinous adenocarcinoma from a suspected inflammatory perianal mass[J]. Journal of Surgical Case Reports,2020,2020(2):rjz413.

［15］Harpain F, Dawoud C, Wimmer K, et al. Fistula-associated anal adenocarcinoma: A 20-year single-center experience[J]. Annals of Surgical Oncology,2023,30(6):3517-3527.

[16] Tahir M, Rahman J, Zubair T, et al. An association of mucinous adenocarcinoma with chronic peri-anal fistula: A brief review of pathophysiology of rare tumor[J]. Cureus, 2020, 12 (6):e8882.

[17] Ibáñez AguirreF J, Erro Azcárate J M, Aranda Lozano F, et al. Mucinous adenocarcinoma on chronic perianal fistula treated by neoadjuvant QT-RT neoadyuvante and laparoscopic abdomino-perineal resection[J]. Revista Espanola de Enfermedades Digestivas,2006,98(4):310-312.

[18] Stewart M K, Kavalukas S L, Bonfield C M, et al. Rectothecal fistula secondary to a tailgut cyst with malignant transformation: An abnormal connection and unusual pathology[J]. American Surgeon,2021,87(7):1126-1128.

[19] Massit H, Edderai M, Saouab R, et al. Adenocarcinoma arising from chronic perianal Crohn's disease:A case report[J]. The Pan African Medical Journal,2015,22:140.

[20] Maternini M, Guttadauro A, Ripamonti L, et al. Malignant transformation of a chronic anorectal fistula[J]. Annali Italiani Di Chirurgia,2018,7:S2239253X18029109.

[21] Toyonaga T, Mibu R, Matsuda H, et al. Endoanal ultrasonography of mucinous adenocarcinoma arising from chronic fistula-in-ano: Three case reports[J]. Journal of the Anus,Rectum and Colon,2018,1(3):100-105.

[22] RothC G, Marzio D H D, Guglielmo F F. Contributions of magnetic resonance imaging to gastroenterological practice: MRIs for GIs[J]. Digestive Diseases and Sciences,2018,63(5):1102-1122.

[23] Lee T Y, Yong E, Ding N S. Radiological outcomes in perianal fistulizing Crohn's disease:A systematic review and meta-analysis[J]. JGH Open,2019,4(3):340-344.

[24] Haliloğlu H, Nuray N, Esra Ö, et al. MRI findings of mucinous adenocarcinoma arising from perianal fistula: report of two cases. Gazi Medicine[J]. 2013;24:87-89.

[25] Maejima T, Kono T, Orii F, et al. Anal canal adenocarcinoma in a patient with longstanding Crohn's disease arising from rectal mucosa that migrated from a previously treated rectovaginal fistula [J]. American Journal of Case Reports,2016,17:448-453.

[26] Duffy M J, van Dalen A, Haglund C, et al. Tumour markers in colorectal cancer: European Group on tumour markers (EGTM) guidelines for clinical use[J]. European Journal of Cancer,2007,43 (9):1348-1360.

[27] Belkacémi Y, Berger C, Poortmans P, et al. Management of primary anal canal adenocarcinoma: A large retrospective study from the rare cancer network[J]. International Journal of Radiation Oncology, Biology,Physics,2003,56(5):1274-1283.

[28] Church J M, Weakley F L, Fazio V W, et al. The relationship between fistulas in Crohn's disease and associated carcinoma:report of four cases and review of the literature[J]. Disease Colon Rectum ,2003,28:361-366.

[29] 翟胜. 肛周黏液腺癌的诊断与治疗[J]. 临床误诊误治,2003,16(4):266-267.

[30] Eng C, CiomborK K, Cho M, et al. Anal cancer: Emerging standards in a rare disease[J].

Journal of Clinical Oncology,2022,40(24):2774 - 2788.

[31] Hugen N, van Beek J J P, de Wilt J H W, et al. Insight into mucinous colorectal carcinoma: Clues from etiology[J]. Annals of Surgical Oncology,2014,21(9):2963 - 2970.

[32] World Health Organization Classification of Tumours: Pathology and Genetics of Tumours of the Digestive System. World Health Organization. Lyon, France: IARC Press. 2010.

[33] Santos M D, Nogueira C, Lopes C. Mucinous adenocarcinoma arising in chronic perianal fistula: Good results with neoadjuvant chemoradiotherapy followed by surgery[J]. Case Reports in Surgery,2014,2014:386150.

[34] Lussiez A, Nardos R, Lowry A. Rectovaginalfistula management in low-resource settings[J]. Clinics in Colon and Rectal Surgery,2022,35(5):390 - 395

[35] Meyer J, Ris F, Parkes M, et al. Rectovaginal fistula in Crohn's disease: When and how to operate? [J]. Clinics in Colon and Rectal Surgery,2022,35(1):10 - 20.

[36] Gaertner W B, Burgess P L, Davids J S, et al. The American society of colon and rectal surgeons clinical practice guidelines for the management of anorectal abscess, fistula-in-ano, and rectovaginal fistula[J]. Diseases of the Colon and Rectum,2022,65(8):964 - 985.

[37] Satora M, żak K, Frankowska K, et al. Perioperative factors affecting the healing of rectovaginal fistula[J]. Journal of Clinical Medicine,2023,12(19):6421.

[38] Tuma F, McKeown D G, Al-Wahab Z. Rectovaginal fistula[J]. StatPearls,2023.

[39] Lohsiriwat V, Jitmungngan R. Rectovaginal fistula after low anterior resection: Prevention and management[J]. World Journal of Gastrointestinal Surgery,2021,13(8):764 - 771.

[40] 林承志,黄军杰,朱勇武,等.基于放疗相关直肠阴道瘘临床特征的手术治疗分析[J].中国肿瘤外科杂志,2023,15(2):180 - 183.

[41] DeLeon M F, Hull T L. Treatment strategies in Crohn's-associated rectovaginal fistula[J]. Clinics in Colon and Rectal Surgery,2019,32(4):261 - 267.

[42] Das B, Snyder M. Rectovaginal Fistulae[J]. Clinic Colon Rectal Surgery. 2016,29(1):50 - 6.

[43] Vogel J D, Johnson E K, Morris A M, et al. Clinical Practice Guideline for the Management of Anorectal Abscess, Fisfula-in-Ario, and Rectovaginal Fi stula[J]. Dis Colon-Rectum,2016,59(12): 1117 - 1133.

# 第十一章

# 克罗恩病肛瘘

## 一、 概述

自 1934 年 Bissell 首先报道小肠局限性肠炎同时伴有肛周肉芽肿病变以来，克罗恩病（Crohn's disease，CD）的肛周病变越来越受到临床医师的重视。肛瘘是 CD 最常见的肛周病变，文献报道其发生率高达 17%～43%。克罗恩病肛瘘（perianal fistula of Crohn's disease，PFCD）是 CD 预后差的危险因素，与更严重的致残性疾病进程、更多的肠外表现和激素抵抗相关，导致患者的生活质量受到巨大影响。肛周病变与肠道疾病活动有密切关联，尽管大多数患者需要手术干预，但多学科联合治疗是目前 PFCD 的最佳管理模式。肛周丰富的淋巴组织可以解释肛周 CD 多发的原因。Hellers 等报道 1955—1974 年瑞典斯德哥尔摩市 CD 患者肛瘘的发病率为 23%；Schwartz 等报道 1970—1993 年美国明尼苏达医院 CD 患者肛瘘发病率为 38%。肠道 CD 确诊后，在第 1、10、20 年内肛瘘的发病率分别为 12%、21%、26%。存在结肠活动性病变的患者，肛瘘发病率明显升高，直肠受累时肛瘘发病率为 92%，只有 5% 的 CD 患者首先表现为肛瘘而缺乏肠道炎症的表现。

PFCD 的发病机制目前仍然不明确。上皮间质转化（Epithelial-to-mesenchymal transition，EMT）和基质重塑酶（Matrix metalloproteinases，MMPs）在 PFCD 形成过程中发挥重要作用。炎症是 EMT 的强效诱导因素。肠道炎症诱导上皮细胞发生 EMT 后，移行细胞（transitional cells，TC 细胞）获得迁移和侵袭能力，穿透黏膜深层，造成肠壁局部组织损伤，形成管状结构，最终与肛周皮肤贯通。MMPs 通过降解细胞外基质，持续重塑细胞内基质。MMPs 活性增强导致免疫介导的组织损伤，与 CD 发病密切相关。目前认为 CD 患者伴发的肛瘘，少数为腺源性感染，绝大多数是由于肛管直肠溃疡机械性损伤或感染形成的继发性病变。由于直肠腔内高压，使粪便等感染源通过肛管直肠透壁性溃疡向周围组织和间隙蔓延、感染，最终形成瘘管性病变。

## 二、 克罗恩肛瘘的诊断

### 1. 临床表现

多种病变同时表现是肛周 CD 的典型特征。PFCD 可以同时伴有肛周皮赘、肛裂、多发结节样增生外口、肛门失禁或肛管直肠狭窄，局部疼痛轻微或无痛，剧烈的疼痛多提示有潜在的感染。当患者存在术后创面不愈合、体形消瘦、青少年伴发复杂性或复发性肛瘘以及瘘管外口凹陷等，也应高度怀疑 CD，并进行筛查。腺源性肛瘘与 PFCD 的临床特征区别见表 11 - 1。

**表 11 - 1　腺源性肛瘘与 PFCD 的区别**

|  | 腺源性肛瘘 | PFCD |
|---|---|---|
| 病因 | 肛腺感染 | 肛管直肠透壁性溃疡机械性损伤或感染 |
| 内口 | 内口单一，位于齿线部位 | 内口数量、位置不确定 |
| 范围 | 范围局限，符合 Park's 分类 | 范围广而复杂，Park's 分类无法全面反映 |
| 瘘管特征 | 瘘管狭小 | 瘘管宽大 |
| 直肠炎症 | 无直肠炎症 | 常伴发直肠炎症、狭窄 |
| 邻近器官 | 不侵犯邻近器官 | 邻近器官受侵（伴发直肠阴道瘘、直肠尿道瘘） |
| 肛周伴发病变 | 很少伴发其他肛周病变 | 伴发其他肛周病变 |
| 肠道症状 | 无 | 腹泻、腹痛等 |

由于 CD 是一种慢性、透壁性炎症疾病，疾病自身的进行性发展可导致内外括约肌和会阴体的损害。直肠炎症导致直肠顺应性降低，即使是中等程度的括约肌功能下降，也可能会因为结肠吸收水分障碍、直肠容积及顺应性下降，导致肛门失禁。然而，多数肛门失禁是由于过度的外科手术所致。

### 2. 分类

就肛瘘而言，目前还没有被一致接受的标准分类，临床分类形式繁多，医生经常被这些复杂的分类所混淆。肛瘘分类应当确定原发瘘管、继发管道，病变所涉及肛门括约肌及周围相关组织结构的关系，并提供外科手术所需要的解剖资料。Park's 分类是目前临床最为广泛接受的分类方法，同样适用于 PFCD，但 PFCD 存在更为复杂的支管和/或脓腔，内口可能不在齿线部位，常合并其他 CD 肛周表现。因此，Park's 分类无法全面反映 PFCD 的复杂程度，对指导 PFCD 治疗有极大的局限性。

美国胃肠病学会（American Gastroenterological Association，AGA）提出一种简化但更具有临床相关性的分类，即依据瘘管解剖结构、外口数量、是否存在脓肿以及是否有直肠炎，将 PFCD 分为简单肛瘘和复杂肛瘘两类。简单肛瘘包括：皮下肛瘘、低位括约肌间肛瘘或经括约肌肛瘘；肛瘘只有 1 个外口，无肛周脓肿，无直肠阴道瘘、肛管直肠狭窄和活动性直肠炎。复杂肛瘘包括：高位括约肌间肛瘘或经括约肌肛瘘、括约肌上肛瘘、括约肌外肛瘘；肛瘘有多个瘘管外口，合并肛周脓肿、直肠阴道瘘、肛管直肠狭窄或活动性直肠炎。

由于 PFCD 的诊断与治疗需要多学科协作，AGA 分类有利于多学科临床医生对这类复杂疾病共同讨论和制定治疗方案。与简单肛瘘相比，尽管同样合并有肠道病变，AGA 分类中的复杂性肛瘘患者在积极的手术干预后仍具有较低的瘘管治愈率和更高的复发可能性，肛门失禁的风险也显著增加。

**3. PFCD 活动评价**

正确评价瘘管的活动程度有助于临床治疗 PFCD。标准的 CD 活动指数（Crohn's disease activity index，CDAI）并不适合评价 PFCD。尽管不同的研究者使用不同的评价方法，但肛周 CD 活动指数（perianal Crohn's disease activity index，PCDAI）最能反映 CD 患者肛瘘的进展情况。PCDAI 依据医生评估和患者的总体情况，从分泌物、疼痛和活动、性生活、肛周病变和硬结五个方面进行评估。通过简单的 5 点指数，合理地量化肛周疾病的严重程度，也可以在治疗过程中评估肛周病变活动状态，具有可接受的测量差异。研究显示，当 PCDAI≥4 时，87％的患者有明显活动性肛瘘或肛周炎症，预示疾病处于活动期。

表 11－2　肛周克罗恩病活动指数（PCDAI）

| 分泌物 | | 疼痛和活动 | | 性生活 | | 肛周病变 | | 硬结 | |
|---|---|---|---|---|---|---|---|---|---|
| 从不 | (0) | 没有活动受限 | (0) | 没有受限 | (0) | 没有或仅有皮赘 | (0) | 没有 | (0) |
| 少量黏液样分泌物 | (1) | 轻度疼痛，没有活动受限 | (1) | 轻度受限 | (1) | 肛裂或黏膜撕裂 | (1) | 较小 | (1) |
| 中等黏液样或脓性分泌物 | (2) | 中等疼痛，部分活动受限 | (2) | 中等受限 | (2) | <3 肛瘘 | (2) | 中等 | (2) |
| 较多的脓性分泌物 | (3) | 明显疼痛，明显活动受限 | (3) | 明显受限 | (3) | ≥3 肛瘘 | (3) | 较大硬结 | (3) |
| 粪便污液 | (4) | 很痛，活动严重受限 | (4) | 无法过性生活 | (4) | 肛门括约肌溃疡或肛瘘伴皮赘 | (4) | 波动或脓肿形成 | (4) |

**4. 辅助检查**

临床检查结果将直接影响治疗决策，正确的诊断检查方法是 PFCD 治疗的重要部分。目前临床最常用的局部检查方法有直肠指诊、经直肠腔内超声（Transrectal ultrasonography，TRUS）、磁共振成像（magnetic resonance imaging，MRI）和麻醉状态下探查（examination under anesthesia，EUA）。

TRUS 检查简便、快速，患者耐受性好，是肛瘘诊断的常用方法。受到超声波穿透范围、局部脓肿形成导致的疼痛及直肠狭窄等因素的影响，该检查在 PFCD 诊断应用中受到限制。

MRI 是 PFCD 的首选检查方法。MRI 能从矢状面、冠状面及横截面获得理想的影像图片，充分显示肛管直肠周围肌肉、瘘管与肛门括约肌复合体的关系，提供外科手术所需的解剖及病理学资料，已逐步成为复杂性肛瘘术前诊断和评估的金标准。欧洲克罗恩病和炎症性肠病组织（ECCO）指南推荐所有伴有肛周病变的 CD 患者都应做 MRI 检查。此外，MRI 还可用于指导 PFCD 临床治疗过程的监测，评估瘘管对治疗的反应以及临床症状改善是否与影像学深度愈合一致。

肠道炎症侵犯的范围和程度影响对 PFCD 的外科处理以及对疾病预后的判断，因此，患者应当定期进行纤维结肠镜检查来评价肠道炎症的进展。小肠 CTE 或 MRE 可以用来评价小肠的受侵犯程度。

### 5. PFCD 的癌变

CD 是否为结直肠癌发生的危险，因素尚有争论。Kersting 等报道手术治疗的 330 例 CD 患者中，10 例诊断为结直肠癌，其中 3 例与肛瘘相关。Ky 等经过 14 年对 1 000 多例伴有肛周病变的 CD 患者追踪研究，7 名患者发生肛管或直肠恶性肿瘤。笔者认为，癌变与肛瘘有关，且 PFCD 的癌变率为 0.7%。Gaertner 报道的 14 例肛瘘癌变中有 10 例为 CD 患者。PFCD 癌变预后较差，诊断比较困难，对于长期伴有复杂性肛瘘的 CD 患者需提防局部癌变。复杂的肛周病变形成的狭窄、溃疡、炎症等常导致局部检查受限而延误诊断。

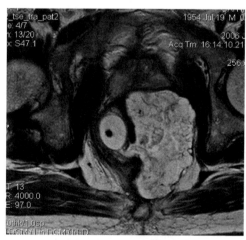

图 11-1　肛瘘癌变

PFCD 癌变的治疗与常规肿瘤治疗一致，鳞状上皮癌采用放化疗，腺癌在手术的基础上联合放化疗。

## 三、 克罗恩肛瘘的治疗

目前 PFCD 的最佳治疗方法仍然存在争议，其总体治疗目标是控制肛周症状、避免排便失禁和直肠切除。由于 CD 自身发展和潜在的病理变化，PFCD 多采用以内科治疗为主、外科治疗为辅的多模式治疗。

### 1. 药物治疗

肠道炎症的控制影响 PFCD 的活动程度和治愈率，肠道炎症处于相对静止期时为处理肛周病变提供了良好的条件。目前临床常用的药物包括抗生素（甲硝唑、环丙沙星），5-氨基水杨酸及其药物前体（如柳氮磺吡啶、偶氮水杨酸等），免疫抑制剂（如 6-巯嘌呤、氨甲蝶呤、环孢菌素等），生物制剂（如抗肿瘤坏死因子-α 单克隆抗体、抗整合素单克隆抗体和抗 IL-12/23 单克隆抗体等）。

（1）抗生素

CD 伴有瘘管或化脓性并发症时，应及时使用甲硝唑、环丙沙星。甲硝唑和环丙沙星有助于改善 PFCD 症状，常作为缓解患者临床症状的初步用药，但是单独使用抗生素并不能维持瘘管长期愈合。尽管没有 RCT 试验证实甲硝唑治疗 PFCD 有效，但多个非随机的临床试验证实甲硝唑治疗 PFCD 有效。甲硝唑减量或停药会导致病情活动，一项研究显示停药 4 个月后，78% 的患者症状复发，但重新恢复治疗剂量后病情很快又被控制。甲硝唑临床应用剂量通常为每日 750~1 000 mg，6~8 周后起效，长期服用的副作用主要为口腔金属味、舌炎、恶心、周围末梢神经炎等。

研究表明环丙沙星通过抑制细菌 DNA 回旋酶合成治疗肛周 CD 有明显效果。West 等通过双盲安慰剂对照试验证实环丙沙星配合 IFX 治疗 PFCD 的疗效明显优于单独应用 IFX。与甲硝唑相同，目前缺乏随机对照的临床试验，而且停药后肛瘘可能会复发。

（2）5-氨基水杨酸及其药物前体

基于现有临床证据，目前尚无 5-氨基水杨酸及其药物前体治疗肛周 CD 的确切疗效报道。5-氨基水杨酸局部灌肠或栓剂可能可以改善肛周 CD 的部分症状。

（3）免疫抑制剂

自 20 世纪 70 年代以来，6-巯嘌呤（6-MP）和硫唑嘌呤（AZA）一直被应用于皮质类固醇和生物制剂诱导 CD 治疗后的维持缓解。随着生物制剂的快速发展且价格大幅下降，免疫抑制剂作为单一的 CD 维持治疗已经逐渐失宠，但对于伴有肛周病变等中重度 CD 患者而言，免疫抑制剂与生物制剂联合使用，既可以增加疗效，又可以预防生物制剂的免疫原性。AGA 推荐使用 6-MP 每日 1.0～1.5 mg/kg 或 AZA 每日 2.0～3.0 mg/kg 治疗 PFCD，副作用主要是白细胞减少、过敏反应、感染、胰腺炎和药物性肝炎。免疫抑制剂虽有助于 PFCD 的闭合和维持，但不良反应相对多见，需要在严密监测下使用。尤应重视 AZA 等药物可能导致的骨髓抑制、并发感染等副作用。AZA 的不良反应多出现在服药 3 个月内，但也可能发生在一年甚至一年以上。初次用药期间需要在第一个月内每周复查一次血常规，每 2 周复查肝功能，第 2～3 个月时每 2 周复查血常规，每月复查肝功能。以后每月复查血常规，半年后视情况复查。为了预测 AZA 导致的骨髓抑制，欧美共识推荐患者在使用前检测硫嘌呤甲基转移酶（TPMP）基因型，如有基因突变者应该避免使用或严密监控下减量使用，但该基因对我国人群的敏感性相对低。NUDT15 基因预测亚洲人群使用后发生骨髓抑制的敏感性和特异性更高，因此中国 IBD 专家共识建议对亚洲患者使用硫唑嘌呤前进行 NUDT15 基因多态性检测。

新的免疫抑制剂，如麦考酚吗乙酯（骁悉）和他克莫司治疗 CD 临床疗效已被证实。有报道显示他克莫司对于活动性肛瘘有效，但需对药物浓度进行检测，以控制肾脏等方面的毒性作用。

（4）生物制剂

① 抗肿瘤坏死因子-α（TNF-α）单克隆抗体：抗 TNF-α 抗体能改变 CD 的进程，特别是那些严重的难治性患者，在 CD 的治疗史上具有划时代的意义。

英夫利西单抗（IFX，Infliximab）是基因重组的人鼠嵌合抗 TNF-α 单克隆抗体，通过结合可溶性 TNF 和膜结合型 TNF，从而阻断 TNF-α 活性。IFX 是首个在前瞻性临床研究（ACCENT-Ⅰ）被证实能够有效诱导 PFCD 瘘管闭合的药物，14 周时肛瘘闭合率为 55%。随后，ACCENT-Ⅱ研究进一步证实 IFX 治疗 PFCD 的有效性，195 名在 ACCENT-Ⅰ试验中对 IFX 诱导治疗有应答的 PFCD 患者（90% 为肛周瘘管）被随机分配至 IFX 维持治疗组或安慰剂组。第 54 周，36% 的 IFX 治疗患者实现瘘管完全闭合，而安慰剂组为 19%（$P=0.009$），IFX 维持治疗显著减少了 PFCD 住院和手术率。IFX 的这些作用在一些非对照病例分析的临床实践中得到了广泛证实，但停药后多数患者会复发，故通常需要长期维持治疗。

IFX 治疗 CD 分为诱导缓解和维持治疗两个过程。诱导治疗分别自第 0、2、6 周按 5 mg/kg 起始剂量静脉输注，随后每隔 8 周 1 次静脉输注维持缓解治疗。如果患者应答良好，通常在 IFX 诱导治疗 1 周后有明显的临床效果，在 14 周可见到明显的内镜下缓解。IFX 治疗肠道病变的有效谷浓度为 3～7 μg/mL。然而，研究显示合并肛周病变患者往往需要更高的 IFX 谷浓度，建议大于 10 μg/mL，甚至可能要达到 20 μg/mL 的谷浓度，瘘管愈合患者的 IFX 药物浓度水平显著高于未愈合者（$P<0.0001$），愈合率随着药物浓度水平的增加而逐渐增加。研究显示如果出现抗药物抗体，则患者瘘管愈合的机会明显降低。抗 TNF-α 类药物联合硫嘌呤类药物或氨甲蝶呤治疗不但有协同作

用，而且可以减少抗体产生，从而提高抗 TNF-α 类药物浓度。因此，联合免疫调节剂或加大剂量优化生物制剂治疗能够提高肛周 CD 治疗的有效性和持久性。

阿达木单抗（adalimumab，ADA）是紧随 IFX 上市的全人源性 IgG1 型抗 TNF-α 单克隆抗体，为皮下给药型生物制剂，作用机制与 IFX 相似。2009 年一项 ADA 治疗 PFCD 的多中心双盲随机对照研究显示，56 周时 ADA 疗效明显优于安慰剂组，大部分愈合的瘘管可以维持 2 年以上。2016 年一项包括 4 项随机对照试验的 meta 分析，纳入 179 例抗 TNF-α 治疗和 109 例安慰剂治疗的 PFCD 患者，IFX、ADA 和安慰剂治疗的瘘管愈合率分别为 46%、30% 和 13%，三者间差异有统计学意义。CHARM 研究包括 117 例基线合并瘘管的患者（PFCD 占 97%），56 周时 ADA 治疗组瘘管闭合率为 33%，安慰剂组为 13%（$P = 0.043$），26 周时瘘管闭合的患者在 56 周均保持瘘管愈合。高质量证据（SONIC 研究）显示，IFX 联合免疫抑制剂治疗腔内 CD 比 IFX 或 AZA 单药治疗在诱导症状缓解和黏膜愈合方面更有效。联用免疫抑制剂治疗会增加抗 TNF-α 单抗药物水平并减少抗体的产生，这些因素都与瘘管结局相关。尽管缺乏高级别临床证据证明抗 TNF-α 和免疫抑制剂联合治疗 PFCD 较抗 TNF-α 单药治疗的临床益处，但联合治疗在总体上表现出良好的长期应答率。需要注意的是：药物联用的骨髓抑制、感染等药物不良反应也相应增加，医师应充分权衡利弊。

② 维得利珠单抗（vedolizumab，VDZ）：VDZ 是一种具有器官靶向性的人源化单克隆抗体，通过选择性结合淋巴细胞 α4β7 整合素，从而抑制淋巴细胞向肠道黏膜迁移和聚集，减轻肠道局部炎症反应。2020 年 11 月中国 NMPA 批准 VDZ 用于成人 CD 治疗。目前关于 VDZ 治疗 PFCD 的结果来自 GEMIN2 临床研究的亚组分析，尽管与安慰剂相比，VDZ 有促进瘘管愈合的趋势（RR：2.23，95% CI：0.57~8.72），但是治疗组最终只有 13 名患者达到治疗终点。目前缺乏专门的随机对照试验评估 VDZ 对肛周 CD 的疗效，临床数据显示 VDZ 在这方面的获益较小。到目前为止，各个正式指南中均未推荐 VDZ 应用于 PFCD 的治疗。

③ 乌司奴单抗（ustekinumab，UST）：UST 是抗白介素 12 和 23（IL-12/23）的全人源化 IgG1 单抗，可结合 IL-12 和 IL-23 的共同亚基 p40，影响 CD4[+] T 细胞向 Th1 细胞分化，阻断下游的 Th1 和 Th17 效应通路，调控细胞免疫，从而达到抑制炎症反应的作用。2016 年 FDA 批准用于治疗 CD，2020 年 5 月中国 NMPA 批准 UST 用于成人 CD 治疗。尽管 ECCO 指南指出没有足够的证据推荐使用乌司奴单抗治疗 PFCD，但 2021 年 AGA 指南认为 UST 能够有效实现活动性瘘管闭合并维持瘘管的长期愈合。荷兰克罗恩病和结肠炎国家登记数据库〔Nationwide Initiative on Crohn and Colitis (ICC) Registry，Netherlands〕显示，UST 治疗 12、24、52 周的瘘管缓解率为 17.2% (5/29)、37.9% (11/29) 和 37.9% (11/29)。但鉴于 UST 治疗 PFCD 患者数量有限，其有效性尚需要后续更多研究的证据支持。

**2. 外科治疗**

PFCD 手术前应评价肛周病变的严重程度、肛门括约肌功能、控便情况、伴随的直肠炎症、瘘管的数目及复杂情况、患者的营养状况及症状对患者生活质量影响的程度。手术应当遵循"首要不伤害（Frist，do no harm）"准则，尽可能采用相对保守的方法。首选保留肛门括约肌手术以维护肛门功能，最大限度控制组织损伤，减少大面积瘢痕形成。PFCD 手术治疗可参照以下原则：① 无症状：不治疗；② 伴有活动性肠道炎症：全身治疗和局部外科引流或作长期引流；③ 低位括约肌间瘘或经括约肌瘘：瘘管切开术；④ 复杂性肛瘘：引流并考虑在适当时期选择挂线治疗、黏膜瓣/皮瓣推移技术。

（1）挂线引流术

复杂性的 PFCD 宜采用长期挂线引流。就 PFCD 而言，手术造成的问题可能比原发疾病具有更大的伤害性，挂线引流是尝试进一步外科治疗前最行之有效的方法，能够有效限制和减轻局部症状，保护肛门括约肌功能。除低位肛瘘能采用瘘管切开术外，其他 PFCD 应采用引流挂线结合药物治疗。Williams 等报道了 55 例 PFCD 患者，33 例共 41 处低位肛瘘采用瘘管切开，93%（38/41）的手术切口在 6 个月内愈合，12%（4/33）的患者轻度肛门失禁；22 例高位复杂性肛瘘采用长期挂线引流，其中 3 例需再次挂线，3 例行直肠切除。作笔者认为括约肌间肛瘘和低位经括约肌间肛瘘进行瘘管切开术是安全的，高位复杂性肛瘘宜采用长期挂线引流以限制症状和保持肛门功能。PFCD 采用挂线治疗主要是利用挂线的引流作用，限制症状进展，避免直肠切除和永久性造口，手术时彻底探查原发管道、支管和内口，置入橡皮筋松弛挂线以避免括约肌功能损伤。

（2）肛瘘切开术

简单或低位肛瘘在没有直肠炎的情况下行肛瘘切开术是安全可行的。临床研究表明，肛门控便功能正常的低位经括约肌肛瘘、括约肌间瘘或皮下瘘，采用肛瘘切开术治愈率高、复发率低。少数患者肛瘘切开术后可能会出现切口愈合不良，但随着抗 TNF-α 单抗等生物制剂的临床应用，术后创面愈合困难的情况已不多见。CDAI＞150 或伴有其他活动性肛周病变，是肛瘘切开术的禁忌证。尽管缺乏数据支撑，但需要注意的是：由于解剖结构不对称，女性前侧肛门括约肌较短，ECCO-ESCP 指南明确指出对女性会阴前侧的瘘管应当尽量避免肛瘘切开术。

（3）经括约肌间瘘管结扎术（LIFT）

2007 年泰国医生 Rojanasakul 首次报道 LIFT 手术，为富有挑战性的肛瘘提出了符合逻辑的手术方案。LIFT 已经逐步成为腺源性肛瘘保留括约肌手术的主流术式。该术式从括约肌间间隙闭合肛瘘内口并清除感染的肛腺，避免损伤肛门括约肌，被用于治疗难治性或复发性肛瘘，疗效满意。LIFT 手术包括四个基本步骤：① 弧形切开内、外括约肌间间隙；② 分离括约肌间间隙内瘘管；③ 缝合、结扎并离断肌间瘘管；④ 外括约肌外侧瘘管隧道式挖除或搔刮并敞开引流。LIFT 手术对于括约肌外侧的瘘管一般有两种处理方式：一是从外口搔刮去除瘘管内肉芽组织，外口开放引流；二是自外口隧道式挖除瘘管至外括约肌外侧缘，切口敞开引流。

2014 年 Cedars Sinai 医学中心首次报道应用 LIFT 手术治疗 15 例 PFCD 的结果，第一终点目标是第 2、12 个月治愈率。其中 87%（13/15）的患者术前经过 4～6 周挂线引流以促进瘘管纤维化形成。第 2、12 个月随访治愈率分别为 60%（9/15）、67%（8/12），3 例患者在随访期间形成新的瘘管。2017 年该团队回顾性总结 LIFT 治疗的 23 例 PFCD 长期随访结果（平均随访时间 58 个月），48%（11/23）患者愈合。与推移皮瓣术（endorectal advancement flap，ERAF）相比，LIFT 最大优势是手术不涉及肛管直肠腔内，适用于合并有活动性直肠炎的患者，同时完整的肛门内括约肌对肌间切口形成保护屏障，有利于瘘管愈合。同样来自 Cedars Sinai 医学中心一项近期研究比较了 LIFT 手术和推移瓣技术，短期（6 个月）瘘管愈合率（76% VS 45%）和长期（最后一次随访时，平均 36 个月）瘘管愈合率（61% VS 23%），LIFT 手术显著优于 ERAF。这项研究中 LIFT 手术组有 55%（21/38）的患者合并直肠炎，作者认为，LIFT 手术可以作为伴有直肠炎的复杂性 PFCD 的一线治疗。另一项来自荷兰的研究发现，LIFT 和 ERAF 的瘘管临床愈合率（89.5% VS 60%）与影像（MRI）愈合率（52.6% VS 47.6%）均存在差异。尽管两种手术都可能导致肛门失禁发生（LIFT 15.8%、ERAF 21.4%），但超过一半 LIFT 手术患者的肛门失禁在手术后改善。

（4）推移黏膜瓣/皮瓣修补术

推移黏膜瓣/皮瓣修补术治疗 PFCD 和直肠阴道瘘的结果是令人满意的。手术避免切断肛门括约肌，因此不会导致肛门失禁。手术成功的关键包括：① 黏膜瓣应包括黏膜层、黏膜下层以及部分内括约肌，宽度至少达直肠全周的 1/4，以确保足够的血供；② 游离皮瓣长度需超过肛瘘内口，保证在内口切除和清创后无张力缝合；③ 手术中必须仔细止血；④ 彻底的瘘管清创或切除；⑤ 外口适当扩创保持充分的引流。手术成功率为 70%～75%，对失败的患者可以再次手术治疗。

运用推移黏膜瓣/皮瓣修补术治疗复杂性肛瘘是否同时行肠道造口转流手术，是一直存在的争论话题，我们的经验是：不同时行粪便转流手术。推移黏膜瓣/皮瓣修补术治疗 PFCD 的成功率与肠道炎症密切相关，存在活动性的直肠炎症时预后较差。直肠炎症的存在是手术失败的主要因素，挂线引流是存在直肠炎症时的首选治疗。

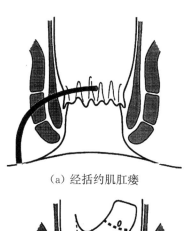

（a）经括约肌肛瘘　　　　　　（b）外口扩大并清刮瘘管内坏死肉芽组织

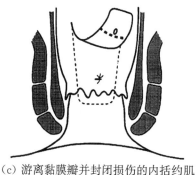

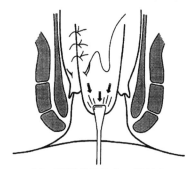

（c）游离黏膜瓣并封闭损伤的内括约肌　　　（d）黏膜瓣覆盖内口并缝合

**图 11-2　推移黏膜瓣技术**

（5）肛瘘栓的应用

肛瘘栓（AFP）有两种类型：① 生物可吸收栓，是从冻干猪小肠黏膜下层提取的生物胶原制成的异体移植物，结构与人类细胞外基质类似；② 合成材料栓，是由聚乙醇酸和三亚甲基碳酸酯两种可吸收的合成材料制成。AFP 具有抗炎作用，无异物或巨细胞反应，能为宿主组织细胞生长提供网状支架结构，促进局部组织修复。

推荐手术方法如下：瘘管经无菌生理盐水或双氧水冲洗后，AFP 自主管内口插入瘘管，经外口拉出至出现阻力（AFP 完全填充内口部位），剪除多余 AFP；用可吸收缝线将 AFP 缝合固定于内口；剪除外口多余 AFP，存在支管可开放引流。早期小样本研究结果显示，AFP 对单一经括约肌 PFCD 治愈率高达 85.7%。近期的系统回顾性分析发现 AFP 治疗 PFCD 成功率为 58.3%，与腺源性肛瘘疗效相似；术前使用免疫调节剂会降低瘘管闭合率。Senéjou 等采用前瞻性、多中心、随机对照研究比较 AFP 和引流挂线治疗 PFCD 的临床疗效，AFP 术后 12 周的瘘管闭合率与引流挂线相比无显著优势（31.5% VS 23.1%），但 AFP 治疗复杂性 PFCD 疗效更好。一项 I 期临床试验应用含自体脂肪 MSCs 涂层的 AFP 治疗 PFCD12 例，术后 6 个月的瘘管愈合率为 83%；但治疗腺源性经括约肌肛瘘的治愈率仅为 20%。

（6）视频辅助肛瘘手术

Meinero 在 2011 年首次描述视频辅助肛瘘手术（video-assisted anal fistula

treatment，VAAFT）治疗腺源性肛瘘，治愈率为 74％。VAAFT 使瘘管和内口可视化，从而能够精确识别瘘管解剖，并定位内口位置。目前临床应用的是德国生产肛瘘镜（Karl Storz GmbH，Germany），包括镜身（8°角目镜和光源通道、工作和灌注通道，操作长度 18 cm）、可拆卸手柄、封闭装置（闭孔器、封闭帽），以及单级电极和抓钳。关键步骤是在直视下准确定位肛瘘内口，搔刮、电凝烧灼破坏瘘管壁，并采用不同的技术方法封闭内口。据文献报道，VAAFT 的治愈率不等，为 60.8％～92.5％。内口封闭技术可能是影响 VAAFT 疗效的因素之一。Seow-En 等分别采用直线闭合器、推移黏膜瓣和金属夹系统（OTSC©）闭合内口，总治愈率为 83％，三种内口闭合技术成功率分别为 78％、25％和 100％。由于该研究样本量较小，结果有待进一步证实。

（7）粪便转流

粪便转流是治疗严重、难治性 PFCD 的最后手段。生物制剂时代，约 20％的PFCD 患者最终需行粪便转流手术，从 PFCD 症状出现至粪便转流手术的中位时间是5 年。一项纳入 82 例患者的多中心、回顾性研究结果显示，粪便转流后中位随访 4.85年，63.9％的患者获得肛瘘愈合。直肠切除患者短期和长期肛瘘治愈率均高于未切除患者（82.8％ VS 52.9％、72.4％ VS 36.8％）。79.4％的患者在粪便转流后 1 年内获得瘘管闭合，直肠切除患者平均瘘管愈合时间为 2.3 年，而未切除患者平均瘘管愈合时间则长达 7.0 年。随访终点，30.1％的患者恢复了肠道连续性，然而，肠道连续性恢复后 72.2％的患者出现肛瘘复发。多因素分析结果表明，使用生物制剂并未提高粪便转流手术后瘘管愈合率，但有助于肠道连续性恢复和避免直肠切除。

**小结**

PFCD 的最终治愈极具挑战性。外科医生在考虑施行确定性手术前应当考虑诸多因素：① 瘘管的复杂程度，如瘘管的数目和涉及的肛门括约肌复合体；② 是否存在直肠炎——直肠炎是 PFCD 预后不良因素；③ 医生的专业程度——建议转诊至具有 IBD 多学科诊疗的医疗中心；④ 肛周病变严重程度——伴发的其他肛周病变、前期肛瘘手术治疗导致局部的解剖结构改变等；⑤ 患者优先关注的事项——医患共决策。

基于上述因素，外科医生应当就手术成功率和肛门失禁的风险在术前与患者进行详细充分沟通。传统理念认为，只有在生物制剂诱导肠道炎症缓解后方可实施确定性手术，然而，LIFT 手术并不涉及肛管直肠腔内，从而削弱了直肠炎对手术结果的影响。最近的研究显示，早期药物联合手术治疗能够尽早改变 PFCD 的自然进程，降低粪便转流和直肠切除率，改善患者的生活质量。

[贡钰霞　杨柏霖]

# 参考文献

［1］Schwartz D A，Pemberton J H，Sandborn W J. Diagnosis and treatment of perianal fistulas in Crohn disease［J］. Annals of Internal Medicine,2001,135(10):906 - 918.

［2］Hellers G，Bergstrand O，Ewerth S，et al. Occurrence and outcome after primary treatment of anal fistulae in Crohn's disease［J］. Gut,1980,21(6):525 - 527.

［3］Schwartz D A，Loftus E V，Tremaine W J，et al. The natural history of fistulizing Crohn's disease in Olmsted County，Minnesota［J］. Gastroenterology,2002,122(4):875 - 880.

［4］Caprilli R，Gassull M A，Escher J C，et al. European evidence based consensus on the diagnosis and management of Crohn's disease：Special situations［J］. Gut,2006,55(Suppl 1):i36 - i58.

［5］Sandborn W J，Fazio V W，Feagan B G，et al. AGA technical review on perianal Crohn's disease［J］. Gastroenterology,2003,125(5):1508 - 1530.

［6］Irvine E J. Usual therapy improves perianal Crohn's disease as measured by a new disease activity index. McMaster IBD Study Group［J］. Journal of Clinical Gastroenterology,1995,20(1):27 - 32.

［7］Kersting S，Bruewer M，Laukoetter M G，et al. Intestinal cancer in patients with Crohn's disease［J］. International Journal of Colorectal Disease,2007,22(4):411 - 417.

［8］Ky A，Sohn N，Weinstein M A，et al. Carcinoma arising in anorectal fistulas of Crohn's disease［J］. Diseases of the Colon and Rectum,1998,41(8):992 - 996.

［9］Gaertner W B，Hagerman G F，Finne C O，et al. Fistula-associated anal adenocarcinoma:Good results with aggressive therapy［J］. Diseases of the Colon and Rectum,2008,51(7):1061 - 1067.

［10］中华内科杂志. 对炎症性肠病诊断治疗规范的建议［J］. 中华内科杂志,2001,40(2):138 - 141.

［11］Brandt L J，Bernstein L H，Boley S J，et al. Metronidazole therapy for perineal Crohn's disease：A follow-up study［J］. Gastroenterology,1982,83(2):383 - 387.

［12］West R L，van der Woude C J，Hansen B E，et al. Clinical and endosonographic effect of ciprofloxacin on the treatment of perianal fistulae in Crohn's disease with infliximab：A double-blind placebo-controlled study［J］. Alimentary Pharmacology & Therapeutics,2004,20(11/12):1329 - 1336.

［13］de Zoeten E F，Pasternak B A，Mattei P，et al. Diagnosis and treatment of perianal crohn disease：NASPGHAN clinical report and consensus statement［J］. Journal of Pediatric Gastroenterology and Nutrition,2013,57(3):401 - 412.

［14］Rutgeerts P. Review article：Treatment of perianal fistulizing Crohn's disease［J］. Alimentary Pharmacology & Therapeutics,2004,20(Suppl 4):106 - 110.

［15］Lichtenstein G R，Abreu M T，Cohen R，et al. American Gastroenterological Association Institute medical position statement on corticosteroids, immunomodulators, and infliximab in inflammatory bowel disease［J］. Gastroenterology,2006,130(3):935 - 939.

［16］中华医学会消化病学分会炎症性肠病学组. 炎症性肠病诊断与治疗的共识意见（2018 年，北京）［J］. 中华消化杂志,2018,38(5):292 - 311.

［17］Chao K，Wang X D，Cao Q，et al. Combined detection of NUDT15 variants could highly predict thiopurine-induced leukopenia in Chinese patients with inflammatory bowel disease： A multicenter analysis［J］. Inflammatory Bowel Diseases,2017,23(9):1592－1599.

［18］Sandborn W J，Rutgeerts P，Enns R，et al. Adalimumab induction therapy for crohn disease previously treated with infliximab： A randomized trial［J］. Annals of Internal Medicine,2007,146(12): 829－838.

［19］Present D H，Rutgeerts P，Targan S，et al. Infliximab for the treatment of fistulas in patients with Crohn's disease［J］. The New England Journal of Medicine,1999,340(18):1398－1405.

［20］Sands B E，Anderson F H，Bernstein C N，et al. Infliximab maintenance therapy for fistulizing Crohn's disease［J］. New England Journal of Medicine,2004,350(9):876－885.

［21］Yarur A J，Kanagala V，Stein D J，et al. Higher infliximab trough levels are associated with perianal fistula healing in patients with Crohn's disease［J］. Alimentary Pharmacology & Therapeutics, 2017,45(7):933－940.

［22］Mitrev N，Kariyawasam V，Leong R W. Editorial： Infliximab trough cut-off for perianal Crohn's disease—another piece of the therapeutic drug monitoring-guided infliximab dosing puzzle［J］. Alimentary Pharmacology & Therapeutics,2017,45(9):1279－1280.

［23］Colombel J F，Schwartz D A，Sandborn W J，et al. Adalimumab for the treatment of fistulas in patients with Crohn's disease［J］. Gut,2009,58(7):940－948.

［24］de Groof E J，Sahami S，Lucas C，et al. Treatment of perianal fistula in Crohn's disease： A systematic review and meta-analysis comparing Seton drainage and anti-tumour necrosis factor treatment ［J］. Colorectal Disease,2016,18(7):667－675.

［25］Colombel J F，Sandborn W J，Reinisch W，et al. Infliximab, azathioprine, or combination therapy for Crohn's disease［J］. New England Journal of Medicine,2010,362(15):1383－1395.

［26］Feagan B G，Schwartz D，Danese S，et al. Efficacy of vedolizumab in fistulising Crohn's disease： Exploratory analyses of data from GEMINI 2［J］. Journal of Crohn's & Colitis,2018,12(5): 621－626.

［27］Adamina M，Bonovas S，Raine T，et al. ECCO guidelines on therapeutics in Crohn's disease： Surgical treatment［J］. Journal of Crohn's & Colitis,2020,14(2):155－168.

［28］Singh S，Proctor D，Scott F I，et al. AGA technical review on the medical management of moderate to severe luminal and perianal fistulizing Crohn's disease［J］. Gastroenterology,2021,160(7): 2512－2556. e9.

［29］Straatmijer T，Biemans V B C，Hoentjen F，et al. Ustekinuma b for Crohn's disease： Two-year results of the initiative on crohn and colitis (ICC) registry, a nationwide prospective observational cohort study［J］. Journal of Crohn's & Colitis,2021,15(11):1920－1930.

［30］David E B，Scott R S，Steven D W. Fundamentals of Anorectal Surgery［M］. Springer,2018.

［31］Keighley M R，Williams N S，Keighley & Williams' Surgery of the Anus, Rectum and Colon, Fourth Edition： Two-volume set［M］. CRC Press,2018.

［32］Graham Williams J，Rothenberger D A，Nemer F D，et al. Fistula-in-ano in Crohn's disease ［J］. Diseases of the Colon & Rectum，1991，34(5)：378－384.

［33］El-Gazzaz G，Hull T，Church J M. Biological immunomodulators improve the healing rate in surgically treated perianal Crohn's fistulas［J］. Colorectal Disease，2012，14(10)：1217－1223

［34］van Koperen P J，Safiruddin F，Bemelman W A，et al. Outcome of surgical treatment for fistula in ano in Crohn's disease［J］. British Journal of Surgery，2009，96(6)：675－679.

［35］Bemelman W A，Warusavitarne J，Sampietro G M，et al. ECCO-ESCP consensus on surgery for Crohn's disease［J］. Journal of Crohn's & Colitis，2018，12(1)：1－16.

［36］Goldberg S M. The Minnesota colon and rectal surgery miracle［J］. Diseases of the Colon and Rectum，2021，64(8)：923－928.

［37］Gingold D S，Murrell Z A，Fleshner P R. A prospective evaluation of the ligation of the intersphincteric tract procedure for complex anal fistula in patients with Crohn's disease［J］. Annals of Surgery，2014，260(6)：1057－1061.

［38］Kamiński J P，Zaghiyan K，Fleshner P. Increasing experience of ligation of the intersphincteric fistula tract for patients with Crohn's disease：What have we learned? ［J］. Colorectal Disease，2017，19(8)：750－755.

［39］Mujukian A，Truong A，Fleshner P，et al. Long-term healing after complex anal fistula repair in patients with Crohn's disease［J］. Techniques in Coloproctology，2020，24(8)：833－841.

［40］van Praag E M，Stellingwerf M E，van der Bilt J D W，et al. Ligation of the intersphincteric fistula tract and endorectal advancement flap for high perianal fistulas in Crohn's disease：A retrospective cohort study［J］. Journal of Crohn's & Colitis，2020，14(6)：757－763.

［41］Marchesa P，Hull T L，Fazio V W. Advancement sleeve flaps for treatment of severe perianal Crohn's disease［J］. British Journal of Surgery，1998，85(12)：1695－1698.

［42］Michelassi F，Melis M，Rubin M，et al. Surgical treatment of anorectal complications in Crohn's disease［J］. Surgery，2000，128(4)：597－603.

［43］邵万金，孙桂东，陈邑歧，等. 推移瓣修补治疗直肠阴道瘘的初步经验［J］. 中华胃肠外科杂志，2007，10(4)：393

［44］Fichera A，Michelassi F. Surgical treatment of Crohn's disease［J］. Journal of Gastrointestinal Surgery，2007，11(6)：791－803.

［45］Anonymous. The surgisis AFP anal fistula plug：Report of a consensus conference［J］. Colorectal Disease：the Official Journal of the Association of Coloproctology of Great Britain and Ireland，2008，10(1)：17－20.

［46］Schwandner O，Stadler F，Dietl O，et al. Initial experience on efficacy in closure of cryptoglandular and Crohn's transsphincteric fistulas by the use of the anal fistula plug［J］. International Journal of Colorectal Disease，2008，23(3)：319－324.

［47］Nasseri Y，Cassella L，Berns M，et al. The anal fistula plug in Crohn's disease patients with fistula-in-ano：A systematic review［J］. Colorectal Disease，2016，18(4)：351－356.

［48］Senéjoux A，Siproudhis L，Abramowitz L，et al. Fistula plug in fistulising ano-perineal Crohn's disease：A randomised controlled trial［J］. Journal of Crohn's & Colitis，2016，10（2）：141－148.

［49］Dietz A B，Dozois E J，Fletcher J G，et al. Autologous mesenchymal stem cells，applied in a bioabsorbable matrix，for treatment of perianal fistulas in patients with Crohn's disease［J］. Gastroenterology，2017，153（1）：59－62. e2.

［50］Dozois E J，Lightner A L，Mathis K L，et al. Early results of a phase I trial using an adipose-derived mesenchymal stem cell-coated fistula plug for the treatment of transsphincteric cryptoglandular fistulas［J］. Diseases of the Colon and Rectum，2019，62（5）：615－622.

［51］Zbar A P. "Video-assisted anal fistula treatment（VAAFT）：A novel sphincter-saving procedure to repair complex anal fistulas" by piercarlo meinero and lorenzo Mori［J］. Techniques in Coloproctology，2011，15（4）：423－424.

［52］Torre M L，Lisi G，D'Agostino E，et al. Lift and VAAFT for high trans-sphincteric anal fistula：A single center retrospective analysis［J］. International Journal of Colorectal Disease，2020，35（6）：1149－1153.

［53］Zarin M，Khan M I，Ahmad M，et al. VAAFT：Video Assisted Anal Fistula Treatment；Bringing revolution in Fistula treatment［J］. Pakistan Journal of Medical Sciences，2015，31（5）：1233－1235.

［54］Seow-En I，Seow-Choen F，Koh P K. An experience with video-assisted anal fistula treatment（VAAFT）with new insights into the treatment of anal fistulae［J］. Techniques in Coloproctology，2016，20（6）：389－393.

［55］Bouguen G，Siproudhis L，Gizard E，et al. Long-term outcome of perianal fistulizing Crohn's disease treated with infliximab［J］. Clinical Gastroenterology and Hepatology，2013，11（8）：975－981. e1－4.

［56］Park S H，Aniwan S，Scott Harmsen W，et al. Update on the natural course of fistulizing perianal Crohn's disease in a population-based cohort［J］. Inflammatory Bowel Diseases，2019，25（6）：1054－1060.

［57］Bell S J，Williams A B，Wiesel P，et al. The clinical course of fistulating Crohn's disease［J］. Alimentary Pharmacology & Therapeutics，2003，17（9）：1145－1151.

［58］McCurdy J D，Reid J，Yanofsky R，et al. Fecal diversion for perianal crohn disease in the era of biologic therapies：A multicenter study［J］. Inflammatory Bowel Diseases，2022，28（2）：226－233.

# 第十二章

# 李柏年老中医治疗高位肛瘘的经验和学术思想

[按：此次再版时，李老已经离我们而去。李老在中医肛肠届被尊称为"瘘王"，培养了很多优秀的肛肠专家如樊志敏、王业皇、王晓宏、周峰、章蓓等。我跟随李老时间不长，总结李老的经验也只是一点皮毛，这一部分内容李老在世时全文看过并给予修改，因此没有再做删减，算是对李老的怀念吧！]

高位肛瘘为外科难治病之一，主要是因其管道由炎症逐步蔓延、包裹、瘢痕化而形成，尤其是反复迁延不愈的复杂性肛瘘，其瘘管走向规律不十分明确，在手术后极易产生肛门缺损，从而导致肛门漏液、漏气及肛门失禁等后遗症的发生。李柏年教授集其 50 年的临床经验，在高位肛瘘的诊断和治疗方面有其独到的见解，尤其是手术方式及技巧上的创新，使肛门周围组织的损伤减少到最低，彻底清除病灶的同时最大程度地保护肛门的功能，提高了肛瘘患者的生活质量。

## 一、 手术方法的选择

高位肛瘘的瘘管位于肛管直肠环以上，穿越外括约肌深部，深者可穿过坐骨直肠间隙达骨盆直肠间隙，尤其是年久的高位复杂性肛瘘，因为炎症的蔓延可形成多个无规律可循的支管，位置较高且潜在，穿过的组织多，增加了诊断和治疗的难度。如果手术方法选择不当，极易产生肛门失禁、畸形等后遗症，且容易复发。高位肛瘘因其病变位置及手术方式的特殊性，要求医生在手术时必须充分认识、预见到创腔在愈合过程中可能出现的问题，术中采取有效的防治措施，做到防患于未然，以减少后遗症的发生，尽量做到一次手术成功，避免术后多次修剪创面给患者带来痛苦。李柏年教授近 50 年来根据不同管道情况采取切开挂线、切开旷置、部分缝合等综合方法治疗高位复杂性肛瘘,有效地避免了术后后遗症的发生,取得了较好疗效。

**1. 切开挂线术**

中医学的挂线疗法在高位肛瘘的治疗上有其独特的优势。明代《古今医统大全》记载:"上用草探一孔,引线系肠外,坠铅垂悬取速效。药线日下,肠肌随长,僻处即补,水逐线流,未穿疮孔,鹅管内消。"即是药线加铅垂,以线代刀,在组织边切割边粘连的过程中切开管道,治愈肛瘘。挂线法是目前国内治疗高位肛瘘的首选疗法,但运用不当同样不能达到治愈的目的。

切开挂线术为高位肛瘘较常用的术式,适用于内口明确且高于肛管直肠环的肛瘘。亦有因瘘管位置较高,若切成常规的喇叭形则创腔组织损伤过多,故虽找不到明确内口,但为了防止创腔在愈合的过程中引流不畅以致外口缩小,在创腔肛窦部于直肠壁上造一内口并挂线。此术式的方法就是将探针自外口探入,沿探针切开管壁,修剪创面,清除管壁及坏死组织,使引流通畅。将探针自内口处由肛内穿出,于探针一端系橡皮线,在探针的导引下从内口贯穿肠壁而出,然后两断端以丝线扎紧。

对于有 2 处以上需挂线的,《外科十三方考》云:"此症先成一漏,历数年后即延至胯上,或三、五或六、七不等。初则一孔疼痛出脓,继则牵连数孔出脓,故又名瓜藤漏。漏孔又一硬痕如牵藤样。治法须先从开始一孔治起,依次用线取尔。"高位复杂性肛瘘常有 2 个以上的内口在肛管直肠环以上但不在同一垂直方向的,古人是分阶段逐个治疗,而现在可同时挂线,从而减少一次手术。

2 个内口不在同一垂直方向时,可同时挂线,术后分别紧线,尽量避免同时脱线,以防多处括约肌同时被切断、对括约肌的切割力度过大,破坏肛门的括约功能,甚至造成肛门失禁。

2 个内口在同一垂直方向上、上下距大于 2 cm 者,可采用双层(立体)挂线。此为李柏年教授独创的立体挂线法。即在两内口之间及下方内口与肛缘之间分别挂一线,把握好紧线程序及时间,可有效降低内口的位置,使 2 个内口在愈合的过程中转化为1 个内口,高位复杂肛瘘转化为高位单纯性肛瘘,从而减少肛门的缺损。

挂线术应注意:① 认真查清内口,此为挂线术成功的关键;② 外口皮肤要切至肛窦处,避免将皮肤嵌入橡皮线内,造成紧线时剧烈疼痛;③ 正确把握紧线时机,一般不主张术中紧线,应视创腔及外部切口的生长情况而定。

**2. 切开旷置术**

切开旷置术适用于瘘道不与直肠相通的高位肛瘘(内口在肛窦处与瘘管相通者)。高位肛瘘因其病变范围深而广,若在切除管壁时将管道涉及范围内正常的肛缘皮肤及括约肌全部切除以达到引流通畅,势必严重破坏肛门的形态及其括约功能,同时,切开后产生的大面积瘢痕组织也制约了肛门的括约功能,导致后遗症的发生。切开,即将外括约肌浅部以下的瘘道切开，并仔细探查，连同齿线附近感染的肛腺组织一并切开，适当修剪创面使引流通畅；旷置，是对外括约肌深部以上的瘘道，不将其全部切开，也不采用人为造口挂线的方法，而是彻底扩创引流，潜行修剪部分管壁，术后采用适当的引流物，如皮片、油纱条等，使创面肉芽从基底向外生长。对于瘘管深度距肛缘不足 6 cm 者，可采用单纯的切开旷置术；对于瘘管较深（超过 6 cm）者，可采用挂线与旷置相结合的方法。单纯性的高位肛瘘，彻底清创后，视创口引流情况，可在瘘道顶端的下方，即主管道的中部、肛窦部挂线，其上方旷置。复杂性的高位肛瘘，支管位置较高者，可将靠近肠壁的管道挂线，远离肠壁的管道扩创后旷置；马蹄形肛瘘，位置深的部位挂线，双侧瘘管视其长短做 2～3 个放射状切口，皮桥下方做潜行扩创后旷置。旷置术应注意：① 肛管直肠环及其以上瘘道必须不与直肠相通；② 单纯切开旷置时，创面要呈外大内小的喇叭形，以利引流；③ 旷置的皮桥不宜太厚，便于加压包扎，同时也不会因局部血供欠佳而坏死。

### 3. 部分缝合术

部分缝合术适用于瘘管深且肛缘以外范围大的高位肛瘘，此类瘘管外口距肛缘较远，多超过 6 cm，或是马蹄形肛瘘分支管道过深、过长，旷置结合挂线虽可治愈，但病程太长。此术式即是在彻底清创后，将部分创面予以缝合，部分创腔仍采取旷置或挂线的方法。此疗法可大大缩短患者的住院时间，深受患者的欢迎。

部分缝合术应注意：① 缝合的部分要彻底清创，缝合前再次以消毒液冲洗、消毒，缝合时更换手套及手术器械；② 缝合部分应全层缝合，不留死腔，尤其是与敞开的创腔相邻部分一定要严密缝合，以防创腔内的分泌物流入而导致感染，使缝合失败；③ 术中即应考虑到术后分泌物的引流问题，设计好创面，这也是避免分泌物污染缝合切口的关键。

## 二、 内口的处理

现代组织学研究证实，肛腺在肛门后部比较发达，肛腺主要分布于黏膜下层，亦可达黏膜下层以外的肠壁肌层等部位，这对认识内口位置清除原发病灶提供了一定的依据。据索罗氏定律，外口在肛门横线（两坐骨结节连线）前方，则内口在外口所经过的肛门放射状连线上方的肛窦部；外口在肛门横线后方，其内口在后正中肛窦附近。李柏年教授数年临床观察亦证实了此规律，同时术前的各种检查（见肛瘘诊断的相关章节）对于内口的定位有指导作用。找准并处理好内口是治愈肛瘘的关键。

### 1. 有明确内口

一般肛瘘的原始内口多在齿线附近肛窦处，手术予以切开即可，亦有脓腔自直肠内溃破穿破肠壁形成高于肛管直肠环的内口，位置高，行径不直，此类内口可作为挂线的部位。深部的内口与脓肿初起部位的深浅、排脓的早迟、未能得到及时治疗、排脓后引流不畅、继发感染等有关，可使炎症向上蔓延至联合纵肌，形成超越直肠环的深部瘘管。

**2. 疑似内口**

疑似内口指内口未与直肠贯通，但内口处黏膜很薄，探查时可触到探针的末端。另有暂时闭合的内口，此类内口虽闭合，但切开全部管壁直达管壁末端时，有纤维化组织、凹陷、硬结、糜烂点、脓腔、充血、分泌物、乳头肥大等征象。对疑似内口，临床上亦认为是真的内口。此类内口高于直肠环区时，可作为挂线的部位。

**3. 无内口**

无内口就是没有找到真正的原始内口，有的情况下如瘘管过深，为了能更好地控制创面的生长，可于肛窦部进行人造内口，然后挂线。人造内口要在管道同一垂直方向上，不要倾斜，否则原始内口封闭处仍残留遗患。

## 三、 直肠环区组织的处理

肛管直肠环是由外括约肌浅层、深层、耻骨直肠肌、直肠纵肌及内括约肌组成。目前多数学者认为应多保留一些，但李柏年教授经多年观察认为对此问题不可一概而论。若直肠环区组织全部形成硬结，在内口附近的组织全部纤维化、粘连固定，则切开后周围组织不致回缩，愈合后形成的瘢痕小，不会产生大的缺损，因而对括约肛门功能无妨碍，可以一次切开。对于直肠环区组织部分硬结的，如占 1/3 或 1/2 的部位有硬结，这部分的组织也可以切开，但注意切口要在硬结组织范围内，而且切开后尽量少修剪。如切除范围超过硬结组织，软组织可回缩，加深缺损，并影响肛门的括约功能。

高位肛瘘挂线手术时，如何处理好直肠环区的组织，即线内的组织直接关系到手术的成败。肛瘘多是由于慢性炎症的刺激，炎症周围组织不断机化形成管壁而造成的，所以管道所经区域内的组织多为瘢痕性硬结状组织，与其周围正常组织已粘连固定，故挂线时此类组织多切一些并不会造成断端回缩而影响肛门的括约功能。李柏年教授认为，对于挂线区域内的组织，多切少留更有利于高位肛瘘的治愈，因为经临床观察发现，组织多留则新肌自肠壁侧的生长较留少时明显加快，反而使线内的组织增厚甚至橡皮线嵌入新生组织中，不仅使紧线次数增加，加大患者紧线时的痛苦，最重要的是脱线时间难以控制，这也是肛门部缺损（脱线过早）及术后复发（创腔愈合过程中产生新的死腔）的主要原因。以李柏年教授多年的临床经验看，直肠环区组织留得少，则可根据创腔生长情况适时控制线脱落的时间。临床观察可见，对于挂线位置低于

5 cm 者，一般紧线 1 次，2～3 日即可脱落，另外因线内肌肉组织少或基本无肌肉组织，所以患者在紧线后一般均无太大痛苦。临床观察也证实，线内只要能保留下黏膜及少量肛管上皮，愈后即可保持肛门的外形，减少肛门缺损，从而有效避免肛门漏液、漏气、稀便不能自制等后遗症的发生。

## 四、 管壁的处理

### 1. 切除管壁

管壁是纤维化结缔组织，其纤维化程度与发病时间有关，厚薄与炎症侵犯有关，管道深浅与脓腔初起有关。管壁因反复炎症刺激与周围组织粘连在一起，手术时如不切除，有碍新肌生长。实际上管壁通常是一层很薄的纤维结缔组织，对于开放创腔的，只要切除 0.1～0.2 cm 即可，切除过多，脂肪外露，分泌物流入脂肪间隙，会继发感染，又不利于生肌，甚至有形成窦道之虞，并且愈合瘢痕也较深，形成缺损，黏膜外露。所以管壁只要去除很薄的一层纤维化组织即可。但拟一期缝合的伤口，则须全部切除管壁组织，以利两断端粘连愈合。对于病情复杂、病程长、反复手术不愈的肛瘘，有的从切口中有潜行管道通向别处，深入底层可重叠 2～3 层，一般多见于肛瘘间断发作者，经对症处理后病情稳定、不能治愈者，一旦手术切开，可见纵横交叉、多层重叠的窦道。对这类病例，手术时要多次、反复、细致查清管道的行径，彻底清除病灶才能根治。根据挂线原理与方法，对挂线的病例，所挂线部位刮去浮腐，用挂线的方法剖开管壁，被挂线剖开的部位只要线脱落后即可愈合，从临床观察看一般也不易复发，所以对于管壁的切除要恰到好处。

### 2. 保留管壁

对通过直肠后间隙、窦道涉及直肠壶腹部的管壁，手术时保留管壁则对组织损伤小、愈合时间较短，又不影响肛门功能。管壁是纤维结缔组织，而管壁下方之疏松脂肪组织抗感染力较差，一旦感染，较易于扩散。如管壁下层为脂肪组织感染，可呈黄白色硬结，如无空腔，可不切除，否则脂肪组织外露。若手术时遇脂肪组织外露，不必修平，待清理完纤维化组织后再修剪，避免反复露出，加深切口肌肉间隙，或术毕加压包扎亦可。保留管壁，对下方脂肪起到保护作用，病菌不易侵入。但全部保留纤维结缔组织，必然影响新肌生长，对生肌不利，故对大而深的伤口，在刮去腐烂肉芽组织后，将管壁间断切断，使新肌在其断离处向外生长而促进愈合。临床上有些管壁是很薄的纤维结缔组织，提起时下方有的即可分离，如能切除则尽量切除，对生肌有利。

## 五、　特殊管道的处理

### 1. 马蹄形管道

马蹄形管道，尽量取直。有些纵横交错的弧形管道，术中宜缩小弧度，使弯道变为直道。如近肛缘的管道，留中间切两头，管道距肛缘较远的切中间留两头。这些均视伤口情况而定，目的是便于换药。对分支多的，尽量变为一个主道伤口，这就要求手术时精心设计。对弧形切口应有选择，切口尽量向外，防止过多切除靠近肛管部分的组织，以预防肛门移位、变形，有的亦可部分缝合（有支道的，若是部分缝合，要闭紧接近开放创面的切口，防止分泌物渗入缝合口中导致切口感染而使缝合失败）。切开旷置过程中，切除的应是病理组织，尽可能减少对括约肌的损伤。如在探查过程中，发现上端有内口，或上端附近某处距肛管、直肠壁的距离少于 0.3 cm（最薄处），为慎重起见，可行切开挂线术。如两个外口互通的，宜采取一端封闭一端缝合，尽量填塞一口，变成一口开放；或从两头贯通填塞三角形油纱条，这样交叉点在中央贯通，有利于中央新肌生长填充而愈，也便于取出。

### 2. 高位肛瘘支管的处理

对于高位肛瘘支管位置比较高的，将远离肠壁的管道充分清创后旷置。旷置的部分同样要注意引流问题，支管与主管道连为一体扩大引流，切口要做到使分泌物引流通畅，要求同深部切口要领。

## 六、　手术切口要领

深部空腔，要做到完全彻底显露，深部（基底部）切口宜呈半球形，不宜呈三角形，要求做到外口大、内口小，呈喇叭状，保持引流通畅。防止粘连和分泌物潴留，特深的空腔放置引流，尽量不缝、不结扎血管和使用药粉、海绵等，减少异物刺激与残留。不论伤口深浅，保持引流通畅至关重要，特别是弧形和左右后方的切口，要查清确无死腔、支末管道及内口。

## 七、　如何控制外口的生长

高位肛瘘手术创伤大、愈合时间长，在愈合过程中常出现切口两侧皮肤内卷、切口过小、与创腔深度相比生长过快等情况发生，因而需多次修剪，以防止外口提前闭合。实际上在手术时根据创腔的深度，在外口皮肤的切缘做大小、数量不同的"V"字形切口，以防止生长过程中外口变狭窄，创腔过深的可予肛瘘内口处挂线。根据创腔的生长情况掌握紧线的时机，待深部切口的新肌生长至挂线上端，外部创口亦同时缩小，此时线周围的组织可被固定，方可紧线，紧线宁迟勿早，则可有效控制外口的生长，使愈后肛门形态保持完整，从而有效避免术后后遗症的发生。

## 八、 紧线时机的把握

高位肛瘘挂线术后的紧线，要结合切口面积大小、深浅，挂线部位的高低，线内所挂组织的多少以及患者的耐受性等决定。术后适时紧线，可使管腔在边切割边粘连中由底部向外侧生长、愈合。若过早紧线，橡皮线提前脱落，形成局部凹陷、缺损，是导致肛门畸形、移位、失禁和肠黏膜下移、泄漏黏液等后遗症的主要原因之一。

术后紧线可采取多次少紧的原则，一般 3～4 日紧线 1 次，每次紧 0.5 cm 左右，不宜紧多，应考虑紧线量与创面生长速度相统一。过紧则往往在很短时间内完全剖开直肠环区肌肉，断端组织尚未粘连，两断端向两侧回缩，愈后形成较深的缺损，从而导致大便失禁、分泌物泄漏、稀便及气体不能控制等，与一次手术切开有相似之处的后遗症。如缺损过大，加之人体长期站立、负重、下蹲等因素，可致黏膜下移甚至外脱。多处挂线者可先紧一线，待一线脱落后再紧另一线。立体挂线的，应先紧两个内口之间的线，即上方的线先紧，待此线脱落后再紧下方内口与外口之间的线。李柏年教授经数百例高位肛瘘挂线术临床观察，认为紧线的时机应根据伤口的生长情况而定，原则是：① 创腔深部变浅，新肌长至挂线部位的上端。② 外口面积缩小，接近挂线部位，此时大伤口变为小伤口，新肌生长后有张力，紧线后伤口不会敞开（紧线后组织不会回缩产生大的缺口），起到了防止缺损亦即防止后遗症的作用。③ 紧线的量及速度控制在 3～4 日一次，每次不超过 0.5 cm。这就要求医生手术时就要考虑到术后紧线对创面生长速度的要求，根据瘘管的深度合理控制外口的大小，尽量使创腔的生长与紧线的速度相适应，方可有效避免肛门缺损。

[金黑鹰]

# 附录

## 附录一　美国肛周脓肿和肛瘘治疗指南（英文及译文）

*CLINICAL PRACTICE GUIDELINES*

# The American Society of Colon and Rectal Surgeons Clinical Practice Guidelines for the Management of Anorectal Abscess, Fistula-in-Ano, and Rectovaginal Fistula

Wolfgang B. Gaertner, M.D., M.Sc.[1] • Pamela L. Burgess, M.D.[2]
Jennifer S. Davids, M.D.[3] • Amy L. Lightner, M.D.[4] • Benjamin D. Shogan, M.D.[5]
Mark Y. Sun, M.D.[1] • Scott R. Steele, M.D., M.B.A.[4] • Ian M. Paquette, M.D.[6]
Daniel L. Feingold, M.D.[7]

On behalf of the Clinical Practice Guidelines Committee of the American Society of Colon and Rectal Surgeons
1 Division of Colon and Rectal Surgery, University of Minnesota, Minneapolis, Minnesota
2 Department of Surgery, Uniformed Services University of the Health Sciences, Eisenhower Army Medical Center, Fort Gordon, Georgia
3 Department of Surgery, University of Massachusetts, Worcester, Massachusetts
4 Department of Colon and Rectal Surgery, Cleveland Clinic, Cleveland, Ohio
5 Department of Surgery, University of Chicago, Chicago, Illinois
6 Department of Surgery, University of Cincinnati, Cincinnati, Ohio
7 Division of Colorectal Surgery, Rutgers University, New Brunswick, New Jersey

The American Society of Colon and Rectal Surgeons (ASCRS) is dedicated to ensuring high-quality patient care by advancing the science and prevention and management of disorders and diseases of the colon, rectum, and anus. The Clinical Practice Guidelines Committee is composed of ASCRS members who are chosen because they have demonstrated expertise in the specialty of colon and rectal surgery. This committee was created to lead international efforts in defining quality care for conditions related to the colon, rectum, and anus and develop clinical practice guidelines based on the best available evidence. Although not proscriptive, these guidelines provide information on which decisions can be made and do not dictate a specific form of treatment. These guidelines are intended for the use of all practitioners, health care workers, and patients who desire information on the management of the conditions addressed by the topics covered in these guidelines. These guidelines should not be deemed inclusive of all proper methods of care nor exclusive of methods of care reasonably directed toward obtaining the same results. The ultimate judgment regarding the propriety of any specific procedure must be made by the physician considering all the circumstances presented by the individual patient.

## STATEMENT OF THE PROBLEM

A generally accepted explanation for the cause of anorectal abscess and fistula-in-ano is that an abscess results from obstruction of an anal gland and that a fistula is caused by chronic infection and epithelialization of the abscess drainage tract.[1-4] Anorectal abscesses are described by the anatomic space in which they develop; ischiorectal (also called ischioanal) abscesses are the most common followed by intersphincteric, supralevator, and submucosal locations.[5-8] Anorectal abscess occurs more often in males than females, and although an abscess may develop at any age, the peak incidence is among 20- to 40-year-olds.[4,8-12]

In general, an abscess is treated with prompt incision and drainage.[4,6,10,13] The diagnosis and treatment of necrotizing soft tissue infections and Fournier's gangrene are beyond the scope of this guideline.

Fistula-in-ano is an epithelialized tract that connects the perianal skin with the anal canal. In patients with an anorectal abscess, 30% to 70% present with a concomitant fistula-in-ano, and, of those who do not, approximately 30% to 50% will ultimately be diagnosed with a fistula in the months to years after abscess drainage.[2,5,8–10,13–16] Although an anorectal abscess is described by the anatomic space in which it forms, a fistula-in-ano is classified in terms of its relationship with the internal and external anal sphincters (eg, the Parks classification; Table 1).[16] In general, intersphincteric and transsphincteric fistulas are more frequently encountered than suprasphincteric, extrasphincteric, and submucosal tract locations.[9,17–19] Anal fistulas may also be classified as "simple" or "complex."[20,21] Complex anal fistulas include transsphincteric fistulas that involve greater than 30% of the external sphincter, suprasphincteric, extrasphincteric, or horseshoe fistulas and anal fistulas associated with IBD, radiation, malignancy, preexisting fecal incontinence, or chronic diarrhea.[20–22] Recurrent or branching fistulas may also be described as complex. Given the attenuated nature of the anterior sphincter in women, anterior fistulas deserve special consideration and may also be considered complex. Simple anal fistulas have none of these complex features and, in general, include intersphincteric and low transsphincteric fistulas that involve less than 30% of the external sphincter.

Distinct from cryptoglandular processes, anorectal abscess and fistula-in-ano can be manifestations of Crohn's disease. Among patients with Crohn's disease, fistula-in-ano has an incidence rate of 10% to 20% in population-based studies and 50% in longitudinal studies; meanwhile, nearly 80% of patients with Crohn's disease who were

cared for at tertiary referral centers may have a history of fistula-in-ano.[23,24] In Crohn's disease, anorectal abscesses and fistulas seem to result from penetrating inflammation rather than from infection of an anorectal gland.[25] Patients with fistulas related to Crohn's disease are typically managed with a multidisciplinary approach.[26]

Rectovaginal fistulas (RVFs), a unique subset of fistulas in many respects, may be classified as "low," with a tract between the distal anal canal (at or below the dentate line) and the inside of the posterior fourchette; "high," with a tract connecting the upper vagina (at the level of the cervix) with the rectum; and "middle" with a tract that lies in between these levels.[27–29] The terms "anovaginal fistula" and "low rectovaginal fistula" may be used interchangeably. RVFs may also be classified as "simple" or "complex." Simple RVFs have a low, small-diameter (<2 cm) communication between the anal canal and vagina and typically result from obstetrical injury or infection.[29] "Complex" RVFs involve a higher tract between the rectum and vagina, are of a larger diameter, or result from radiation, cancer, or complications of pelvic surgical procedures.[30–33] RVFs most commonly occur as a result of obstetric injury[29] but may also occur in the setting of Crohn's disease,[25] malignancy, or infection,[32] or as a complication of a failed colorectal anastomosis,[33] an anorectal operation,[34] or radiation therapy.[35]

The surgical treatment of a particular fistula is influenced by the patient's presenting symptoms, unique anatomy of the fistula tract, quality of the surrounding tissues, and previous attempts at fistula repair.[36] This guideline addresses the management of cryptoglandular fistulas, RVFs, and anorectal fistulas in the setting of Crohn's disease.

## MATERIALS AND METHODS

These guidelines were built on the last clinical practice guidelines for the management of anorectal abscess and fistula-in-ano published in 2016.[37] An organized search was performed of MEDLINE, PubMed, Embase, and the Cochrane Database of Systematic Reviews between December 1, 2015, and November 5, 2021. Key word combinations using MeSH terms included abscess, fistula, fistula-in-ano, anal, rectal, perianal, perineal, rectovaginal, anovaginal, seton, fistulotomy, stem cell, advancement flap, ligation of intersphincteric fistula tract (LIFT), fistula plug, fistula glue, video-assisted anal fistula treatment (VAAFT), fistula laser closure (FiLaC), over-the-scope clip (OTSC) device, and Crohn's disease. The search was restricted to English-language articles and studies of adult patients. Directed searches using embedded references from primary articles were performed in selected circumstances, and other sources including practice guidelines and consensus statements from relevant societies were also reviewed. The 841 screened articles were evaluated for

**TABLE 1.** Parks classification of fistula-in-ano

| Fistula type | Description |
| --- | --- |
| Submucosal | Superficial fistula tract. Does not involve any sphincter muscle. |
| Intersphincteric | Crosses the internal sphincter and then has a tract to the perianal skin. Does not involve any external anal sphincter muscle. |
| Transsphincteric | Tracks from the internal opening at the dentate line via the internal and external anal sphincters and then terminates in the perianal skin or perineum. |
| Suprasphincteric | Courses superiorly into the intersphincteric space over the top of the puborectalis muscle and then descends through the iliococcygeus muscle into the ischiorectal fossa and into the perianal skin. |
| Extrasphincteric | Passes from the perineal skin through the ischiorectal fossa and levator muscles and then into the rectum and lies completely outside the external sphincter complex. |

Adapted from Parks et al.[16]

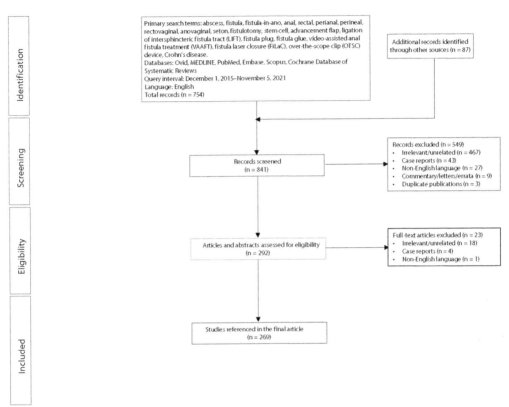

Primary search terms: abscess, fistula, fistula-in-ano, anal, rectal, perianal, perineal, rectovaginal, anovaginal, seton, fistulotomy, stem cell, advancement flap, ligation of intersphincteric fistula tract (LIFT), fistula plug, fistula glue, video-assisted anal fistula treatment (VAAFT), fistula laser closure (FiLaC), over-the-scope clip (OTSC) device, Crohn's disease.
Databases: Ovid, MEDLINE, PubMed, Embase, Scopus, Cochrane Database of Systematic Reviews
Query interval: December 1, 2015–November 5, 2021
Language: English
Total records (n = 754)

Additional records identified through other sources (n = 87)

Records screened
(n = 841)

Records excluded (n = 549)
• Irrelevant/unrelated (n = 467)
• Case reports (n = 43)
• Non-English language (n = 27)
• Commentary/letters/errata (n = 9)
• Duplicate publications (n = 3)

Articles and abstracts assessed for eligibility
(n = 292)

Full-text articles excluded (n = 23)
• Irrelevant/unrelated (n = 18)
• Case reports (n = 4)
• Non-English language (n = 1)

Studies referenced in the final article
(n = 269)

Identification

Screening

Eligibility

Included

**FIGURE 1.** PRISMA literature search flow sheet. PRISMA = Preferred Reporting Items for Systematic Reviews and Meta-Analyses.

their level of evidence, favoring clinical trials, meta-analysis/systematic reviews, comparative studies, and large registry retrospective studies during single-institutional series, retrospective reviews, and peer-reviewed, observational studies. A final list of 269 sources was evaluated for methodologic quality, the evidence base was analyzed, and a treatment guideline was formulated by the subcommittee for this guideline (Fig. 1). The final grade of recommendation and level of evidence for each statement were determined using the Grades of Recommendation, Assessment, Development, and Evaluation system (Table 2). When the agreement was incomplete regarding the evidence base or treatment guideline, consensus from the committee chair, vice chair, and 2 assigned reviewers determined the outcome. Members of the ASCRS Clinical Practice Guidelines Committee worked in joint production of these guidelines from inception to final publication (Table 3). The entire Clinical Practice Guidelines Committee reviewed the recommendations formulated by the subcommittee. Final recommendations were approved by the ASCRS Executive Council. In general, each ASCRS

Clinical Practice Guideline is updated every 5 years. No funding was received for preparing this guideline, and the authors have declared no competing interests related to this material. This guideline conforms to the Appraisal of Guidelines for Research and Evaluation checklist.

### Initial Evaluation of Anorectal Abscess and Fistula

**1. A disease-specific history and physical examination should be performed evaluating symptoms, relevant history, abscess and fistula location, and presence of secondary cellulitis. Grade of recommendation: strong recommendation based on low-quality evidence, 1C.**

Anorectal abscess is usually diagnosed on the basis of a patient's history and physical examination. Anorectal pain and swelling are common with superficial abscesses, whereas spontaneous drainage and fever occur less often.[8–10,38] Deeper abscesses, including those in the supralevator or high ischiorectal spaces, may present with pain referred to the perineum, lower back, or buttocks.[6,39,40] Evaluation of the anus and perineum may reveal erythema, calor,

**TABLE 2.** The GRADE system: grading recommendations

| | Description | Benefit versus risk and burdens | Methodologic quality of supporting evidence | Implications |
|---|---|---|---|---|
| 1A | Strong recommendation, high-quality evidence | Benefits clearly outweigh risks and burdens or vice versa | RCTs without important limitations or overwhelming evidence from observational studies | Strong recommendation, can apply to most patients in most circumstances without reservation |
| 1B | Strong recommendation, moderate-quality evidence | Benefits clearly outweigh risks and burdens or vice versa | RCTs with important limitations (inconsistent results, methodologic flaws, indirect or imprecise) or exceptionally strong evidence from observational studies | Strong recommendation, can apply to most patients in most circumstances without reservation |
| 1C | Strong recommendation, low- or very-low quality evidence | Benefits clearly outweigh risks and burdens or vice versa | Observational studies or case series | Strong recommendation but may change when higher-quality evidence becomes available |
| 2A | Weak recommendation, high-quality evidence | Benefits closely balanced with risks and burdens | RCTs without important limitations or overwhelming evidence from observational studies | Weak recommendation, best action may differ depending on circumstances or patients' values or societal values |
| 2B | Weak recommendation, moderate-quality evidence | Benefits closely balanced with risks and burdens | RCTs with important limitations (inconsistent results, methodologic flaws, indirect or imprecise) or exceptionally strong evidence from observational studies | Weak recommendation, best action may differ depending on circumstances or patients' values or societal values |
| 2C | Weak recommendation, low- or very-low quality evidence | Uncertainty in the estimates of benefits, risks, and burdens; benefits, risks, and burdens may be closely balanced | Observational studies or case series | Very weak recommendations; other alternatives may be equally reasonable |

GRADE = Grades of Recommendation, Assessment, Development, and Evaluation; RCT = randomized controlled trial.
Adapted from Guyatt et al.[38] Used with permission.

fluctuance, cellulitis, or tenderness on palpation or may be relatively unrevealing, particularly in patients with intersphincteric or deeper abscesses,[6,10,40,41] and digital rectal examination and anoscopy/proctoscopy are occasionally needed to clarify the diagnosis. The differential diagnosis of anorectal abscess may include fissure, hemorrhoid thrombosis, pilonidal disease, hidradenitis, anorectal neoplasia, Crohn's disease, and sexually transmitted infections.[6,42,43] Patients who present with anal fistula typically report intermittent anorectal swelling and drainage. Relevant information about baseline anal sphincter function, history of anorectal operations, family history of IBD, obstetric history, and associated GI, genitourinary, or gynecologic pathology should typically be included in the patient's history.

Inspection of the perineum should involve noting the specific findings of an abscess, surgical scars, anorectal deformities, signs of possible anorectal Crohn's disease, and the presence of an external fistula opening. Gentle probing of an external opening, when tolerated, may help confirm the presence of a fistula tract but should be done with care to avoid creating false tracts.[43] Goodsall's rule, that an anterior fistula-in-ano has a radial tract and a posterior fistula has a curvilinear tract to the anus, has generally proven to be accurate for anterior fistulas but is less accurate in cases with a posterior fistula.[44-47]

**2. Routine use of diagnostic imaging is not typically necessary for patients with anorectal abscess or fistula. However, imaging may be considered in selected patients with an occult anorectal abscess, recurrent or complex anal fistula, immunosuppression, or anorectal Crohn's disease. Grade of recommendation: strong recommendation based on moderate-quality evidence, 1B.**

In a retrospective study of 113 patients with anorectal abscess, the overall sensitivity of CT for detecting an abscess was 77% and the sensitivity of CT in immunosuppressed patients was 70%.[48] An advantage of MRI over CT is its ability to identify anorectal abscesses and associated fistula tracts. In a study of 54 patients with anorectal Crohn's disease, in which MRI and operative/clinical findings were compared, all the abscesses and 82% of the fistulas were correctly identified by MRI.[49] In a 2014 prospective study of 50 patients with suspected anorectal fistula, MRI had a 95% sensitivity, 80% specificity, and 97% positive predictive value in detecting and grading the primary fistula tract.[50] In a retrospective study of 136 patients specifically looking at the role of MRI in the preoperative assessment of fistula patients, Konan et al[51] found that MRI identified "significant" findings defined as secondary (blind) tracts, horseshoe abscesses, or abscesses undiagnosed by physical

**TABLE 3.** What is new in the 2022 ASCRS Clinical Practice Guidelines for the management of anorectal abscess, fistula-in-ano, and rectovaginal fistula?

*2022 New recommendations*

11. Minimally invasive approaches to treat fistula-in-ano that use endoscopic or laser closure techniques have reasonable short-term healing rates but unknown long-term fistula healing and recurrence rates. Grade of recommendation: weak recommendation based on low-quality evidence, 2C.

19. Anorectal fistula associated with Crohn's disease is typically managed with a combination of surgical and medical approaches. Grade of recommendation: strong recommendation based on moderate-quality evidence, 1B.

25. Local administration of mesenchymal stem cells is a safe and effective treatment for selected patients with refractory anorectal fistulas in the setting of Crohn's disease. Grade of recommendation: weak recommendation based on moderate-quality evidence, 2B.

*2022 Updated recommendations*

5. Antibiotics should typically be reserved for patients with an anorectal abscess complicated by cellulitis, systemic signs of infection, or underlying immunosuppression. Grade of recommendation: weak recommendation based on moderate-quality evidence, 2C→2B.

9. A cutting seton may be used selectively in the management of complex cryptoglandular anal fistulas. Grade of recommendation: weak recommendations based on low-quality evidence, 2B→2C.

10. The anal fistula plug and fibrin glue are relatively ineffective treatments for fistula-in-ano. Grade of recommendation: strong recommendation based on moderate-quality evidence, 2B→1B.

21. Draining setons are typically useful in the multimodality therapy of fistulizing anorectal Crohn's disease and may be used for long-term disease control. Grade of recommendation: strong recommendation based upon moderate-quality evidence, 1C→1B.

22. Symptomatic, simple, low anal fistulas in carefully selected patients with Crohn's disease may be treated by lay-open fistulotomy. Grade of recommendation: weak recommendation based on low-quality evidence, 1C→ 2C.

23. Endorectal advancement flaps and the LIFT procedure may be used to treat fistula-in-ano associated with Crohn's disease. Grade of recommendation: strong recommendation based on moderate-quality evidence, 2B→1B.

ASCRS = American Society of Colon and Rectal Surgeons; LIFT = ligation of intersphincteric fistula tract.

examination or examination under anesthesia in 34% of patients. In this study, MRI provided significant findings more frequently for complex fistulas than for simple fistulas (54% vs 5%; $p < 0.001$). Additionally, the proportion of patients who had significant MRI contributions increased with increasing Parks grade (5% for grade 1; 48% for grade 2; 86% for grade 3; 87.5% for grade 4). A prospective trial published in 2019, including 126 patients, assessed the utility of 3-dimensional endoanal ultrasound (EAUS) and MRI in both simple (n = 68) and complex (n = 58) anal fistulas and reported comparable accuracy for the 2 modalities in cases of a simple fistula; however, MRI had significantly higher sensitivity evaluating secondary extensions in complex fistulas (97% vs 74%; $p = 0.04$).[52]

Endoanal ultrasound, in 2 or 3 dimensions and with or without peroxide enhancement, may be useful in the management of patients with abscess or fistula, and studies demonstrate concordance between EAUS and operative findings in 73% to 100% of cases.[53-55] Tantiphlachiva et al[56] found that preoperative EAUS may help preserve anorectal function in patients undergoing anal fistula surgery. This study retrospectively evaluated pre- and postoperative Fecal Incontinence Severity Scores in 109 patients who underwent preoperative EAUS and in 230 patients without preoperative imaging and found significantly worse Fecal Incontinence Severity Scores in the group that did not undergo preoperative EAUS at a mean follow-up of 34 weeks. The potential added value of combining diagnostic modalities to enhance the accuracy of anal fistula assessment was exemplified in a 2001 blinded study of 34 patients with anorectal Crohn's disease in which EAUS was accurate in 91% of patients, MRI was accurate in 87% of patients, and examination under anesthesia was accurate in 91% of patients, whereas 100% accuracy was achieved when any 2 techniques were combined.[57]

The sensitivity, accuracy, and utility of transperineal ultrasound (TPUS), a noninvasive alternative to EAUS, have also been studied in patients with anorectal abscess, anoperineal fistulas, and RVFs.[58-61] A prospective study of 23 patients with Crohn's disease comparing the diagnostic accuracies of EAUS, TPUS, and MRI with operative findings found that the diagnostic accuracy of all 3 modalities was nearly identical.[62] The authors concluded that TPUS might be considered first-line imaging because of its availability, low cost, and noninvasive nature, yet because of its operator dependency and lack of high-quality supporting data, this imaging technique has not gained widespread popularity.

### Anorectal Abscess

**3. Patients with acute anorectal abscess should be treated promptly with incision and drainage. Grade of recommendation: strong recommendation based on low-quality evidence, 1C.**

The primary treatment of anorectal abscess remains surgical drainage. In general, the incision should be made large enough to provide adequate drainage while taking care not to injure the anal sphincter complex. The perianal incision should be kept as close as possible to the anal verge to minimize the length of a subsequent fistula tract should one develop. Alternatively, a surgical drain (eg, Pezzer, Malecot) can be placed into the abscess cavity[63,64] if this provides adequate drainage, although this technique typically does not address loculations within an abscess cavity and generally omits primary fistulotomy.

Small comparative analyses have shown comparable efficacy and higher patient satisfaction with drain placement compared to incision and drainage.[65–67] Once an abscess has been drained, randomized trials report equivalent or superior abscess resolution rates with less pain and faster healing in patients whose wounds were left unpacked.[68,69]

After drainage, abscesses may recur in up to 44% of patients, most often within 1 year of initial treatment.[2,10,70] Inadequate drainage, the presence of loculations or a horseshoe-type abscess, and not performing a primary fistulotomy are risk factors for recurrent abscess (primary fistulotomy is further addressed in recommendation no. 4).[10,71,72]

Abscess location generally determines whether a patient should have internal versus external drainage. Intersphincteric abscesses should typically be drained through the intersphincteric groove or into the anal canal via an internal sphincterotomy.[69] Similarly, it is usually preferable to drain supralevator abscesses originating from the complicated extension of an intersphincteric abscess internally by incising the rectal wall to prevent fistula formation. Meanwhile, supralevator abscesses because of cephalad extension of an ischiorectal abscess should typically be drained externally through the perianal skin.[16,71] These approaches to abscess drainage may help prevent complex fistula formation.

Abscesses that cross the midline (ie, horseshoe) can be challenging to manage. These abscesses most often involve the deep postanal space and extend laterally into the ischiorectal spaces.[40,71] Under these circumstances, primary lay-open fistulotomy should typically be avoided because these fistulas tend to be transsphincteric. The Hanley procedure, a technique that drains the deep postanal space and uses counter incisions to address the ischiorectal spaces, is effective in the setting of a horseshoe abscess,[71] although it may negatively impact anal sphincter function.[40,71] A modified Hanley technique using a posterior midline partial sphincterotomy to unroof the postanal space plus seton placement has a high rate of abscess resolution and has been reported to better preserve anorectal function compared to other operative interventions.[40,72,73]

### 4. Abscess drainage with concomitant fistulotomy may be performed in selected patients with simple anal fistulas. Grade of recommendation: weak recommendation based on moderate-quality evidence, 2B.

Although 30% to 70% of patients with anorectal abscesses present with a concomitant fistula-in-ano,[10,11] the role of primary fistulotomy at the time of abscess drainage remains controversial. Although a fistulotomy may effectively address the offending crypt, edema and inflammation from the suppurative process may increase the risk of causing a false tract when probing a fistula and can make it difficult to accurately assess the anatomy, potentially causing the surgeon to underestimate the degree of sphincter

involvement. Small, randomized studies evaluating primary fistulotomy have reported varied results with regard to fistula recurrence and fecal incontinence.[12,74,75]

Schouten and van Vroonhoven,[12] in a randomized controlled trial, found that of 36 patients treated with primary fistulectomy and partial internal sphincterotomy only 3% had recurrence, whereas 39% reported postoperative sphincter disturbance at a median follow-up of 42 months; meanwhile, of 34 patients treated with incision and drainage alone, 41% had recurrence and 21% reported postoperative functional disturbance. Bokhari and Lindsey,[74] in a retrospective review of 128 patients treated with either fistulotomy or sphincter preservation, found that after treatment, major incontinence was significantly more common in patients who had a complex fistula (13%) compared to those who had a simple fistula (5%). A 2010 Cochrane review that included 479 patients pooled from 6 randomized controlled trials demonstrated that sphincter division (via fistulotomy or fistulectomy) at the time of incision and drainage was associated with a significantly decreased likelihood of abscess recurrence, persistence of fistula or abscess, or need for subsequent surgery (relative risk, 0.13; 95% CI, 0.07–0.24) but an increased, albeit not statistically significant, incidence of continence disturbance at 1-year follow-up.[75] Notably, the randomized trials included in this meta-analysis excluded patients with complex fistulas, recurrent abscesses, IBD, preexisting incontinence, or history of anorectal surgery and included patients with low fistulas.

Given the potential negative consequences of a fistulotomy, some surgeons have advocated performing a partial fistulotomy with placement of a draining seton through the remaining tract. A retrospective review evaluated the outcomes of 26 patients with low transsphincteric fistulas who underwent partial fistulotomy and then draining seton placement (23 patients were male). Postoperatively, patients who had preserved anal sphincter function underwent a staged, completion fistulotomy. This study reported that at 1 year, all 24 patients who underwent staged fistulotomy reported no fistula or abscess recurrence or incontinence, supporting the approach of temporary seton placement followed by staged fistulotomy in selected patients with a low transsphincteric fistula.[76]

When a simple fistula is encountered during incision and drainage of an anorectal abscess, fistulotomy may be performed in selected patients provided that the anticipated benefit of healing outweighs the potential risk of fecal incontinence.[1,4,5] However, placing a draining seton to treat a fistula discovered at the time of incision and drainage requires patients to proceed with a staged procedure to address their fistula.[4,11,77]

### 5. Antibiotics should typically be reserved for patients with an anorectal abscess complicated by cellulitis, systemic signs of infection, or underlying immunosuppression. Grade of recommendation:

**weak recommendation based on moderate-quality evidence, 2B.**

In general, administering antibiotics after performing an incision and drainage of a routine, uncomplicated anorectal abscess in a healthy patient does not improve healing or reduce the recurrence rate and is typically not recommended. However, antibiotics may be used selectively in patients with an anorectal abscess complicated by cellulitis, systemic illness, or underlying immunosuppression.[4,10,13,78,79] Given the available evidence, the grade of this clinical practice guideline recommendation was changed from a 2C grade in 2016 to a 2B grade.

A retrospective study of 172 patients with "uncomplicated" anorectal abscess who underwent incision and drainage with (n = 64) or without (n = 108) subsequent oral antibiotic therapy for 5 to 7 days reported that 9% of all patients required repeat surgery related to anorectal infection, but there was no significant difference between the groups in this regard.[80] Patients with surrounding cellulitis, induration, or signs of systemic sepsis who did not receive antibiotics had a 2-fold increase in the rate of recurrent abscess compared with patients who received antibiotics, although this did not meet statistical significance. The authors also concluded that routinely culturing abscesses does not affect management or outcomes.[80]

A 2017 study evaluated the impact of postoperative antibiotics on fistula formation after incision and drainage of an anorectal abscess. In this single-blinded, randomized trial by Ghahramani and colleagues,[81] 307 patients were treated with incision and drainage with or without a 7-day postoperative course of ciprofloxacin and metronidazole. At 3-month follow-up, 14% of patients in the antibiotic treatment group developed an anal fistula versus 30% in the control group ($p < 0.001$). Contrary to this study, Sözener et al[13] studied 334 patients in a randomized, placebo-controlled, double-blinded multicenter trial who showed no protective effect of antibiotics with regard to anal fistula formation.

Although routinely culturing anorectal abscesses is not considered clinically useful, methicillin-resistant *Staphylococcus aureus* has been reported in up to 33% of patients.[80,82,83] When methicillin-resistant *Staphylococcus aureus* is isolated from an anorectal abscess, a combination of abscess drainage and antibiotics directed against the organism is typically recommended for patients with systemic signs of sepsis, leukocytosis, or leukopenia.[84] Microbial cultures should also be considered in cases of recurrent infection or nonhealing wounds.[80]

Data suggest that antibiotics play an important role in treatment for neutropenic or otherwise immunosuppressed patients with an anorectal abscess.[85–87] Although patients with a higher absolute neutrophil count (ie, >1000/mm$^3$) and fluctuance on examination typically have high resolution rates with incision and drainage, immunosuppressed patients with lower absolute neutrophil counts and lack of fluctuance on examination may initially be treated with antibiotics alone.[88–90] Patients with underlying HIV infection with concomitant or atypical infections, including tuberculosis, may also benefit from wound culture and targeted antibiotic treatment.[85]

### Anal Fistula

The primary goals of operative treatment for fistula-in-ano are to obliterate the internal opening and associated epithelialized tracts and to preserve anal sphincter function. Given that no single technique is appropriate for managing all fistulas, treatment must consider the cause and anatomy of the fistula tract, the degree of symptoms, patients' comorbidities, and surgeons' experience and preference recognizing the interplay between the extent of operative sphincter division and the risks of healing issues, recurrence, and poor functional outcome.

**6. Patients with a simple fistula-in-ano and normal anal sphincter function may be treated with lay-open fistulotomy. Grade of recommendation: strong recommendation based on moderate-quality evidence, 1B.**

Primary fistulotomy is associated with high patient satisfaction and fistula resolution rates (more than 90%).[11,91,92] Factors related to recurrence after fistulotomy include branching of fistulas, failure to accurately identify the internal opening, and fistulas associated with Crohn's disease.[93,94] Multiple prospective, multicenter studies indicate that when fistulotomy is used for simple, low-lying anal fistulas (ie, involving less than one-third of the external anal sphincter), the risk of clinically significant fecal incontinence is minimal in appropriately selected patients.[14,91] A multicenter, retrospective study including 537 patients with low fistulas (defined by the authors as fistulas limited to the lower one-third of the anal sphincter complex or not involving the sphincter muscles at all) who underwent fistulotomy reported a 28% incidence of major postprocedure fecal incontinence.[95] The retrospective methodology used in this study and the lack of preoperative continence evaluation may have influenced the reported outcomes.

Fistulotomy for high-lying or otherwise complex fistulas may result in significant postoperative incontinence in 10% to 40% of patients.[74,93,96] Risk factors for postoperative anal sphincter dysfunction after fistulotomy include preoperative fecal incontinence, recurrent fistula, female sex, complex fistulas, and previous anorectal surgery.[93,96,97] Women with anterior fistulas or who may have occult sphincter damage from previous birthing trauma are also at risk for sphincter dysfunction after fistulotomy. Interventions other than fistulotomy are generally recommended in patients with the above-mentioned risk factors to preserve function.

Multiple strategies to accelerate wound healing after fistulotomy have been studied. Four randomized controlled trials comparing fistulotomy with and without marsupialization found that marsupialization resulted in less postoperative bleeding and improved wound healing.[98-101] Additionally, topical ointments, such as 10% sucralfate and 2% phenytoin, applied to the fistulotomy site have been associated with decreased postoperative pain and improved healing compared to placebo.[102,103]

Fistulectomy, in which the tract is cored out rather than laid open, has been compared to fistulotomy. A randomized controlled trial published in 1985 (n = 47) found that fistulectomy patients had longer healing times, larger defects, and a higher risk of fecal incontinence compared to patients who underwent fistulotomy but had comparable fistula recurrence rates.[104] A meta-analysis of 6 randomized controlled trials did not offer conclusive evidence that fistulectomy was associated with worse outcomes compared to fistulotomy in patients with low-lying fistulas.[105]

### 7. Fistula-in-ano may be treated with endorectal advancement flap. Grade of recommendation: strong recommendation based on moderate-quality evidence, 1B.

Endorectal advancement flap procedures consist of curettage of the fistula tract, suture closure of the internal opening, and covering the internal opening with a mobilized segment of rectum. Retrospective series, small clinical trials, and a meta-analysis report healing in 66% to 87% of patients after initial endorectal advancement flap for cryptoglandular fistula.[106-110] Endorectal advancement flap repeated after a failed flap procedure or performed after other failed initial approaches including LIFT is associated with healing rates ranging between 57% and 100%.[106,111,112]

Factors associated with endorectal advancement flap failure include history of pelvic radiation therapy, underlying Crohn's disease, active proctitis, history of abscess drainage, RVF, smoking, malignancy, obesity, and having had more than 1 previous attempted repair.[18,93,109,113-119] A diverting stoma has not been shown to improve outcomes after endorectal advancement flap and is not typically recommended.[18,109]

From a technical standpoint, although care is taken not to injure the anal sphincter with this approach, internal anal sphincter fibers may be included in the flap to preserve blood flow, and mild-to-moderate incontinence has been reported with concomitant decreased manometric resting and squeeze pressures in up to 35% of patients.[110,120,121] Endorectal advancement flaps in the posterior position, especially in men with deep buttocks, can be technically challenging. In patients with fistulas with an internal opening distal to the dentate line, endorectal advancement flap may result in mucosal ectropion; other approaches should be considered in these circumstances.

### 8. Transsphincteric fistulas may be treated with ligation of the intersphincteric fistula tract (LIFT) procedure. Grade of recommendation: strong recommendation based on moderate-quality evidence, 1B.

The LIFT procedure involves suture ligation and division of a fistula tract in the intersphincteric plane.[122] A draining seton may be used before the LIFT procedure to allow for fibrosis of the tract that may facilitate the procedure, but this has not been shown to affect the success rate of the LIFT procedure.[123] A meta-analysis of 1378 LIFT procedures from 26 studies demonstrated an overall success rate of 76%, an overall complication rate of 14%, and a fecal incontinence rate of 1.4%.[124] In this study, risk factors for failure included horseshoe anatomy, Crohn's disease fistulas, and history of fistula surgery. Other studies evaluating long-term LIFT outcomes have demonstrated lower rates of primary healing, ranging from 42% to 62%[122-128]; however, the LIFT procedure has been associated with significant rates of secondary healing after surgical reintervention (typically fistulotomy for an intersphincteric recurrence) ranging from 77% to 86%.[112,129,130]

Modifications of the LIFT procedure, including excising the lateral aspect of the tract, incorporating a fistula plug or biologic mesh interposition, or using video-assisted techniques, have been described and, in some studies, are associated with improved healing rates compared to the standard LIFT. However, the evidence evaluating these techniques is limited to small studies and such modifications to the standard LIFT technique are typically not recommended.[125,130-134]

### 9. A cutting seton may be used selectively in the management of complex cryptoglandular anal fistulas. Grade of recommendation: weak recommendation based on low-quality evidence, 2C.

Complex anal fistulas are often treated initially by placing a draining seton to control the local sepsis, followed by a staged, definitive procedure to eradicate the fistula.[131] Healing rates under these circumstances range from 62% to 100%, depending on the type of definitive operation used.[131,135] Alternatively, a cutting seton may be left in place and tightened at intervals, gradually dividing the fistula and any involved anal sphincter.[135] Although not a sphincter-sparing procedure, placement of cutting setons was historically performed when the risk of fecal incontinence from a lay-open fistulotomy was considered to be prohibitively high. Given the available evidence, the grade of this clinical practice guideline recommendation was changed from a 2B grade in 2016 to a 2C grade.

A retrospective study including 121 patients with either low-lying or complex fistulas treated with a cutting seton by a single surgeon showed a 98% fistula healing rate,[136] and only 8 patients (7%) developed incontinence. Other retrospective studies evaluating cutting setons for transsphincteric and other complex cryptoglandular fistulas have similarly demonstrated high rates of fistula healing (~90%) with preservation of anal sphincter function in the majority of patients.[136,137] Although these results seem promising, an earlier review that pooled 37 studies and included 1460 patients who underwent a cutting seton procedure reported a wide range of postoperative fecal incontinence (0%–67%) and variable functional outcomes depending on the type of fistula tract encountered and the specific definition of fecal incontinence used.[138] Although studies suggest that a cutting seton is efficacious and safe for the treatment of anal fistulas, especially complex fistulas, this technique can result in functional impairment and should be used in carefully selected patients.

### 10. The anal fistula plug and fibrin glue are relatively ineffective treatments for fistula-in-ano. Grade of recommendation: strong recommendation based on moderate-quality evidence, 1B.

The bioprosthetic anal fistula plug, an acellular collagen matrix used to close the internal fistula opening, provides a scaffold for native tissue in-growth to obliterate a fistula tract. Although early data demonstrated 70% to 100% success with the plug,[139,140] more recently published outcomes have been less encouraging with healing rates of 50% or less.[141–147] Early plug failure, typically attributed to localized sepsis or plug dislodgement, occurred in 4% to 41% of cases in a 2016 systematic review.[146] Plug failure is reported to be more common in patients with Crohn's disease, anovaginal fistula, or recurrent fistula and in active smokers.[148]

In terms of using fibrin glue to treat fistulas, despite historical data with encouraging results,[149] usage of fibrin glue injection for treating anal fistulas has decreased in popularity because of disappointing contemporary data.[150–157] In a 2019 randomized controlled double-blind trial, only 10 of 24 patients (41%) in the fibrin glue treatment arm had complete fistula healing.[158] In a retrospective review of 462 patients who underwent sphincter-preserving surgery for cryptoglandular anal fistula between 2005 and 2015, the use of an anal fistula plug (associated with healing rate of 24%) and fibrin glue (associated with healing rate of 18%) decreased significantly over the interval and the overall fistula healing rate increased significantly from 32% to 64%.[159] Despite the generally poor healing rates associated with fistula plugs and fibrin glue, the possibility of success coupled with the sphincter-preserving nature of these approaches have allowed for their continued albeit selective use. Given the available evidence regarding the anal fistula plug and fibrin glue, this clinical practice guideline recommendation grade has been changed from a 2B grade in 2016 to a 1B grade.

### 11. Minimally invasive approaches to treat fistula-in-ano that use endoscopic or laser closure techniques have reasonable short-term healing rates but

unknown long-term fistula healing and recurrence rates. Grade of recommendation: weak recommendation based on low-quality evidence, 2C.

Minimally invasive techniques to treat anal fistulas have been studied during the past 2 decades to develop approaches with improved outcomes compared to more conventional fistula operations. These techniques, described in small, single-institution series with limited follow-up and with various degrees of industry support, include VAAFT, FiLaC, and endoscopic clipping using an OTSC device. These approaches were not specifically addressed in the 2016 clinical practice guideline, but given the evolving literature evaluating these techniques, the relevant evidence is reviewed in the following.

The majority of institutional experiences with VAAFT have been preliminary. This technique involves fistuloscopy through the external opening to identify the internal opening, closure of the internal orifice with sutures, clips, or a stapling device, and selective debridement or obliteration of the fistula tract. Reported healing rates after VAAFT range from 71% to 85% with follow-up intervals typically <12 months and with minor or no fecal incontinence reported.[160–163]

FiLaC uses a radially emitting laser probe that, when passed along the tract, traumatizes the epithelium and, in theory, obliterates the fistula tract. In a recent meta-analysis, Elfeki and colleagues[164] reviewed 7 case series and comparative studies involving 454 patients (69% had transsphincteric fistulas and 35% had recurrent fistulas) who underwent FiLaC. At a median follow-up of 24 months, 65% of patients were healed, 4% experienced a complication, and the mean rate of incontinence was 1%.

Closure of the internal opening of a fistula tract has also been described using an OTSC device. This approach, frequently combined with a fistuloscopy, places a superelastic nitinol clip over the internal fistula opening with the aid of a transanal applicator. Outcomes of this technique have been reported in small, single-institution reviews that have shown primary healing rates of 79% to 90% with limited follow-up.[165,166] Clip removal to relieve pain has been required in a minority of patients. In a German series including 55 transsphincteric, 38 suprasphincteric, 2 extrasphincteric, and 5 RVFs, the healing rate at 6 months for first-time fistula therapy was 79%, whereas patients with recurrent fistulas had a success rate of 26%.[166]

### Rectovaginal Fistula

The initial evaluation of patients with RVFs should assess the underlying cause such as obstetric trauma, Crohn's disease, cryptoglandular infection, or malignancy. Examination under anesthesia and radiologic assessment are often necessary to define the anatomy of the fistula tract and to evaluate the tissues involved. As the status of the anal sphincter complex plays an integral role in the choice of repair, assessment of anal sphincter anatomy and function are key steps in the evaluation of patients with RVFs.[22,27,29,167-172] Although not one technique of repair is appropriate for all RVFs, the available evidence can help determine effective treatment strategies. Fibrin glue therapy and the use of a plug are not included in the following guidelines because the success of these interventions has proven prohibitively poor for RVFs.[167,168]

12. **Nonoperative management is typically recommended for the initial care of obstetrical rectovaginal fistula and may also be considered for other benign and minimally symptomatic fistulas. Grade of recommendation: weak recommendation based on low-quality evidence, 2C.**

In most cases, the initial management of RVFs, especially those of obstetric cause, is nonoperative[22,43] and may include baths, wound care, debridement as needed, antibiotics in cases of infection, and stool-bulking fiber supplements for a period usually of 3 to 6 months.[43] The aim of this approach is to resolve acute inflammation and infection. Furthermore, data from an older meta-analysis by Homsi et al,[169] and more recent studies by Oakley et al[170] and Lo et al,[171] demonstrate that a nonoperative approach under these circumstances may result in healing rates ranging from 52% to 66%. Benign, minimally symptomatic RVFs unrelated to obstetrical injury may also be successfully managed with nonoperative therapy, although follow-up is limited.[170]

13. **A draining seton may facilitate resolution of acute inflammation or infection associated with rectovaginal fistulas. Grade of recommendation: strong recommendation based on low-quality evidence, 1C.**

A draining seton may be helpful in treating or preventing the formation of an abscess within the rectovaginal septum, particularly in patients with a narrow fistula, a small-diameter vaginal side opening, or multiple tracts.[29,119,167,168] Setons may also provide long-term symptomatic relief for patients who are poor candidates for definitive repair. Patients with an active inflammatory or neoplastic process that requires further treatment before definitive repair may also benefit from seton placement. In patients who are considered candidates for definitive repair, draining setons may relieve acute inflammation, edema, and infection and may improve the likelihood of success of subsequent definitive fistula repair.[119,141,168,172]

14. **Endorectal advancement flap with or without sphincteroplasty is the procedure of choice for most patients with a rectovaginal fistula. Grade of recommendation: strong recommendation based on low-quality evidence, 1C.**

The success of RVF repair with endorectal advancement flap ranges from 41% to 78% depending on the cause of fistula, operative technique, and definition of fistula healing used.[167,168,173,174] Factors associated with failure include endosonographic and manometric abnormalities of the anal sphincter complex, Crohn's disease, previous pelvic radiation, and recurrent fistula.[22,109,119,175] Although a history of failed attempts at fistula repair increases the risk for endorectal advancement flap failure, success with repeat flaps has been reported in 55% to 93% of patients.[22,125,174] Although a diverting stoma has not been shown to significantly improve the outcomes of patients undergoing endorectal advancement flap for RVF, diversion should be considered on an individual case basis.[109,119,176]

The results of an endorectal advancement flap alone for patients with RVF and fecal incontinence with a known sphincter defect are historically poor. In a retrospective study by Tsang et al[177] that included 52 patients with "simple" obstetrical RVFs who underwent 62 procedures (48% of the patients had varying degrees of fecal incontinence), healing was reported in 11 of 27 patients (41%) who underwent endorectal advancement flap and in 28 of 35 patients (80%) who underwent sphincteroplasty ± levatorplasty. Higher rates of fistula healing (more than 80%) with sphincteroplasty under these circumstances also have been reported by others compared to endorectal advancement flap alone.[22,109,167]

In the setting of a low RVF, an endorectal advancement flap may cause mucosal ectropion. Under these circumstances, an alternative flap harvested from the anoderm and perianal skin instead of the rectum should be considered. This technique, combined with sphincteroplasty, was used by Chew and Rieger[176] in 7 consecutive patients with obstetrical low RVFs and resulted in 100% healing at a mean follow-up of 24 months.

15. **Episioproctotomy may be used to repair obstetrical or cryptoglandular rectovaginal fistulas in patients with anal sphincter defects. Grade of recommendation: strong recommendation based on low-quality evidence, 1C.**

Episioproctotomy is a transperineal technique to repair RVFs that involves division of various degrees of the anterior anal sphincter complex and rectovaginal septum in patients with anal sphincter defects. This approach has been associated with fistula healing in the range of 78% to 100% of patients and has demonstrated acceptable functional outcomes.[27,173,176,178-181] Episioproctotomy differs from sphincteroplasty in terms of the amount of perineal skin, external anal sphincter, and rectovaginal septum that needs to be divided to reach and repair the RVF. A 2007 report by Hull et al[178] retrospectively reviewed the results of episioproctotomy in 42 patients with mostly obstetrical RVFs associated with significant anterior anal sphincter defects and reported recurrent fistulas in only 11 patients (26%). Although 23 patients (55%) had a stoma at the time of episioproctotomy, fecal diversion was not significantly associated with outcomes. In a smaller study, Rahman et al[182] reported fistula healing in all 8 patients who underwent episioproctotomy for obstetrical fistulas, and none of the patients reported fecal incontinence, with follow-up ranging from 6 months to 8 years. Hull et al,[179] in another retrospective analysis of 50 patients with obstetrical or cryptoglandular RVFs repaired by episioproctotomy, reported fistula healing in 39 patients (78%) and "rare" postoperative fecal incontinence in 46 patients (92%) with a median follow-up of 49 months. Of the 36 patients (72%) who had a stoma before episioproctotomy, most underwent stoma closure within 3 months of their fistula repair (median, 3.4 mo). Furthermore, of the 25 patients (50%) with preoperative fecal incontinence, only 4 patients (8%) experienced postoperative fecal incontinence. In a cohort of 50 patients who underwent episioproctotomy, El-Gazzar et al[29] reported 39 patients (78%) who were healed after a mean follow-up of 46 months. In this study, outcomes were determined by telephone interviews and mailed standardized questionnaires. Temporary fecal diversion was performed in 36 of these patients (72%) who had recurrent fistula or subjective extensive scarring.

### 16. A gracilis muscle or bulbocavernosus (Martius) flap is typically recommended for recurrent or otherwise complex rectovaginal fistula. Grade of recommendation: strong recommendation based on low-quality evidence, 1C.

The use of a gracilis muscle flap for the treatment of recurrent RVF has been mainly reported in small retrospective studies with limited follow-up.[119,183–188] One of the larger series evaluating gracilis muscle flap in this setting, by Pinto et al,[119] demonstrated fistula healing in 19 of 24 patients (79%). Other retrospective studies have reported healing rates ranging from 50% to 92%.[167,184,185,187–190] Two series reported postoperative complication rates, ranging between 28% and 47%, and the most common complications included surgical site infection, thigh numbness, and hematoma.[184,188] Picciariello and colleagues[191] reported on quality of life after graciloplasty and noted that there was an improvement in 36-Item Short-Form Survey scores as well as in sexual function.

The use of a Martius (bulbocavernosus) flap for RVF repair has also been reported in small retrospective studies that included patients with various fistula causes and limited follow-up. Trompetto et al[192] reported on 24 patients with low RVF who underwent Martius flaps. In this study, 42% of patients had fistulas of obstetrical origin, and the overall success rate was 91% at a mean follow-up of 42 months. Pitel and colleagues,[193] in a series of 20 consecutive patients undergoing Martius flaps (70% had fecal diversion), reported minor complications in 3 patients (15%) and healing in 13 patients (65%) at a mean follow-up of 35 months. In a series from Songne et al,[194] which included 14 patients with RVF (6 had Crohn's disease), a diverting

ostomy was used in all patients, and healing occurred in 13 patients (93%). In 2 additional studies where the Martius flap was used to treat patients with radiation-related RVFs, healing was observed in 11 of 12 and 13 of 14 patients.[195,196]

Although supporting evidence is lacking, a diverting ostomy is generally recommended as an adjunct to Martius and gracilis muscle flap repairs (fecal diversion has been reported in 63% to 100% of these patients).[170,193,194,197,198] However, Oakley et al[170] retrospectively reviewed the outcomes of 176 patients with RVFs treated at multiple centers and reported an 81% fistula healing rate using a variety of repairs (including 9 Martius flaps). In this study, a nonspecified "low rate" of stoma formation was mainly attributed to fistula repairs being performed by urogynecologists. Another small retrospective study, including 16 women with RVFs treated with Martius flaps, used selective fecal diversion in 38% of patients and reported an overall success rate of 94% at a mean follow-up of 1.5 years.[197] Meanwhile, Milito et al[198] also reported a small series of patients with RVF because of Crohn's disease who underwent Martius flaps without a covering stoma and reported a 100% success rate at a mean follow-up of 18 months.

### 17. Rectovaginal fistulas that result from colorectal anastomotic complications often require a transabdominal approach for repair. Grade of recommendation: strong recommendation based on low-quality evidence, 1C.

In earlier studies, fistulization of a colorectal anastomosis to the vagina was reported to occur in up to 2.2% of cases[30,199,200]; however, more recent publications report higher rates of RVF after failed anastomoses.[29,201] Under these circumstances, fecal diversion is generally recommended as the initial step to facilitate resolution of the acute inflammation and associated symptoms; however, in selected cases with an immediate or early postoperative RVF, reoperation and repeat colorectal anastomosis may be preferable.[29] Fistula healing with diversion alone has also been reported. In 2005, Kosugi et al[33] reported that 6 of 16 patients (37%) with a RVF from a failed colorectal anastomosis healed with diversion alone. In this retrospective series, patients with persistent fistulas were treated with repeat colorectal anastomosis, endorectal advancement flap, or a transperineal interposition flap.

### 18. Completion proctectomy with or without colonic pull-through or coloanal anastomosis may be required to treat radiation-related or recurrent complex rectovaginal fistula. Grade of recommendation: weak recommendation based on low-quality evidence, 2C.

Recurrent, complex RVFs and fistulas that develop in the setting of pelvic radiation may be amenable to repair with a muscle flap interposition as described previously[195,196] or proctectomy with primary or staged coloanal anastomosis.[199] A variation of conventional proctectomy may be used under these circumstances (the sleeve excision technique) that include resection of the rectum proximal to the fistula tract, mucosectomy of the rectum at and distal to the fistula, pull-through of the healthy colon through the remaining muscular tube of the rectum, and creation of a sutured coloanal anastomosis. Nowacki and colleagues[202,203] described this technique in women with RVF secondary to pelvic radiotherapy for cervical cancer and reported healing in 11 of 14 patients (79%) and reported that the functional results were "good" in all of the patients who healed. In a more recent retrospective study by Patsouras et al,[204] this technique was performed in 34 patients and early postoperative complications were reported in 51% of patients and late postoperative complications were reported in 32% of patients. In this study, fistula healing occurred in 75% of patients and 18 of 25 patients (72%) surveyed reported having normal postoperative fecal continence.

In the setting of proctectomy, a primary or staged (ie, Turnbull-Cutait procedure) coloanal anastomosis may be used to restore continuity of the bowel. In a retrospective comparison of 67 patients who underwent an operation for a variety of indications (only 3 patients had RVF), the Turnbull-Cutait procedure resulted in decreased rates of anastomotic leak (3% vs 7%) and pelvic abscess (0% vs 5%) compared to primary coloanal anastomosis, although functional outcomes were similar.[199] In a study by Corte et al[167] of 79 patients with RVF (43% secondary to Crohn's disease), 19 patients underwent resection with primary (n = 8) or delayed (n = 11) coloanal anastomosis, and the overall success rate was 91%. In 2016, Karakayali et al[205] reported on 10 patients with RVF secondary to pelvic radiation who underwent pull-through and straight coloanal anastomosis with diverting loop ileostomy and all patients healed without an anastomotic leak. In this study, the fecal incontinence quality-of-life index and depression, lifestyle, and embarrassment scores improved after surgery, and there were no significant changes in reported continence.

Although many patients with RVF report symptomatic relief after a diverting stoma that leaves the affected rectum in situ, Zhong et al[206] noted significantly improved quality of life after patients underwent proctectomy and diverting stoma (n = 10) compared to stoma alone (n = 16) in the setting of RVF related to pelvic radiation. In this study, the proctectomy group had significantly less tenesmus and anal discharge than the colostomy alone group at 6 and 12 months.

### Anorectal Fistula Associated With Crohn's Disease

**19. Anorectal fistula associated with Crohn's disease is typically managed with a combination of surgical and medical approaches. Grade of recommendation:** **strong recommendation based on moderate-quality evidence, 1B.**

The management of fistulizing anorectal Crohn's disease typically involves a multidisciplinary approach to control infection and optimize the medical management of the underlying Crohn's disease. Given the evolving evidence supporting the multidisciplinary management of patients with fistulizing Crohn's disease, this practice recommendation, which was not included in the 2016 guidelines, was added to the clinical practice guideline.

The mainstay of medical management of anorectal Crohn's disease is biological therapy.[36,207–210] There are limited data regarding anorectal fistula healing with immunosuppressants such as azathioprine, 6-mercaptopurine, cyclosporine, and tacrolimus.[211,212] Randomized controlled trials have shown initial fistula healing rates of 38% to 55% in patients treated with infliximab,[36] with long-term healing occurring in 39% of patients.[209] Although 2 randomized trials showed no benefit of adalimumab over placebo in this setting,[210,213] a subsequent randomized double-blind trial demonstrated 33% healing in the adalimumab group versus 13% in the placebo group ($p < 0.05$).[214] Evidence supporting the use of certolizumab is less compelling. However, the Pegylated Antibody Fragment Evaluation in Crohn's Disease: Safety and Efficacy trial showed that in 36% of patients, anal fistulas healed after treatment with certolizumab compared with only 17% of patients who were treated with placebo ($p = 0.03$); when the criterion for success was defined as 50% or more closure at 2 consecutive visits ≥3 weeks apart, no difference was found between the 2 groups.[215] In many instances, medical therapy is combined, at least initially, with a draining seton.[207,208,216]

In terms of operative solutions, the decision to perform definitive fistula surgery in selected patients with anorectal Crohn's fistula must be individualized and should consider the severity of symptoms, status of infection, fistula tract anatomy, presence of a stricture, and status of Crohn's disease (especially the presence of proctitis). Following fistula surgery, patients with Crohn's disease require additional interventions for nonhealing wounds or recurrent fistula more commonly than patients with cryptoglandular fistula.[17,172] In patients who do not require drainage, antibiotic therapy alone has been shown to be effective in fistulizing Crohn's disease; treatment with metronidazole and fluoroquinolones has demonstrated improvement in symptoms (at least temporarily) in more than 90% of patients.[217] Despite medical and surgical management, patients with Crohn's disease with severe refractory anorectal fistulizing disease may ultimately require proctectomy and permanent fecal diversion.[218–221]

**20. Asymptomatic fistulas in patients with Crohn's disease typically do not require surgical treatment. Grade of recommendation: strong recommendation based on low-quality evidence, 1C.**

Patients with Crohn's disease who present with an asymptomatic fistula secondary to Crohn's disease or a cryptoglandular infection without signs of local sepsis do not require surgical intervention as these tracts may remain quiescent for extended periods of time. Under these circumstances, proceeding with surgery and risking postoperative morbidity including nonhealing wounds or incontinence are not typically recommended.[222]

**21. Draining setons are typically useful in the multimodality therapy of fistulizing anorectal Crohn's disease and may be used for long-term disease control. Grade of recommendation: strong recommendation based on moderate-quality evidence, 1B.**

For anorectal fistulas associated with Crohn's disease, long-term draining setons (destination setons) can successfully resolve inflammation and prevent anorectal sepsis by maintaining the external opening and allowing for drainage.[223–226] However, setons can be associated with persistent seepage, a chronic and bothersome symptom for patients, and recurrent sepsis can occur in more than 20% of patients.[216,227,228] Given the observational and randomized evidence available regarding this topic, this recommendation grade was changed from a 1C grade in the 2016 clinical practice guideline to a 1B grade.

In a retrospective study of 32 consecutive patients treated with infliximab for anorectal Crohn's disease, patients who also underwent seton placement (n = 9) had a lower fistula recurrence rate (44% vs 79%; $p < 0.001$) at 3 months and longer time to recurrence (13.5 vs 3.6 months; $p < 0.001$).[227] A systematic review and meta-analysis of 10 studies, including 4 randomized controlled trials, concluded that anti-TNF therapy in combination with temporary seton placement was likely beneficial for fistula healing.[228] Although a meta-analysis of the 4 randomized controlled trials that compared anti-TNF therapy with placebo showed no difference in complete or partial fistula healing, subgroup analysis of the 2 trials with follow-up of >4 weeks demonstrated increased rates of complete fistula healing (46% vs 13%, $p = 0.003$ and 30% vs 13%, $p = 0.03$).

Multimodal treatment with biologic agents and seton drainage has also been associated with improved fistula healing rates.[229,230] In addition, combination therapy has been shown to be more cost-effective and use fewer overall resources compared to anti-TNF therapy alone.[231] The timing of initiating infliximab therapy, whether within 30 days of seton placement or >30 days after surgery, has not been shown to influence healing rates.[232,233]

The optimal timing of seton removal in patients receiving anti-TNF therapy is also not clear. In the multicenter, randomized controlled A Crohn's Disease Clinical Trial Evaluating Infliximab in a New Long-Term Treatment Regimen in Patients with Fistulizing Crohn's Disease II trial that included 282 patients with anorectal (n = 246), rectovaginal, or enterocutaneous fistula, setons were removed within 2 weeks of starting infliximab induction therapy. At week 14, a response, defined as more than 50% reduction in the number of draining fistulas, was observed in 195 patients (69%), whereas 87 patients (31%) showed no response. Meanwhile, 46% of patients who continued on maintenance therapy showed a response at 54 weeks, and 21% of patients who initially showed no response to induction therapy showed a response at 54 weeks.[234] Although this trial studied patients in whom setons were removed within 2 weeks of infliximab induction, another small prospective study of 21 patients found that 85% of patients had resolution of fistula symptoms at 12 weeks when setons were left in place through the induction phase of infliximab.[208]

**22. Symptomatic, simple, low anal fistulas in carefully selected patients with Crohn's disease may be treated by lay-open fistulotomy. Grade of recommendation: weak recommendation based on low-quality evidence, 2C.**

Fistulotomy may be safely performed in appropriately selected patients with Crohn's disease with an uncomplicated low fistula (ie, less than 30% involvement of the external anal sphincter) in the absence of proctitis.[235–237] Given the baseline incontinence that may be present in patients with anorectal fistulizing Crohn's disease (from the disease process or as a consequence of previous interventions to treat a fistula) and the likelihood of patients developing additional Crohn's disease–related fistulas in the future, preservation of sphincter muscle and function are usually of paramount concern in this setting[238]; proceeding with fistulotomy requires careful consideration under these circumstances.[239–242] Healing rates after fistulotomy range from 62% to 100%, and 6% to 12% of patients report mild incontinence.[223,224,237] However, some studies report higher rates of postoperative incontinence (up to 50%), especially in patients with active proctitis, underscoring the importance of patient selection.[223] Recognizing the benefits and risks associated with fistulotomy in the setting of Crohn's disease, the grade of this recommendation has been changed from a 1C grade in the 2016 clinical practice guidelines to a 2C grade.

**23. Endorectal advancement flaps and the LIFT procedure may be used to treat fistula-in-ano associated with Crohn's disease. Grade of recommendation: strong recommendation based on moderate-quality evidence, 1B.**

Patients with Crohn's disease and a fistula, ideally, isolated to a single dominant tract without associated sepsis, anal stenosis, proctitis, or interfering scarring from previous anorectal disease or operations, may be considered for an operative repair. In cases in which localized sepsis is present, a draining seton is typically recommended before surgical intervention to improve the likelihood of successful fistula repair.[217,235,236] In patients without signs of sepsis and with otherwise well-controlled Crohn's disease, the most commonly performed repairs are endorectal advancement flaps and LIFT. Given the observational evidence regarding the evolving role of endorectal advancement flaps and LIFT in patients with Crohn's disease, this recommendation grade was changed from a 2B grade in the 2016 clinical practice guideline to a 1B grade.

A systematic review including 91 patients with Crohn's disease who underwent endorectal advancement flap reported overall fistula healing in 64% of patients (range, 33%–93%) at a median follow-up of 29 months. Incontinence was reported in 9.4% of patients after flap procedures (range, 0%–29%) and was associated with having had previous surgical repairs.[18,110] Alternatively, the LIFT procedure was evaluated in a prospective study of 15 patients with Crohn's disease with transsphincteric fistulas. In this study, 10 patients (67%) remained healed 12 months after surgery, no patients reported incontinence, and quality of life was significantly improved postoperatively.[243] A subsequent retrospective study of 23 consecutive patients with Crohn's disease with transsphincteric fistulas who underwent LIFT found that 11 patients (48%) healed after a median follow-up of 23 months; in patients who failed LIFT, the median time to failure was 9 months.[244]

### 24. Patients with uncontrolled symptoms from complex anorectal fistulizing Crohn's disease may require fecal diversion or proctectomy. Grade of recommendation: strong recommendation based on low-quality evidence, 1C.

Patients with severe anorectal fistulizing Crohn's disease who do not respond adequately to medical therapy, local surgical intervention, or long-term seton drainage may consider fecal diversion with or without proctectomy to control anorectal sepsis and improve incontinence symptoms and overall quality of life.[245] Retrospective reviews evaluating diversion under these circumstances demonstrate that 64% to 81% of patients have an initial response to this approach[246]; however, only 26% to 50% of these patients experience sustained remission, whereas the remaining patients develop recurring or persistent refractory proctitis and/or symptoms associated with persistent fistula.[221,245] Overall, 45% to 68% of patients treated with an initial fecal diversion ultimately required a proctectomy to control refractory symptoms.[222,235] Concomitant colonic disease, persistent proctitis or anorectal sepsis, previous temporary fecal diversion, more than 2 previous seton placements, fecal incontinence, and anal canal stenosis are associated with the need for proctectomy and permanent fecal diversion in this setting.[221,246,247] In a meta-analysis of 556 patients undergoing fecal diversion for severe refractory anorectal Crohn's disease, 64% of patients (95% CI, 54.1–72.5) had an early clinical response after fecal diversion.[246] In this study, stoma reversal was attempted in 34.5% of patients and was successful in only 17% of patients (95% CI, 11.8–22.9). Of those who underwent stoma reversal, 26.5% of patients

(95% CI, 14.1–44.2) required repeat diversion because of severe clinical relapse. Overall, 42% of patients (95% CI, 32.6–51.2) required proctectomy after undergoing otherwise temporary fecal diversion. No significant difference was found in rates of restoration of bowel continuity when prebiological era (14%) and biological era patients (18%) were compared. In this study, the absence of proctitis was the most consistent factor associated with the restoration of bowel continuity.

### 25. Local administration of mesenchymal stem cells is a safe and effective treatment for selected patients with refractory anorectal fistulas in the setting of Crohn's disease. Grade of recommendation: weak recommendation based on moderate-quality evidence, 2B.

Several phase I,[248–253] phase II,[252,254,255] and phase III[256] clinical trials demonstrate the safety and efficacy of direct delivery of mesenchymal stem cells (MSCs) for the treatment of medically and surgically refractory fistulizing anorectal Crohn's disease. This evolving approach to fistulizing Crohn's disease is not widely available and was not addressed in the 2016 clinical practice guidelines, but sufficient evidence has since been amassed to warrant inclusion in these updated guidelines.

Despite the heterogeneity across study protocols using allogeneic MSCs[250,253,255,256] or autologous MSCs[250,252,253,257–259] derived from bone marrow[254,257] or adipose tissue[251–253,257,258,260] delivered with[251,252,257] or without[254,260] scaffolding at doses ranging from 20 million to 120 million cells,[251,260,261] the only reported adverse events have been anorectal pain and abscesses.[260,261] Efficacy of this approach has ranged from 50% to 83% at follow-up intervals ranging from 6 months to 1 year.[251,260,261] The largest relevant phase III randomized controlled trial evaluating MSCs included 212 patients who received either placebo or 120 million MSCs and reported equivalent rates of anorectal pain and abscess in the 2 arms of the study (13% vs 11% and 12% vs 13%, respectively). In this trial, study patients had significantly improved fistula healing rates compared to placebo control patients (50% vs 34%; $p = 0.02$) at a 6-month follow-up.[255] A meta-analysis confirmed the superior fistula healing rates with MSC treatment compared to controls.[259] Two prospective studies with patients with at least 1-year (n = 131) or 4-year follow-up (n = 13) reported no recurrence of fistulizing anorectal disease after complete healing after a single injection of MSCs.[261,262] Further clinical trials investigating MSCs in the setting of Crohn's disease are underway. In addition, data are accumulating regarding the use of MSCs in cryptoglandular anorectal fistulas, which suggests MSCs are safe in this setting, but perhaps not quite as effective as in perianal Crohn's disease. However, more trials are needed before recommendations can be made regarding the use of MSCs for cryptoglandular fistulas.[263–267]

## REFERENCES

1. Cox SW, Senagore AJ, Luchtefeld MA, Mazier WP. Outcome after incision and drainage with fistulotomy for ischiorectal abscess. *Am Surg.* 1997;63:686–689.

2. Gosselink MP, van Onkelen RS, Schouten WR. The cryptoglandular theory revisited. *Colorectal Dis.* 2015;17:1041–1043.

3. Ommer A, Herold A, Berg E, Fürst A, Schiedeck T, Sailer M. German S3-Guideline: rectovaginal fistula. *Ger Med Sci.* 2012;10:Doc15.

4. Abcarian H. Anorectal infection: abscess-fistula. *Clin Colon Rectal Surg.* 2011;24:14–21.

5. Ramanujam PS, Prasad ML, Abcarian H, Tan AB. Perianal abscesses and fistulas. A study of 1023 patients. *Dis Colon Rectum.* 1984;27:593–597.

6. Read DR, Abcarian H. A prospective survey of 474 patients with anorectal abscess. *Dis Colon Rectum.* 1979;22:566–568.

7. Vasilevsky CA, Gordon PH. The incidence of recurrent abscesses or fistula-in-ano following anorectal suppuration. *Dis Colon Rectum.* 1984;27:126–130.

8. McElwain JW, MacLean MD, Alexander RM, Hoexter B, Guthrie JF. Anorectal prlblems: experience with primary fistulectomy for anorectal abscess, a report of 1,000 cases. *Dis Colon Rectum.* 1975;18:646–649.

9. Wang D, Yang G, Qiu J, et al. Risk factors for anal fistula: a case-control study. *Tech Coloproctol.* 2014;18:635–639.

10. Hämäläinen KP, Sainio AP. Incidence of fistulas after drainage of acute anorectal abscesses. *Dis Colon Rectum.* 1998;41:1357–1361.

11. Hamadani A, Haigh PI, Liu IL, Abbas MA. Who is at risk for developing chronic anal fistula or recurrent anal sepsis after initial perianal abscess? *Dis Colon Rectum.* 2009;52:217–221.

12. Schouten WR, van Vroonhoven TJ. Treatment of anorectal abscess with or without primary fistulectomy. Results of a prospective randomized trial. *Dis Colon Rectum.* 1991;34: 60–63.

13. Sözener U, Gedik E, Kessaf Aslar A, et al. Does adjuvant antibiotic treatment after drainage of anorectal abscess prevent development of anal fistulas? A randomized, placebo-controlled, double-blind, multicenter study. *Dis Colon Rectum.* 2011;54:923–929.

14. Hall JF, Bordeianou L, Hyman N, et al. Outcomes after operations for anal fistula: results of a prospective, multicenter, regional study. *Dis Colon Rectum.* 2014;57:1304–1308.

15. Hyman N, O'Brien S, Osler T. Outcomes after fistulotomy: results of a prospective, multicenter regional study. *Dis Colon Rectum.* 2009;52:2022–2027.

16. Parks AG, Gordon PH, Hardcastle JD. A classification of fistula-in-ano. *Br J Surg.* 1976;63:1–12.

17. Fazio VW. Complex anal fistulae. *Gastroenterol Clin North Am.* 1987;16:93–114.

18. Mizrahi N, Wexner SD, Zmora O, et al. Endorectal advancement flap: are there predictors of failure? *Dis Colon Rectum.* 2002;45:1616–1621.

19. Kondylis PD, Shalabi A, Kondylis LA, Reilly JC. Male cryptoglandular fistula surgery outcomes: a retrospective analysis. *Am J Surg.* 2009;197:325–330.

20. Sangwan YP, Rosen L, Riether RD, Stasik JJ, Sheets JA, Khubchandani IT. Is simple fistula-in-ano simple? *Dis Colon Rectum.* 1994;37:885–889.

21. Zmora O, Neufeld D, Ziv Y, et al. Prospective, multicenter evaluation of highly concentrated fibrin glue in the treatment of complex cryptogenic perianal fistulas. *Dis Colon Rectum.* 2005;48:2167–2172.

22. Lowry AC, Thorson AG, Rothenberger DA, Goldberg SM. Repair of simple rectovaginal fistulas. Influence of previous repairs. *Dis Colon Rectum.* 1988;31:676–678.

23. Schwartz DA, Loftus EV Jr, Tremaine WJ, et al. The natural history of fistulizing Crohn's disease in Olmsted County, Minnesota. *Gastroenterology.* 2002;122:875–880.

24. Harper PH, Fazio VW, Lavery IC, et al. The long-term outcome in Crohn's disease. *Dis Colon Rectum.* 1987;30:174–179.

25. Wiese DM, Schwartz DA. Managing perianal Crohn's disease. *Curr Gastroenterol Rep.* 2012;14:153–161.

26. Sordo-Mejia R, Gaertner WB. Multidisciplinary and evidence-based management of fistulizing perianal Crohn's disease. *World J Gastrointest Pathophysiol.* 2014;5:239–251.

27. Tozer PJ, Balmforth D, Kayani B, Rahbour G, Hart AL, Phillips RK. Surgical management of rectovaginal fistula in a tertiary referral centre: many techniques are needed. *Colorectal Dis.* 2013;15:871–877.

28. Mazier WP, Senagore AJ, Schiesel EC. Operative repair of anovaginal and rectovaginal fistulas. *Dis Colon Rectum.* 1995;38:4–6.

29. El-Gazzaz G, Hull TL, Mignanelli E, Hammel J, Gurland B, Zutshi M. Obstetric and cryptoglandular rectovaginal fistulas: long-term surgical outcome; quality of life; and sexual function. *J Gastrointest Surg.* 2010;14:1758–1763.

30. Hamilton S, Spencer C, Evans A. Vagino-rectal fistula caused by Bartholin's abscess. *J Obstet Gynaecol.* 2007;27:325–326.

31. Radcliffe AG, Ritchie JK, Hawley PR, Lennard-Jones JE, Northover JM. Anovaginal and rectovaginal fistulas in Crohn's disease. *Dis Colon Rectum.* 1988;31:94–99.

32. Matthiessen P, Hansson L, Sjödahl R, Rutegård J. Anastomotic-vaginal fistula (AVF) after anterior resection of the rectum for cancer-occurrence and risk factors. *Colorectal Dis.* 2010;12:351–357.

33. Kosugi C, Saito N, Kimata Y, et al. Rectovaginal fistulas after rectal cancer surgery: incidence and operative repair by gluteal-fold flap repair. *Surgery.* 2005;137:329–336.

34. Naldini G. Serious unconventional complications of surgery with stapler for haemorrhoidal prolapse and obstructed defaecation because of rectocoele and rectal intussusception. *Colorectal Dis.* 2011;13:323–327.

35. Kasibhatla M, Clough RW, Montana GS, et al. Predictors of severe gastrointestinal toxicity after external beam radiotherapy and interstitial brachytherapy for advanced or recurrent gynecologic malignancies. *Int J Radiat Oncol Biol Phys.* 2006;65:398–403.

36. Present DH, Rutgeerts P, Targan S, et al. Infliximab for the treatment of fistulas in patients with Crohn's disease. *N Engl J Med.* 1999;340:1398–1405.

37. Vogel JD, Johnson EK, Morris AM, et al. Clinical practice guideline for the management of anorectal abscess, fistula-in-ano, and rectovaginal fistula. *Dis Colon Rectum.* 2016;59:1117–1133.

38. Guyatt G, Gutterman D, Baumann MH, et al. Grading strength of recommendations and quality of evidence in clinical guidelines: report from an american college of chest physicians task force. *Chest.* 2006;129:174–181.

39. Chrabot CM, Prasad ML, Abcarian H. Recurrent anorectal abscesses. *Dis Colon Rectum*. 1983;26:105–108.

40. Held D, Khubchandani I, Sheets J, Stasik J, Rosen L, Riether R. Management of anorectal horseshoe abscess and fistula. *Dis Colon Rectum*. 1986;29:793–797.

41. Herr CH, Williams JC. Supralevator anorectal abscess presenting as acute low back pain and sciatica. *Ann Emerg Med*. 1994;23:132–135.

42. Sneider EB, Maykel JA. Anal abscess and fistula. *Gastroenterol Clin North Am*. 2013;42:773–784.

43. Klein JW. Common anal problems. *Med Clin North Am*. 2014;98:609–623.

44. Beck DE, Wexner SD, Rafferty JF. *Gordon and Nivatvongs' Principles and Practice of Surgery for the Colon, Rectum, and Anus*. 4th ed. New York, NY: Thieme Medical Publishers, Inc; 2019.

45. Cirocco WC, Reilly JC. Challenging the predictive accuracy of Goodsall's rule for anal fistulas. *Dis Colon Rectum*. 1992;35:537–542.

46. Gonzalez-Ruiz C, Kaiser AM, Vukasin P, Beart RW Jr, Ortega AE. Intraoperative physical diagnosis in the management of anal fistula. *Am Surg*. 2006;72:11–15.

47. Gunawardhana PA, Deen KI. Comparison of hydrogen peroxide instillation with Goodsall's rule for fistula-in-ano. *ANZ J Surg*. 2001;71:472–474.

48. Caliste X, Nazir S, Goode T, et al. Sensitivity of computed tomography in detection of perirectal abscess. *Am Surg*. 2011;77:166–168.

49. Makowiec F, Laniado M, Jehle EC, Claussen CD, Starlinger M. Magnetic resonance imaging in perianal Crohn's disease. *Inflamm Bowel Dis*. 1995;1:256–265.

50. Singh K, Singh N, Thukral C, Singh KP, Bhalla V. Magnetic resonance imaging (MRI) evaluation of perianal fistulae with surgical correlation. *J Clin Diagn Res*. 2014;8:RC01–RC04.

51. Konan A, Onur MR, Özmen MN. The contribution of preoperative MRI to the surgical management of anal fistulas. *Diagn Interv Radiol*. 2018;24:321–327.

52. Brillantino A, Iacobellis F, Reginelli A, et al. Preoperative assessment of simple and complex anorectal fistulas: tridimensional endoanal ultrasound? Magnetic resonance? Both? *Radiol Med*. 2019;124:339–349.

53. Weisman N, Abbas MA. Prognostic value of endoanal ultrasound for fistula-in-ano: a retrospective analysis. *Dis Colon Rectum*. 2008;51:1089–1092.

54. Poen AC, Felt-Bersma RJ, Eijsbouts QA, Cuesta MA, Meuwissen SG. Hydrogen peroxide-enhanced transanal ultrasound in the assessment of fistula-in-ano. *Dis Colon Rectum*. 1998;41:1147–1152.

55. Emile SH, Magdy A, Youssef M, et al. Utility of endoanal ultrasonography in assessment of primary and recurrent anal fistulas and for detection of associated anal sphincter defects. *J Gastrointest Surg*. 2017;21:1879–1887.

56. Tantiphlachiva K, Sahakitrungruang C, Pattanaarun J, Rojanasakul A. Effects of preoperative endoanal ultrasound on functional outcome after anal fistula surgery. *BMJ Open Gastroenterol*. 2019;6:e000279.

57. Schwartz DA, Wiersema MJ, Dudiak KM, et al. A comparison of endoscopic ultrasound, magnetic resonance imaging, and exam under anesthesia for evaluation of Crohn's perianal fistulas. *Gastroenterology*. 2001;121:1064–1072.

58. Plaikner M, Loizides A, Peer S, et al. Transperineal ultrasonography as a complementary diagnostic tool in identifying acute perianal sepsis. *Tech Coloproctol*. 2014;18:165–171.

59. Maconi G, Ardizzone S, Greco S, Radice E, Bezzio C, Bianchi Porro G. Transperineal ultrasound in the detection of perianal and rectovaginal fistulae in Crohn's disease. *Am J Gastroenterol*. 2007;102:2214–2219.

60. Maconi G, Tonolini M, Monteleone M, et al. Transperineal perineal ultrasound versus magnetic resonance imaging in the assessment of perianal Crohn's disease. *Inflamm Bowel Dis*. 2013;19:2737–2743.

61. Nevler A, Beer-Gabel M, Lebedyev A, et al. Transperineal ultrasonography in perianal Crohn's disease and recurrent cryptogenic fistula-in-ano. *Colorectal Dis*. 2013;15:1011–1018.

62. Bor R, Farkas K, Bálint A, et al. Prospective comparison of magnetic resonance imaging, transrectal and transperineal sonography, and surgical findings in complicated perianal Crohn disease. *J Ultrasound Med*. 2016;35:2367–2372.

63. Beck DE, Fazio VW, Lavery IC, Jagelman DG, Weakley FL. Catheter drainage of ischiorectal abscesses. *South Med J*. 1988;81:444–446.

64. Alder AC, Thornton J, McHard K, Buckins L, Barber R, Skinner MA. A comparison of traditional incision and drainage versus catheter drainage of soft tissue abscesses in children. *J Pediatr Surg*. 2011;46:1942–1947.

65. Isbister WH. A simple method for the management of anorectal abscess. *Aust N Z J Surg*. 1987;57:771–774.

66. Ladd AP, Levy MS, Quilty J. Minimally invasive technique in treatment of complex, subcutaneous abscesses in children. *J Pediatr Surg*. 2010;45:1562–1566.

67. Ho YH, Tan M, Chui CH, Leong A, Eu KW, Seow-Choen F. Randomized controlled trial of primary fistulotomy with drainage alone for perianal abscesses. *Dis Colon Rectum*. 1997;40:1435–1438.

68. Zhu DA, Houlihan LM, Mohan HM, McCourt M, Andrews E. Packing versus mushroom catheters following incision and drainage in anorectal abscess. *Ir J Med Sci*. 2019;188:1343–1348.

69. Millan M, García-Granero E, Esclápez P, Flor-Lorente B, Espí A, Lledó S. Management of intersphincteric abscesses. *Colorectal Dis*. 2006;8:777–780.

70. Hanley PH, Ray JE, Pennington EE, Grablowsky OM. Fistula-in-ano: a ten-year follow-up study of horseshoe-abscess fistula-in-ano. *Dis Colon Rectum*. 1976;19:507–515.

71. Hanley PH. Conservative surgical correction of horseshoe abscess and fistula. *Dis Colon Rectum*. 1965;8:364–368.

72. Browder LK, Sweet S, Kaiser AM. Modified Hanley procedure for management of complex horseshoe fistulae. *Tech Coloproctol*. 2009;13:301–306.

73. Ustynoski K, Rosen L, Stasik J, Riether R, Sheets J, Khubchandani IT. Horseshoe abscess fistula. Seton treatment. *Dis Colon Rectum*. 1990;33:602–605.

74. Bokhari S, Lindsey I. Incontinence following sphincter division for treatment of anal fistula. *Colorectal Dis*. 2010;12:e135–e139.

75. Malik AI, Nelson RL, Tou S. Incision and drainage of perianal abscess with or without treatment of anal fistula. *Cochrane Database Syst Rev*. 2010;(7):CD006827.

76. Wang C, Rosen L. Management of low transsphincteric anal fistula with serial setons and interval muscle-cutting fistulotomy. *J Integr Med*. 2016;14:154–158.

77. Oliver I, Lacueva FJ, Pérez Vicente F, et al. Randomized clinical trial comparing simple drainage of anorectal abscess with and without fistula track treatment. *Int J Colorectal Dis.* 2003;18:107–110.

78. Llera JL, Levy RC. Treatment of cutaneous abscess: a double-blind clinical study. *Ann Emerg Med.* 1985;14:15–19.

79. López J, Gómez G, Rodriguez K, Dávila J, Núñez J, Anaya L. Comparative study of drainage and antibiotics versus drainage only in the management of primary subcutaneous abscesses. *Surg Infect (Larchmt).* 2018;19:345–351.

80. Seow-En I, Ngu J. Routine operative swab cultures and postoperative antibiotic use for uncomplicated perianal abscesses are unnecessary. *ANZ J Surg.* 2017;87:356–359.

81. Ghahramani L, Minaie MR, Arasteh P, et al. Antibiotic therapy for prevention of fistula in-ano after incision and drainage of simple perianal abscess: a randomized single blind clinical trial. *Surgery.* 2017;162:1017–1025.

82. Albright JB, Pidala MJ, Cali JR, Snyder MJ, Voloyiannis T, Bailey HR. MRSA-related perianal abscesses: an underrecognized disease entity. *Dis Colon Rectum.* 2007;50:996–1003.

83. Brown SR, Horton JD, Davis KG. Perirectal abscess infections related to MRSA: a prevalent and underrecognized pathogen. *J Surg Educ.* 2009;66:264–266.

84. Stevens DL, Bisno AL, Chambers HF, et al. Practice guidelines for the diagnosis and management of skin and soft tissue infections: 2014 update by the Infectious Diseases Society of America. *Clin Infect Dis.* 2014;59:147–159.

85. Goldberg GS, Orkin BA, Smith LE. Microbiology of human immunodeficiency virus anorectal disease. *Dis Colon Rectum.* 1994;37:439–443.

86. Glenn J, Cotton D, Wesley R, Pizzo P. Anorectal infections in patients with malignant diseases. *Rev Infect Dis.* 1988;10:42–52.

87. Grewal H, Guillem JG, Quan SH, Enker WE, Cohen AM. Anorectal disease in neutropenic leukemic patients. Operative vs. nonoperative management. *Dis Colon Rectum.* 1994;37:1095–1099.

88. Sullivan PS, Moreno C. A multidisciplinary approach to perianal and intra-abdominal infections in the neutropenic cancer patient. *Oncology (Williston Park).* 2015;29:581–590.

89. Badgwell BD, Chang GJ, Rodriguez-Bigas MA, et al. Management and outcomes of anorectal infection in the cancer patient. *Ann Surg Oncol.* 2009;16:2752–2758.

90. Büyükaşik Y, Ozcebe OI, Sayinalp N, et al. Perianal infections in patients with leukemia: importance of the course of neutrophil count. *Dis Colon Rectum.* 1998;41:81–85.

91. Abramowitz L, Soudan D, Souffran M, et al; Groupe de Recherche en Proctologie de la Société Nationale Française de Colo-Proctologie and the Club de Réflexion des Cabinets et Groupe d'Hépato-Gastroentérologie. The outcome of fistulotomy for anal fistula at 1 year: a prospective multicentre French study. *Colorectal Dis.* 2016;18:279–285.

92. Litta F, Parello A, De Simone V, Grossi U, Orefice R, Ratto C. Fistulotomy and primary sphincteroplasty for anal fistula: long-term data on continence and patient satisfaction. *Tech Coloproctol.* 2019;23:993–1001.

93. Garcia-Aguilar J, Belmonte C, Wong WD, Goldberg SM, Madoff RD. Anal fistula surgery. Factors associated with recurrence and incontinence. *Dis Colon Rectum.* 1996;39:723–729.

94. Davies M, Harris D, Lohana P, et al. The surgical management of fistula-in-ano in a specialist colorectal unit. *Int J Colorectal Dis.* 2008;23:833–838.

95. Göttgens KW, Janssen PT, Heemskerk J, et al. Long-term outcome of low perianal fistulas treated by fistulotomy: a multicenter study. *Int J Colorectal Dis.* 2015;30:213–219.

96. van Tets WF, Kuijpers HC. Continence disorders after anal fistulotomy. *Dis Colon Rectum.* 1994;37:1194–1197.

97. Jordán J, Roig JV, García-Armengol J, García-Granero E, Solana A, Lledó S. Risk factors for recurrence and incontinence after anal fistula surgery. *Colorectal Dis.* 2010;12:254–260.

98. Ho YH, Tan M, Leong AF, Seow-Choen F. Marsupialization of fistulotomy wounds improves healing: a randomized controlled trial. *Br J Surg.* 1998;85:105–107.

99. Pescatori M, Ayabaca SM, Cafaro D, Iannello A, Magrini S. Marsupialization of fistulotomy and fistulectomy wounds improves healing and decreases bleeding: a randomized controlled trial. *Colorectal Dis.* 2006;8:11–14.

100. Jain BK, Vaibhaw K, Garg PK, Gupta S, Mohanty D. Comparison of a fistulectomy and a fistulotomy with marsupialization in the management of a simple anal fistula: a randomized, controlled pilot trial. *J Korean Soc Coloproctol.* 2012;28:78–82.

101. Anan M, Emile SH, Elgendy H, et al. Fistulotomy with or without marsupialisation of wound edges in treatment of simple anal fistula: a randomised controlled trial. *Ann R Coll Surg Engl.* 2019;101:472–478.

102. Alvandipour M, Ala S, Tavakoli H, Yazdani Charati J, Shiva A. Efficacy of 10% sucralfate ointment after anal fistulotomy: a prospective, double-blind, randomized, placebo-controlled trial. *Int J Surg.* 2016;36:13–17.

103. Sanad A, Emile S, Thabet W, Ellaithy R. A randomized controlled trial on the effect of topical phenytoin 2% on wound healing after anal fistulotomy. *Colorectal Dis.* 2019;21:697–704.

104. Kronborg O. To lay open or excise a fistula-in-ano: a randomized trial. *Br J Surg.* 1985;72:970.

105. Xu Y, Liang S, Tang W. Meta-analysis of randomized clinical trials comparing fistulectomy versus fistulotomy for low anal fistula. *Springerplus.* 2016;5:1722.

106. Jarrar A, Church J. Advancement flap repair: a good option for complex anorectal fistulas. *Dis Colon Rectum.* 2011;54:1537–1541.

107. Mitalas LE, Dwarkasing RS, Verhaaren R, Zimmerman DD, Schouten WR. Is the outcome of transanal advancement flap repair affected by the complexity of high transsphincteric fistulas? *Dis Colon Rectum.* 2011;54:857–862.

108. Madbouly KM, El Shazly W, Abbas KS, Hussein AM. Ligation of intersphincteric fistula tract versus mucosal advancement flap in patients with high transsphincteric fistula-in-ano: a prospective randomized trial. *Dis Colon Rectum.* 2014;57:1202–1208.

109. Sonoda T, Hull T, Piedmonte MR, Fazio VW. Outcomes of primary repair of anorectal and rectovaginal fistulas using the endorectal advancement flap. *Dis Colon Rectum.* 2002;45:1622–1628.

110. Soltani A, Kaiser AM. Endorectal advancement flap for cryptoglandular or Crohn's fistula-in-ano. *Dis Colon Rectum.* 2010;53:486–495.

111. Podetta M, Scarpa CR, Zufferey G, et al. Mucosal advancement flap for recurrent complex anal fistula: a repeatable procedure. *Int J Colorectal Dis.* 2019;34:197–200.

112. Wright M, Thorson A, Blatchford G, et al. What happens after a failed LIFT for anal fistula? *Am J Surg.* 2017;214:1210–1213.

113. Goos M, Manegold P, Grüneberger M, Thomusch O, Ruf G. Long-term results after endoanal advancement flap repair for fistulas-in-ano. How important is the aetiology? *Int J Colorectal Dis.* 2015;30:413–419.

114. Jones IT, Fazio VW, Jagelman DG. The use of transanal rectal advancement flaps in the management of fistulas involving the anorectum. *Dis Colon Rectum.* 1987;30:919–923.

115. Schouten WR, Zimmerman DD, Briel JW. Transanal advancement flap repair of transsphincteric fistulas. *Dis Colon Rectum.* 1999;42:1419–1422.

116. Schwandner O. Obesity is a negative predictor of success after surgery for complex anal fistula. *BMC Gastroenterol.* 2011;11:61.

117. Zimmerman DD, Briel JW, Gosselink MP, Schouten WR. Anocutaneous advancement flap repair of transsphincteric fistulas. *Dis Colon Rectum.* 2001;44:1474–1480.

118. Boenicke L, Karsten E, Zirngibl H, Ambe P. Advancement flap for treatment of complex cryptoglandular anal fistula: prediction of therapy success or failure using anamnestic and clinical parameters. *World J Surg.* 2017;41:2395–2400.

119. Pinto RA, Peterson TV, Shawki S, Davila GW, Wexner SD. Are there predictors of outcome following rectovaginal fistula repair? *Dis Colon Rectum.* 2010;53:1240–1247.

120. Balciscueta Z, Uribe N, Balciscueta I, Andreu-Ballester JC, García-Granero E. Rectal advancement flap for the treatment of complex cryptoglandular anal fistulas: a systematic review and meta-analysis. *Int J Colorectal Dis.* 2017;32:599–609.

121. Balciscueta Z, Uribe N, Mínguez M, García-Granero E. The changes in resting anal pressure after performing full-thickness rectal advancement flaps. *Am J Surg.* 2017;214:428–431.

122. Rojanasakul A, Pattanaarun J, Sahakitrungruang C, Tantiphlachiva K. Total anal sphincter saving technique for fistula-in-ano; the ligation of intersphincteric fistula tract. *J Med Assoc Thai.* 2007;90:581–586.

123. Hong KD, Kang S, Kalaskar S, Wexner SD. Ligation of intersphincteric fistula tract (LIFT) to treat anal fistula: systematic review and meta-analysis. *Tech Coloproctol.* 2014;18:685–691.

124. Emile SH, Khan SM, Adejumo A, Koroye O. Ligation of intersphincteric fistula tract (LIFT) in treatment of anal fistula: an updated systematic review, meta-analysis, and meta-regression of the predictors of failure. *Surgery.* 2020;167:484–492.

125. Sirany AM, Nygaard RM, Morken JJ. The ligation of the intersphincteric fistula tract procedure for anal fistula: a mixed bag of results. *Dis Colon Rectum.* 2015;58:604–612.

126. Alasari S, Kim NK. Overview of anal fistula and systematic review of ligation of the intersphincteric fistula tract (LIFT). *Tech Coloproctol.* 2014;18:13–22.

127. Vergara-Fernandez O, Espino-Urbina LA. Ligation of intersphincteric fistula tract: what is the evidence in a review? *World J Gastroenterol.* 2013;19:6805–6813.

128. Zirak-Schmidt S, Perdawood SK. Management of anal fistula by ligation of the intersphincteric fistula tract—a systematic review. *Dan Med J.* 2014;61:A4977.

129. Malakorn S, Sammour T, Khomvilai S, et al. Ligation of intersphincteric fistula tract for fistula in ano: lessons learned from a decade of experience. *Dis Colon Rectum.* 2017;60:1065–1070.

130. Han JG, Wang ZJ, Zheng Y, et al. Ligation of intersphincteric fistula tract vs ligation of the intersphincteric fistula tract plus a bioprosthetic anal fistula plug procedure in patients with transsphincteric anal fistula: early results of a multicenter prospective randomized trial. *Ann Surg.* 2016;264:917–922.

131. Tyler KM, Aarons CB, Sentovich SM. Successful sphincter-sparing surgery for all anal fistulas. *Dis Colon Rectum.* 2007;50:1535–1539.

132. van der Hagen SJ, Baeten CG, Soeters PB, van Gemert WG. Staged mucosal advancement flap versus staged fibrin sealant in the treatment of complex perianal fistulas. *Gastroenterol Res Pract.* 2011;2011:186350.

133. Wanitsuwan W, Junmitsakul K, Jearanai S, Lohsiriwat V. Video-assisted ligation of intersphincteric fistula tract for complex anal fistula: technique and preliminary outcomes. *Dis Colon Rectum.* 2020;63:1534–1540.

134. Zwiep TM, Gilbert R, Boushey RP, et al. Comparison of ligation of the intersphincteric fistula tract and BioLIFT for the treatment of transsphincteric anal fistula: a retrospective analysis. *Dis Colon Rectum.* 2020;63:365–370.

135. Williams JG, MacLeod CA, Rothenberger DA, Goldberg SM. Seton treatment of high anal fistulae. *Br J Surg.* 1991;78:1159–1161.

136. Rosen DR, Kaiser AM. Definitive seton management for transsphincteric fistula-in-ano: harm or charm? *Colorectal Dis.* 2016;18:488–495.

137. Patton V, Chen CM, Lubowski D. Long-term results of the cutting seton for high anal fistula. *ANZ J Surg.* 2015;85:720–727.

138. Ritchie RD, Sackier JM, Hodde JP. Incontinence rates after cutting seton treatment for anal fistula. *Colorectal Dis.* 2009;11:564–571.

139. Adamina M, Hoch JS, Burnstein MJ. To plug or not to plug: a cost-effectiveness analysis for complex anal fistula. *Surgery.* 2010;147:72–78.

140. Christoforidis D, Pieh MC, Madoff RD, Mellgren AF. Treatment of transsphincteric anal fistulas by endorectal advancement flap or collagen fistula plug: a comparative study. *Dis Colon Rectum.* 2009;52:18–22.

141. El-Gazzaz G, Zutshi M, Hull T. A retrospective review of chronic anal fistulae treated by anal fistulae plug. *Colorectal Dis.* 2010;12:442–447.

142. Kleif J, Hagen K, Wille-Jørgensen P. Acceptable results using plug for the treatment of complex anal fistulas. *Dan Med Bull.* 2011;58:A4254.

143. Safar B, Jobanputra S, Sands D, Weiss EG, Nogueras JJ, Wexner SD. Anal fistula plug: initial experience and outcomes. *Dis Colon Rectum.* 2009;52:248–252.

144. Herold A, Ommer A, Fürst A, et al. Results of the Gore Bio-A fistula plug implantation in the treatment of anal fistula: a multicentre study. *Tech Coloproctol.* 2016;20:585–590.

145. Bondi J, Avdagic J, Karlbom U, et al. Randomized clinical trial comparing collagen plug and advancement flap for transsphincteric anal fistula. *Br J Surg.* 2017;104:1160–1166.

146. Kontovounisios C, Tekkis P, Tan E, Rasheed S, Darzi A, Wexner SD. Adoption and success rates of perineal procedures for fistula-in-ano: a systematic review. *Colorectal Dis.* 2016;18:441–458.

147. Ellis CN. Bioprosthetic plugs for complex anal fistulas: an early experience. *J Surg Educ.* 2007;64:36–40.

148. Senéjoux A, Siproudhis L, Abramowitz L, et al; Groupe d'Etude Thérapeutique des Affections Inflammatoires du tube Digestif [GETAID]. Fistula plug in fistulising ano-perineal Crohn's disease: a randomised controlled trial. *J Crohns Colitis.* 2016;10:141–148.

149. Adams T, Yang J, Kondylis LA, Kondylis PD. Long-term outlook after successful fibrin glue ablation of cryptoglandular transsphincteric fistula-in-ano. *Dis Colon Rectum.* 2008;51:1488–1490.

150. Sentovich SM. Fibrin glue for anal fistulas: long-term results. *Dis Colon Rectum.* 2003;46:498–502.

151. Swinscoe MT, Ventakasubramaniam AK, Jayne DG. Fibrin glue for fistula-in-ano: the evidence reviewed. *Tech Coloproctol.* 2005;9:89–94.

152. Yeung JM, Simpson JA, Tang SW, Armitage NC, Maxwell-Armstrong C. Fibrin glue for the treatment of fistulae in ano—a method worth sticking to? *Colorectal Dis.* 2010;12:363–366.

153. Buchanan GN, Bartram CI, Phillips RK, et al. Efficacy of fibrin sealant in the management of complex anal fistula: a prospective trial. *Dis Colon Rectum.* 2003;46:1167–1174.

154. Lindsey I, Smilgin-Humphreys MM, Cunningham C, Mortensen NJ, George BD. A randomized, controlled trial of fibrin glue vs. conventional treatment for anal fistula. *Dis Colon Rectum.* 2002;45:1608–1615.

155. Loungnarath R, Dietz DW, Mutch MG, Birnbaum EH, Kodner IJ, Fleshman JW. Fibrin glue treatment of complex anal fistulas has low success rate. *Dis Colon Rectum.* 2004;47:432–436.

156. Cintron JR, Park JJ, Orsay CP, et al. Repair of fistulas-in-ano using fibrin adhesive: long-term follow-up. *Dis Colon Rectum.* 2000;43:944–949.

157. Altomare DF, Greco VJ, Tricomi N, et al. Seton or glue for trans-sphincteric anal fistulae: a prospective randomized crossover clinical trial. *Colorectal Dis.* 2011;13:82–86.

158. de la Portilla F, Muñoz-Cruzado MVD, Maestre MV, et al. Platelet-rich plasma (PRP) versus fibrin glue in cryptogenic fistula-in-ano: a phase III single-center, randomized, double-blind trial. *Int J Colorectal Dis.* 2019;34:1113–1119.

159. Sugrue J, Mantilla N, Abcarian A, et al. Sphincter-sparing anal fistula repair: are we getting better? *Dis Colon Rectum.* 2017;60:1071–1077.

160. Jiang HH, Liu HL, Li Z, et al. Video-assisted anal fistula treatment (VAAFT) for complex anal fistula: a preliminary evaluation in China. *Med Sci Monit.* 2017;23:2065–2071.

161. Seow-En I, Seow-Choen F, Koh PK. An experience with video-assisted anal fistula treatment (VAAFT) with new insights into the treatment of anal fistulae. *Tech Coloproctol.* 2016;20:389–393.

162. Schwandner O. Video-assisted anal fistula treatment (VAAFT) combined with advancement flap repair in Crohn's disease. *Tech Coloproctol.* 2013;17:221–225.

163. Meinero P, Mori L. Video-assisted anal fistula treatment (VAAFT): a novel sphincter-saving procedure for treating complex anal fistulas. *Tech Coloproctol.* 2011;15:417–422.

164. Elfeki H, Shalaby M, Emile SH, Sakr A, Mikael M, Lundby L. A systematic review and meta-analysis of the safety and efficacy of fistula laser closure. *Tech Coloproctol.* 2020;24:265–274.

165. Prosst RL, Joos AK, Ehni W, Bussen D, Herold A. Prospective pilot study of anorectal fistula closure with the OTSC Proctology. *Colorectal Dis.* 2015;17:81–86.

166. Prosst RL, Joos AK. Short-term outcomes of a novel endoscopic clipping device for closure of the internal opening in 100 anorectal fistulas. *Tech Coloproctol.* 2016;20:753–758.

167. Corte H, Maggiori L, Treton X, Lefevre JH, Ferron M, Panis Y. Rectovaginal fistula: what is the optimal strategy?: An analysis of 79 patients undergoing 286 procedures. *Ann Surg.* 2015;262:855–860.

168. de Parades V, Far HS, Etienney I, Zeitoun JD, Atienza P, Bauer P. Seton drainage and fibrin glue injection for complex anal fistulas. *Colorectal Dis.* 2010;12:459–463.

169. Homsi R, Daikoku NH, Littlejohn J, Wheeless CR Jr. Episiotomy: risks of dehiscence and rectovaginal fistula. *Obstet Gynecol Surv.* 1994;49:803–808.

170. Oakley SH, Brown HW, Yurteri-Kaplan L, et al. Practice patterns regarding management of rectovaginal fistulae: a multicenter review from the fellows' pelvic research network. *Female Pelvic Med Reconstr Surg.* 2015;21:123–128.

171. Lo TS, Huang YH, Dass AK, Karim N, Uy-Patrimonio MC. Rectovaginal fistula: twenty years of rectovaginal repair. *J Obstet Gynaecol Res.* 2016;42:1361–1368.

172. O'Leary DP, Milroy CE, Durdey P. Definitive repair of ano-vaginal fistula in Crohn's disease. *Ann R Coll Surg Engl.* 1998;80:250–252.

173. MacRae HM, McLeod RS, Cohen Z, Stern H, Reznick R. Treatment of rectovaginal fistulas that has failed previous repair attempts. *Dis Colon Rectum.* 1995;38:921–925.

174. Halverson AL, Hull TL, Fazio VW, Church J, Hammel J, Floruta C. Repair of recurrent rectovaginal fistulas. *Surgery.* 2001;130:753–757.

175. Baig MK, Zhao RH, Yuen CH, et al. Simple rectovaginal fistulas. *Int J Colorectal Dis.* 2000;15:323–327.

176. Chew SS, Rieger NA. Transperineal repair of obstetric-related anovaginal fistula. *Aust N Z J Obstet Gynaecol.* 2004;44:68–71.

177. Tsang CB, Madoff RD, Wong WD, et al. Anal sphincter integrity and function influences outcome in rectovaginal fistula repair. *Dis Colon Rectum.* 1998;41:1141–1146.

178. Hull TL, Bartus C, Bast J, Floruta C, Lopez R. Multimedia article. Success of episioproctotomy for cloaca and rectovaginal fistula. *Dis Colon Rectum.* 2007;50:97–101.

179. Hull TL, El-Gazzaz G, Gurland B, Church J, Zutshi M. Surgeons should not hesitate to perform episioproctotomy for rectovaginal fistula secondary to cryptoglandular or obstetrical origin. *Dis Colon Rectum.* 2011;54:54–59.

180. Khanduja KS, Padmanabhan A, Kerner BA, Wise WE, Aguilar PS. Reconstruction of rectovaginal fistula with sphincter disruption by combining rectal mucosal advancement flap and anal sphincteroplasty. *Dis Colon Rectum.* 1999;42:1432–1437.

181. Soriano D, Lemoine A, Laplace C, et al. Results of recto-vaginal fistula repair: retrospective analysis of 48 cases. *Eur J Obstet Gynecol Reprod Biol.* 2001;96:75–79.

182. Rahman MS, Al-Suleiman SA, El-Yahia AR, Rahman J. Surgical treatment of rectovaginal fistula of obstetric origin: a review of 15 years' experience in a teaching hospital. *J Obstet Gynaecol.* 2003;23:607–610.

183. Zmora O, Tulchinsky H, Gur E, Goldman G, Klausner JM, Rabau M. Gracilis muscle transposition for fistulas between the rectum and urethra or vagina. *Dis Colon Rectum.* 2006;49:1316–1321.

184. Korsun S, Liebig-Hoerl G, Fuerst A. Gracilis muscle trans-position for treatment of recurrent anovaginal, rectovaginal, rectourethral, and pouch-vaginal fistulas in patients with inflammatory bowel disease. *Tech Coloproctol.* 2019;23:43–52.

185. Ulrich D, Roos J, Jakse G, Pallua N. Gracilis muscle interposi-tion for the treatment of recto-urethral and rectovaginal fistu-las: a retrospective analysis of 35 cases. *J Plast Reconstr Aesthet Surg.* 2009;62:352–356.

186. Rottoli M, Vallicelli C, Boschi L, Cipriani R, Poggioli G. Gracilis muscle transposition for the treatment of recurrent rectovaginal and pouch-vaginal fistula: is Crohn's disease a risk factor for failure? A prospective cohort study. *Updates Surg.* 2018;70:485–490.

187. Park SO, Hong KY, Park KJ, Chang H, Shin JY, Jeong SY. Treatment of rectovaginal fistula with gracilis muscle flap transposition: long-term follow-up. *Int J Colorectal Dis.* 2017;32:1029–1032.

188. Wexner SD, Ruiz DE, Genua J, Nogueras JJ, Weiss EG, Zmora O. Gracilis muscle interposition for the treatment of rectoure-thral, rectovaginal, and pouch-vaginal fistulas: results in 53 patients. *Ann Surg.* 2008;248:39–43.

189. Troja A, Käse P, El-Sourani N, Raab HR, Antolovic D. Treatment of recurrent rectovaginal/pouch-vaginal fistulas by gracilis muscle transposition—a single center experience. *J Visc Surg.* 2013;150:379–382.

190. Nassar OA. Primary repair of rectovaginal fistulas compli-cating pelvic surgery by gracilis myocutaneous flap. *Gynecol Oncol.* 2011;121:610–614.

191. Picciariello A, Papagni V, De Fazio M, et al. Functional out-come and quality of life evaluation of graciloplasty for the treatment of complex recto-vaginal and recto-urethral fistulas. *Updates Surg.* 2020;72:205–211.

192. Trompetto M, Realis Luc A, Novelli E, Tutino R, Clerico G, Gallo G. Use of the Martius advancement flap for low recto-vaginal fistulas. *Colorectal Dis.* 2019;21:1421–1428.

193. Pitel S, Lefevre JH, Parc Y, Chafai N, Shields C, Tiret E. Martius advancement flap for low rectovaginal fistula: short- and long-term results. *Colorectal Dis.* 2011;13:e112–e115.

194. Songne K, Scotté M, Lubrano J, et al. Treatment of anovaginal or rectovaginal fistulas with modified Martius graft. *Colorectal Dis.* 2007;9:653–656.

195. Aartsen EJ, Sindram IS. Repair of the radiation induced rec-tovaginal fistulas without or with interposition of the bulbo-cavernosus muscle (Martius procedure). *Eur J Surg Oncol.* 1988;14:171–177.

196. White AJ, Buchsbaum HJ, Blythe JG, Lifshitz S. Use of the bulbocavernosus muscle (Martius procedure) for repair of radiation-induced rectovaginal fistulas. *Obstet Gynecol.* 1982;60:114–118.

197. McNevin MS, Lee PY, Bax TW. Martius flap: an adjunct for repair of complex, low rectovaginal fistula. *Am J Surg.* 2007;193:597–599.

198. Milito G, Lisi G, Venditti D, Campanelli M, Aronadio E, Grande M. Surgical treatment of rectovaginal fistula in Crohn's disease: a tertiary center experience. *Surg Technol Int.* 2017;30:113–116.

199. Remzi FH, El Gazzaz G, Kiran RP, Kirat HT, Fazio VW. Outcomes following Turnbull-Cutait abdominoperineal pull-through compared with coloanal anastomosis. *Br J Surg.* 2009;96:424–429.

200. van der Hagen SJ, Soeters PB, Baeten CG, van Gemert WG. Laparoscopic fistula excision and omentoplasty for high rec-tovaginal fistulas: a prospective study of 40 patients. *Int J Colorectal Dis.* 2011;26:1463–1467.

201. Watanabe J, Ota M, Kawaguchi D, et al. Incidence and risk fac-tors for rectovaginal fistula after low anterior resection for rec-tal cancer. *Int J Colorectal Dis.* 2015;30:1659–1666.

202. Nowacki MP, Szawlowski AW, Borkowski A. Parks' coloanal sleeve anastomosis for treatment of postirradiation rectovagi-nal fistula. *Dis Colon Rectum.* 1986;29:817–820.

203. Nowacki MP. Ten years of experience with Parks' coloanal sleeve anastomosis for the treatment of post-irradiation recto-vaginal fistula. *Eur J Surg Oncol.* 1991;17:563–566.

204. Patsouras D, Yassin NA, Phillips RK. Clinical outcomes of colo-anal pull-through procedure for complex rectal conditions. *Colorectal Dis.* 2014;16:253–258.

205. Karakayali FY, Tezcaner T, Ozcelik U, Moray G. The outcomes of ultralow anterior resection or an abdominoperineal pull-through resection and coloanal anastomosis for radiation-induced recto-vaginal fistula patients. *J Gastrointest Surg.* 2016;20:994–1001.

206. Zhong Q, Yuan Z, Ma T, et al. Restorative resection of radiation rectovaginal fistula can better relieve anorectal symptoms than colostomy only. *World J Surg Oncol.* 2017;15:37.

207. Guidi L, Ratto C, Semeraro S, et al. Combined therapy with infliximab and seton drainage for perianal fistulizing Crohn's disease with anal endosonographic monitoring: a single-centre experience. *Tech Coloproctol.* 2008;12:111–117.

208. Topstad DR, Panaccione R, Heine JA, Johnson DR, MacLean AR, Buie WD. Combined seton placement, infliximab infu-sion, and maintenance immunosuppressives improve healing rate in fistulizing anorectal Crohn's disease: a single center experience. *Dis Colon Rectum.* 2003;46:577–583.

209. Sands BE, Anderson FH, Bernstein CN, et al. Infliximab main-tenance therapy for fistulizing Crohn's disease. *N Engl J Med.* 2004;350:876–885.

210. Hanauer SB, Sandborn WJ, Rutgeerts P, et al. Human anti-tumor necrosis factor monoclonal antibody (adalimumab) in Crohn's disease: the CLASSIC-I trial. *Gastroenterology.* 2006;130:323–333.

211. Korelitz BI, Present DH. Favorable effect of 6-mercaptopurine on fistulae of Crohn's disease. *Dig Dis Sci.* 1985;30:58–64.

212. Present DH, Lichtiger S. Efficacy of cyclosporine in treatment of fistula of Crohn's disease. *Dig Dis Sci.* 1994;39:374–380.

213. Sandborn WJ, Rutgeerts P, Enns R, et al. Adalimumab induc-tion therapy for Crohn disease previously treated with inflix-imab: a randomized trial. *Ann Intern Med.* 2007;146:829–838.

214. Colombel JF, Sandborn WJ, Rutgeerts P, et al. Adalimumab for maintenance of clinical response and remission in patients with Crohn's disease: the CHARM trial. *Gastroenterology.* 2007;132:52–65.

215. Schreiber S, Lawrance IC, Thomsen OØ, Hanauer SB, Bloomfield R, Sandborn WJ. Randomised clinical trial: certoli-zumab pegol for fistulas in Crohn's disease—subgroup results from a placebo-controlled study. *Aliment Pharmacol Ther.* 2011;33:185–193.

216. Takesue Y, Ohge H, Yokoyama T, Murakami Y, Imamura Y, Sueda T. Long-term results of seton drainage on complex anal fistulae in patients with Crohn's disease. *J Gastroenterol.* 2002;37:912–915.

217. Gecse KB, Bemelman W, Kamm MA, et al; World Gastroenterology Organization, International Organisation for Inflammatory Bowel Diseases IOIBD, European Society of Coloproctology and Robarts Clinical Trials; World Gastroenterology Organization International Organisation for Inflammatory Bowel Diseases IOIBD European Society of Coloproctology and Robarts Clinical Trials. A global consensus on the classification, diagnosis and multidisciplinary treatment of perianal fistulising Crohn's disease. *Gut.* 2014;63: 1381–1392.

218. Galandiuk S, Kimberling J, Al-Mishlab TG, Stromberg AJ. Perianal Crohn disease: predictors of need for permanent diversion. *Ann Surg.* 2005;241:796–801.

219. Gu J, Valente MA, Remzi FH, Stocchi L. Factors affecting the fate of faecal diversion in patients with perianal Crohn's disease. *Colorectal Dis.* 2015;17:66–72.

220. Löffler T, Welsch T, Mühl S, Hinz U, Schmidt J, Kienle P. Long-term success rate after surgical treatment of anorectal and rectovaginal fistulas in Crohn's disease. *Int J Colorectal Dis.* 2009;24:521–526.

221. Sauk J, Nguyen D, Yajnik V, et al. Natural history of perianal Crohn's disease after fecal diversion. *Inflamm Bowel Dis.* 2014;20:2260–2265.

222. Norton C, Dibley LB, Bassett P. Faecal incontinence in inflammatory bowel disease: associations and effect on quality of life. *J Crohns Colitis.* 2013;7:e302–e311.

223. McKee RF, Keenan RA. Perianal Crohn's disease—is it all bad news? *Dis Colon Rectum.* 1996;39:136–142.

224. Parks AG, Stitz RW. The treatment of high fistula-in-ano. *Dis Colon Rectum.* 1976;19:487–499.

225. Eitan A, Koliada M, Bickel A. The use of the loose seton technique as a definitive treatment for recurrent and persistent high trans-sphincteric anal fistulas: a long-term outcome. *J Gastrointest Surg.* 2009;13:1116–1119.

226. Galis-Rozen E, Tulchinsky H, Rosen A, et al. Long-term outcome of loose seton for complex anal fistula: a two-centre study of patients with and without Crohn's disease. *Colorectal Dis.* 2010;12:358–362.

227. Regueiro M, Mardini H. Treatment of perianal fistulizing Crohn's disease with infliximab alone or as an adjunct to exam under anesthesia with seton placement. *Inflamm Bowel Dis.* 2003;9:98–103.

228. de Groof EJ, Sahami S, Lucas C, Ponsioen CY, Bemelman WA, Buskens CJ. Treatment of perianal fistula in Crohn's disease: a systematic review and meta-analysis comparing seton drainage and anti-tumour necrosis factor treatment. *Colorectal Dis.* 2016;18:667–675.

229. Yang BL, Chen YG, Gu YF, et al. Long-term outcome of infliximab combined with surgery for perianal fistulizing Crohn's disease. *World J Gastroenterol.* 2015;21:2475–2482.

230. Sebastian S, Black C, Pugliese D, et al. The role of multimodal treatment in Crohn's disease patients with perianal fistula: a multicentre retrospective cohort study. *Aliment Pharmacol Ther.* 2018;48:941–950.

231. Schwartz DA, Wang A, Ozbay B, et al. Comparison of health care utilization and costs between patients with perianal fistulizing Crohn's disease with or without previous seton placement. *Inflamm Bowel Dis.* 2017;23:1860–1866.

232. Jeon M, Song K, Koo J, Kim S. Evaluation of a seton procedure combined with infliximab therapy (early vs. late) in perianal fistula with Crohn disease. *Ann Coloproctol.* 2019;35: 249–253.

233. Tanaka S, Matsuo K, Sasaki T, et al. Clinical advantages of combined seton placement and infliximab maintenance therapy for perianal fistulizing Crohn's disease: when and how were the seton drains removed? *Hepatogastroenterology.* 2010;57:3–7.

234. Sands BE, Blank MA, Diamond RH, Barrett JP, Van Deventer SJ. Maintenance infliximab does not result in increased abscess development in fistulizing Crohn's disease: results from the ACCENT II study. *Aliment Pharmacol Ther.* 2006;23:1127–1136.

235. Morrison JG, Gathright JB Jr, Ray JE, Ferrari BT, Hicks TC, Timmcke AE. Surgical management of anorectal fistulas in Crohn's disease. *Dis Colon Rectum.* 1989;32:492–496.

236. Williams JG, Rothenberger DA, Nemer FD, Goldberg SM. Fistula-in-ano in Crohn's disease. Results of aggressive surgical treatment. *Dis Colon Rectum.* 1991;34:378–384.

237. Nordgren S, Fasth S, Hultén L. Anal fistulas in Crohn's disease: incidence and outcome of surgical treatment. *Int J Colorectal Dis.* 1992;7:214–218.

238. Sohn N, Korelitz BI, Weinstein MA. Anorectal Crohn's disease: definitive surgery for fistulas and recurrent abscesses. *Am J Surg.* 1980;139:394–397.

239. van Koperen PJ, Safiruddin F, Bemelman WA, Slors JF. Outcome of surgical treatment for fistula in ano in Crohn's disease. *Br J Surg.* 2009;96:675–679.

240. van Koperen PJ, Wind J, Bemelman WA, Bakx R, Reitsma JB, Slors JF. Long-term functional outcome and risk factors for recurrence after surgical treatment for low and high perianal fistulas of cryptoglandular origin. *Dis Colon Rectum.* 2008;51:1475–1481.

241. Mardini HE, Schwartz DA. Treatment of perianal fistula and abscess: Crohn's and non-Crohn's. *Curr Treat Options Gastroenterol.* 2007;10:211–220.

242. Makowiec F, Jehle EC, Becker HD, Starlinger M. Perianal abscess in Crohn's disease. *Dis Colon Rectum.* 1997;40:443–450.

243. Gingold DS, Murrell ZA, Fleshner PR. A prospective evaluation of the ligation of the intersphincteric tract procedure for complex anal fistula in patients with Crohn's disease. *Ann Surg.* 2014;260:1057–1061.

244. Kamiński JP, Zaghiyan K, Fleshner P. Increasing experience of ligation of the intersphincteric fistula tract for patients with Crohn's disease: what have we learned? *Colorectal Dis.* 2017;19:750–755.

245. Gionchetti P, Dignass A, Danese S, et al; ECCO. 3rd European evidence-based consensus on the diagnosis and management of Crohn's disease 2016: part 2: surgical management and special situations. *J Crohns Colitis.* 2017;11:135–149.

246. Singh S, Ding NS, Mathis KL, et al. Systematic review with meta-analysis: faecal diversion for management of perianal Crohn's disease. *Aliment Pharmacol Ther.* 2015;42:783–792.

247. Bafford AC, Latushko A, Hansraj N, Jambaulikar G, Ghazi LJ. The use of temporary fecal diversion in colonic and perianal Crohn's disease does not improve outcomes. *Dig Dis Sci.* 2017;62:2079–2086.

248. Cho YB, Lee WY, Park KJ, Kim M, Yoo HW, Yu CS. Autologous adipose tissue-derived stem cells for the treatment of Crohn's fistula: a phase I clinical study. *Cell Transplant.* 2013;22: 279–285.

249. Dietz AB, Dozois EJ, Fletcher JG, et al. Autologous mesenchymal stem cells, applied in a bioabsorbable matrix, for

treatment of perianal fistulas in patients with Crohn's disease. *Gastroenterology*. 2017;153:59–62.e2.

250. García-Olmo D, García-Arranz M, Herreros D, Pascual I, Peiro C, Rodríguez-Montes JA. A phase I clinical trial of the treatment of Crohn's fistula by adipose mesenchymal stem cell transplantation. *Dis Colon Rectum*. 2005;48:1416–1423.

251. Garcia-Olmo D, Herreros D, Pascual I, et al. Expanded adipose-derived stem cells for the treatment of complex perianal fistula: a phase II clinical trial. *Dis Colon Rectum*. 2009;52: 79–86.

252. Molendijk I, Bonsing BA, Roelofs H, et al. Allogeneic bone marrow-derived mesenchymal stromal cells promote healing of refractory perianal fistulas in patients with Crohn's disease. *Gastroenterology*. 2015;149:918–27.e6.

253. Cho YB, Park KJ, Yoon SN, et al. Long-term results of adipose-derived stem cell therapy for the treatment of Crohn's fistula. *Stem Cells Transl Med*. 2015;4:532–537.

254. de la Portilla F, Alba F, García-Olmo D, Herrerías JM, González FX, Galindo A. Expanded allogeneic adipose-derived stem cells (eASCs) for the treatment of complex perianal fistula in Crohn's disease: results from a multicenter phase I/IIa clinical trial. *Int J Colorectal Dis*. 2013;28:313–323.

255. Panés J, García-Olmo D, Van Assche G, et al; ADMIRE CD Study Group Collaborators. Expanded allogeneic adipose-derived mesenchymal stem cells (Cx601) for complex perianal fistulas in Crohn's disease: a phase 3 randomised, double-blind controlled trial. *Lancet*. 2016;388:1281–1290.

256. Ciccocioppo R, Bernardo ME, Sgarella A, et al. Autologous bone marrow-derived mesenchymal stromal cells in the treatment of fistulising Crohn's disease. *Gut*. 2011;60:788–798.

257. Lee WY, Park KJ, Cho YB, et al. Autologous adipose tissue-derived stem cells treatment demonstrated favorable and sustainable therapeutic effect for Crohn's fistula. *Stem Cells*. 2013;31:2575–2581.

258. Panés J, García-Olmo D, Van Assche G, et al; ADMIRE CD Study Group Collaborators. Long-term efficacy and safety of stem cell therapy (Cx601) for complex perianal fistulas in patients with Crohn's disease. *Gastroenterology*. 2018;154:1334–1342.e4.

259. Lightner AL, Wang Z, Zubair AC, Dozois EJ. A Systematic review and meta-analysis of mesenchymal stem cell injections for the treatment of perianal Crohn's disease: progress made and future directions. *Dis Colon Rectum*. 2018;61:629–640.

260. García-Olmo D, García-Arranz M, García LG, et al. Autologous stem cell transplantation for treatment of rectovaginal fistula in perianal Crohn's disease: a new cell-based therapy. *Int J Colorectal Dis*. 2003;18:451–454.

261. Barnhoorn MC, Wasser MNJM, Roelofs H, et al. Long-term evaluation of allogeneic bone marrow-derived mesenchymal stromal cell therapy for Crohn's disease perianal fistulas. *J Crohns Colitis*. 2020;14:64–70.

262. Castro-Poceiro J, Fernández-Clotet A, Panés J. Mesenchymal stromal cells in the treatment of perianal fistulas in Crohn's disease. *Immunotherapy*. 2018;10:1203–1217.

263. Dozois EJ, Lightner AL, Mathis KL, et al. Early results of a phase I trial using an adipose-derived mesenchymal stem cell-coated fistula plug for the treatment of transsphincteric cryptoglandular fistulas. *Dis Colon Rectum*. 2019;62:615–622.

264. Ascanelli S, Zamboni P, Campioni D, et al. Efficacy and safety of treatment of complex idiopathic fistula-in-ano using autologous centrifuged adipose tissue containing progenitor cells: a randomized controlled trial. *Dis Colon Rectum*. 2021;64:1276–1285.

265. Maciel Gutiérrez VM, Gutiérrez Guillen SG, Centeno Flores MW, et al. Safety of allogeneic adipose tissue-derived mesenchymal stem cells for the treatment of complex perianal fistulas not associated with Crohn's disease: a phase I clinical trial. *Dis Colon Rectum*. 2021;64:328–334.

266. Garcia-Arranz M, Garcia-Olmo D, Herreros MD, et al; FISPAC Collaborative Group. Autologous adipose-derived stem cells for the treatment of complex cryptoglandular perianal fistula: a randomized clinical trial with long-term follow-up. *Stem Cells Transl Med*. 2020;9:295–301.

267. Zhang Y, Ni M, Zhou C, et al. Autologous adipose-derived stem cells for the treatment of complex cryptoglandular perianal fistula: a prospective case-control study. *Stem Cell Res Ther*. 2020;11:475.

## 美国结直肠外科医师学会关于肛周脓肿、肛瘘和直肠阴道瘘的临床实践指南

美国结直肠外科医师学会（ASCRS）致力于通过推进结肠、直肠和肛门的疾病和疾病的科学预防和管理来确保高质量的患者护理。临床实践指南委员会由 ASCRS 成员组成，他们在结直肠外科领域拥有丰富的专业知识。该委员会成立的目的是在国际范围内引领对结肠、直肠和肛门相关疾病的优质治疗，并根据现有的最佳证据制定临床实践指南。虽然这些指南不是规定性的，但它提供了可据以做出决定的信息，并不规定具体的治疗方式。本指南供所有希望了解这些指南所涉及的主题所涉及的病症的治疗信息从业人员、卫生保健工作者和患者使用。本指南不应被视为包含了所有适当的护理方法，也不应被视为排除了为获得相同效果而合理采用的护理方法。关于任何具体程序是否适当的最终判断，必须由医生根据患者的具体情况做出决定。

### 1. 问题陈述

关于肛周脓肿和肛瘘的病因，一种普遍接受的解释是，脓肿是由肛腺阻塞引起的，而肛瘘则是由慢性感染和脓肿引流道上皮化引起的[1-4]。肛周脓肿以其发生的解剖空间来描述；坐骨直肠（也称肛门峡部）的脓肿最常见，其次是括约肌间脓肿、肛提肌上脓肿和黏膜下脓肿[5-8]。肛周脓肿男性多于女性，虽然任何年龄都可能发生脓肿，但 20 至 40 岁是发病高峰[4,8-12]。一般情况下，脓肿采取及时切开引流治疗[4,6,10,13]。坏死性软组织感染和 Fournier 坏疽的诊断和治疗超出了本指南的范围。

肛瘘是连接肛周皮肤和肛管的上皮化管道。在肛周脓肿患者中，有 30% 到 70% 的患者同时伴有肛瘘，而在没有肛瘘的患者中，大约有 30% 到 50% 的患者最终会在脓肿引流后的数月到数年内被诊断出肛瘘[2,5,8-10,13-16]。虽然肛门直肠脓肿是根据其形成的解剖空间来描述的，但肛瘘是根据其与肛门内外括约肌的关系来分类的（如 Parks 分类法；表 1）[16]。一般来说，括约肌间瘘管和经括约肌瘘管比括约肌上瘘管、括约肌外瘘管和黏膜下瘘管更常见[9,17-19]。肛瘘也可分为"简单型"或"复杂型"[20-21]。复杂性肛瘘包括累及 30% 以上外括约肌的经括约肌型肛瘘、括约肌上型瘘、括约肌外形瘘或马蹄形肛瘘，以及与 IBD、放射线、恶性肿瘤、原有大便失禁或慢性腹泻相关的肛瘘[20-22]。复发或分支瘘管也可描述为复杂性肛瘘。鉴于女性前括约肌的衰减特性，前瘘管值得特别考虑，也可被视为复杂性肛瘘。单纯性肛瘘不具备上述复杂特征，一般包括括约肌间瘘和低位经括约肌瘘，累及的外括约肌少于 30%。

与隐腺体过程不同，肛周脓肿和肛瘘可能是克罗恩病的表现。在克罗恩病患者中，肛瘘在人群研究中的发病率为 10% 至 20%，在纵向研究中为 50%；同时，在三级转诊中心就诊的克罗恩病患者中，有近 80% 的患者可能有肛瘘病史[23-24]。克罗恩病患者的肛周脓肿和瘘管似乎是由穿透性炎症，而非肛管直肠腺感染引起的[25]。与克罗恩病相关的瘘管患者通常采用多学科方法进行管理[26]。

表 1　帕克斯肛瘘分类

| 瘘管类型 | 描述 |
| --- | --- |
| 黏膜下 | 浅表瘘道。不涉及任何括约肌。 |
| 括约肌间 | 穿过内括约肌，然后到达肛周皮肤。不涉及任何肛门外括约肌。 |

续表

| 瘘管类型 | 描述 |
|---|---|
| 跨括约肌 | 从齿状线处的内口经由肛门内外括约肌,然后到达肛周皮肤或会阴部。 |
| 括约肌上 | 上行至耻骨直肠肌上方括约肌间隙,然后经髂尾肌下行至坐骨直肠窝,到达肛周皮肤。 |
| 括约肌外 | 从会阴部皮肤穿过肛门直肠窝和肛提肌,然后进入直肠,完全位于外括约肌复合体之外。 |

改编自 Parks 等.[16]

直肠阴道瘘(RVFs)在许多方面都是瘘管的一个独特子集,可分为"低位"瘘管,其通道位于肛管远端(在齿线或齿线以下)和后穹隆内侧之间;"高位"瘘管,瘘管连接阴道上段(宫颈水平)和直肠;以及"中位"瘘管,瘘管位于上述两个水平之间[27-29]。"肛门阴道瘘"和"低位直肠阴道瘘"这两个术语可以互换使用。RVFs 也可分为"单纯性"和"复杂性"两种。单纯性 RVFs 肛管与阴道之间存在低、小直径(<2 cm)的通道,通常由产科损伤或感染引起[29]。"复杂性"RVFs 涉及直肠和阴道之间较高的通道,直径较大,或由辐射、癌症或盆腔手术并发症引起[30-33]。RVFs 最常见于产科损伤[29],但也可能发生于克罗恩病[25]、恶性肿瘤或感染[32],或结直肠吻合术失败的并发症[33]、肛肠手术[34] 或放射治疗[35]。

特定瘘管的手术治疗受患者的主要症状、瘘管的独特解剖结构、周围组织的质量以及先前瘘管修补尝试等因素的影响[36]。本指南针对克罗恩病背景下隐性肠瘘、RVFs 和肛瘘的治疗。

## 2. 材料与方法

本指南建立在 2016 年发布的最新肛周脓肿和肛瘘管理临床实践指南的基础上[37]。系统检索 2015 年 12 月 1 日至 2021 年 11 月 5 日期间,对 MEDLINE、PubMed、Embase 和 Cochrane 系统综述数据库。使用 MeSH 术语的关键词组合,包括脓肿、瘘管、肛瘘、肛门、直肠、肛周、会阴、直肠阴道、无阴道、套管、瘘管切开术、干细胞、推进皮瓣、括约肌间瘘道结扎术(LIFT)、瘘管栓、瘘管胶、视频辅助肛瘘治疗(VAAFT)、瘘管激光闭合术(FiLaC)、镜下夹(OTSC)装置和克罗恩病。检索仅限于英语文献和针对成年患者的研究。在选定的情况下,利用重要文献中嵌入的参考文献进行了直接检索,同时对其他来源包括实践指南和相关协会的共识声明也进行了审查。对筛选出的 841 篇文章进行了证据水平评估、优先选择临床试验、荟萃分析/系统综述、比较研究、单个机构系列研究中的大型登记处回顾性研究、回顾性综述以及同行评审的观察性研究。小组委员会对最终纳入的 269 个来源进行了方法学质量评估,分析证据基础,并为本指南制定了治疗指南(图 1)。使用推荐等级、评估等级、发展等级和评价等级系统确定每个声明的最终推荐等级和证据等级(表 2)。当证据基础或治疗指南不完全一致时,由委员会主席、副主席和两名指定的审查员协商一致决定结果。ASCRS 临床实践指南委员会成员从制定到最终发布,共同参与了这些指南的编写工作(表 3)。临床实践指南委员会全体成员对分会制定的建议进行审核。最终建议由 ASCRS 执行委员会批准。一般来说,ASCRS 临床实践指南每 5 年更新一次。本指南的编写未获得任何资助,作者也未声明与本资料有任何利益冲突。本指南符合《研究指南评价核查表》。

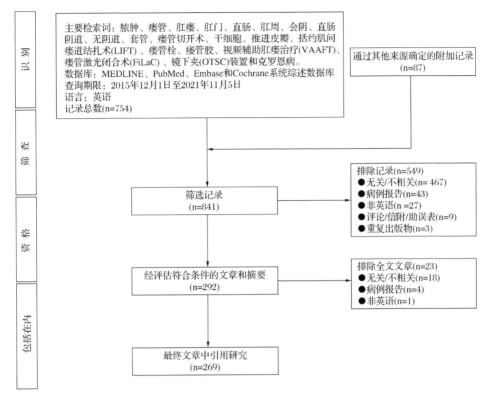

图1 PRISMA 文献检索流程表。PRISMA＝系统综述和 Meta 分析

表2 GRADE 系统：分级推荐

| 描述 | 收益与风险和负担 | 支持证据的方法学质量 | 影响 |
|---|---|---|---|
| 1A 强推荐，高质量证据 | 收益明显大于风险和负担，反之亦然 | 无重要限制或来自观察性研究大量证据的RCT | 强推荐，大多数情况下可毫无保留地适用于大多数患者 |
| 1B 强推荐，中等质量证据 | 收益明显大于风险和负担，反之亦然 | 具有重要局限性的RCT（不一致的结果，方法缺陷，间接或不精确）或来自观察性研究的异常有力证据 | 强推荐，大多数情况下可毫无保留地适用于大多数患者 |
| 1C 强推荐，低或极低质量证据 | 收益明显大于风险和负担，反之亦然 | 观察性研究或系列病例观察 | 强推荐，但当出现更高质量的证据时可能会改变 |
| 2A 弱推荐，高质量证据 | 效益与风险和负担紧密平衡 | 无重要限制或来自观察性研究的大量证据的RCT | 弱推荐，最佳方案可能因情况、患者价值观或社会价值观而异 |
| 2B 弱推荐，中质量证据 | 效益与风险和负担紧密平衡 | 具有重要局限性的RCT（结果不一致、方法学缺陷、间接或不精确）或来自观察性研究的强有力的证据 | 弱推荐，最佳方案可能因情况、患者价值观或社会价值观而异 |
| 2C 弱推荐，低或极低质量证据 | 效益、风险和负担的估计的不确定性；效益、风险和负担可能是紧密平衡的 | 观察性研究或系列病例观察 | 非常弱推荐；其他替代方案可能同样合理 |

GRADE＝建议、评估、发展和评价等级；RCT＝随机对照试验。

改编自 Guyatt 等[38]，经授权使用。

表 3　2022 年 ASCRS 临床实践指南对肛周脓肿、肛瘘和直肠阴道瘘的管理提出了哪些新要求？

| 2022 年新建议 |
| --- |
| 11. 使用内窥镜或激光闭合技术的微创方法治疗肛瘘，其短期愈合率尚可，但长期愈合率和复发率尚不清楚。推荐等级：基于低质量证据的弱推荐，2C。 |
| 19. 与克罗恩病相关的肛门直肠瘘通常采用手术和药物相结合的方法进行治疗。推荐等级：基于中等质量证据的强推荐，1B。 |
| 25. 对于克罗恩病难治性肛瘘患者，间充质干细胞局部给药是一种安全有效的治疗方法。推荐等级：基于中等质量证据的弱推荐，2B。 |
| 2022 年更新建议 |
| 5. 对于合并蜂窝织炎、全身感染征象或潜在免疫抑制的肛周脓肿患者，通常应保留抗生素。建议等级：基于中等质量证据的弱推荐，2C→2B。 |
| 9. 在治疗复杂的腺源性肛瘘时，可选择性地使用切割装置。推荐等级：基于低质量证据的弱推荐，2B→2C。 |
| 10. 肛瘘栓和纤维蛋白胶对肛瘘的治疗效果相对较差。推荐等级：基于中等质量证据的强推荐，2B→1B。 |
| 21. 引流挂线通常可用于肛瘘克罗恩病的多模式治疗，并可用于长期疾病控制。推荐等级：基于中等质量证据的强推荐，1C→1B。 |
| 22. 对于筛选过的克罗恩病患者，症状性、单纯性、低位肛瘘可采用开放式瘘管切开术治疗。推荐等级：基于低质量证据的弱推荐，1C→2C。 |
| 23. 直肠内推进皮瓣和 LIFT 术可用于治疗与克罗恩病相关的肛瘘。推荐等级：基于中等质量证据的强推荐，2B→1B。 |

ASCRS＝美国结肠直肠外科医生学会；LIFT＝括约肌间瘘管结扎术。

## 3. 肛周脓肿和肛瘘的初步评估

（1）应进行特定的病史和体格检查，以评估症状、相关病史、脓肿和瘘管位置以及是否存在继发性蜂窝织炎。

推荐等级：基于低质量证据的强推荐，1C。

肛周脓肿通常根据患者病史及体格检查确诊。肛门直肠疼痛和肿胀常见于浅表脓肿，而自发引流和发热则较少见[8-10,38]。较深的脓肿，包括肛提肌上脓肿或高位坐骨直肠间隙脓肿，可表现为会阴部、腰背部或臀部疼痛[6,39-40]。对肛门和会阴部的检查可能会发现红斑、热量、波动感、蜂窝织炎或触痛，也可能相对不明显，尤其是括约肌间脓肿或脓肿较深的患者[6,10,40-41]，偶尔需要直肠指诊和肛门镜/直肠镜检查以明确诊断。肛门直肠脓肿的鉴别诊断可能包括肛裂、痔疮血栓、皮炎、汗腺炎、肛管直肠肿瘤、克罗恩病和性传播感染等[6,42-43]，表现为肛瘘的患者通常报告间歇性肛门直肠肿胀和引流。患者病史中通常应包括肛门括约肌功能基线、肛门直肠手术史、IBD 家族史、生产史以及相关的消化道、泌尿生殖系统或妇科病史等相关信息。

检查会阴部时应注意脓肿、手术疤痕、肛门直肠畸形、可能的肛管直肠克罗恩病迹象以及是否有外部瘘管开口等。在可耐受的情况下，对外口的轻柔探查可有助于确认瘘道的存在，但应小心操作，以避免形成假性瘘道[43]。Goodsall 准则认为，前瘘口有放射状瘘道，后瘘口有弧形瘘道至肛门，一般证明对前瘘口是准确的，但在有后瘘口的情况下准确性较低[44-47]。

（2）肛门直肠脓肿或瘘管患者一般不需要常规使用诊断性成像。但对于隐匿性肛周脓肿、复发性或复杂性肛瘘、免疫抑制或肛管直肠克罗恩病患者，可考虑影像学检查。推荐等级：基于中等质量证据的强推荐，1B。

　　在一项针对 133 例肛周脓肿患者的回顾性研究中，CT 检测脓肿的总体灵敏度为 77%，而免疫抑制患者中的灵敏度为 70%[48]。与 CT 相比，MRI 的优势在于它能够识别肛周脓肿和相关的瘘道。在一项针对 54 例肛管直肠克罗恩病患者的研究中，MRI 和手术/临床结果对照，结果显示所有脓肿和 82% 的瘘管能被 MRI 正确识别[49]。在 2014 年一项对 50 例疑似肛瘘患者的前瞻性研究中，MRI 在检测和分级原发瘘管方面具有 95% 的敏感性，80% 的特异性和 97% 的阳性预测值[50]。在一项对 136 例患者的回顾性研究中，特别关注 MRI 在瘘管患者术前评估中的作用，在一项针对 136 名患者的回顾性研究中，Konan 等[51] 专门探讨了 MRI 在肛瘘患者术前评估中的作用，34% 的患者在 MRI 中发现了"重要"结果，为继发性（盲道）脓肿、马蹄形脓肿或体格检查未确诊的脓肿。在这项研究中，MRI 对复杂性瘘管的发现率高于单纯性瘘管（54% VS 5%；$P < 0.001$）。此外，随着 Parks 分级的增加，MRI 有显著发现患者的比例也在增加（1 级为 5%；2 级为 48%；3 级为 86%；4 级为 87.5%）。2019 年发表的一项对 126 例患者的前瞻性研究评估了三维腔内超声（EAUS）和 MRI 在单纯性（68 例）和复杂性（58 例）肛瘘中的应用价值，结果显示，在单纯性肛瘘病例中，两种方法的准确性相当；然而，MRI 在评估复杂性肛瘘的继发性扩张方面具有显著更高的敏感性（97% vs 74%；$P = 0.04$）[52]。

　　在 2~3 个维度和有无过氧化物增强的情况下，EAUS 可用于脓肿或瘘管患者的治疗，研究显示 73%~100% 的病例 EAUS 与手术结果一致[53-55]。Tantiphlachiva 等[56] 发现，术前 EAUS 有助于保留肛瘘手术患者的肛门直肠功能。这项研究回顾性地评估了 109 名术前接受了 EAUS 检查的患者和 230 名未接受术前成像检查的患者的术前和术后大便失禁严重程度评分，结果发现，在平均 34 周的随访中，未接受术前 EAUS 检查的一组患者的大便失禁严重程度评分明显较低。2001 年一项对 34 例肛管直肠克罗恩病患者的盲法研究显示，EAUS 对 91% 的患者检查准确，MRI 对 87% 的患者检查准确，91% 的患者麻醉检查准确，而将任两种技术结合使用时，准确率达到 100%[57]。

　　经会阴超声（TPUS）作为 EAUS 的非侵入性替代方法，其敏感性、准确性和实用性也在肛周脓肿、肛门会阴的瘘管和 RVFs 患者中进行了研究[58-61]。一项对 23 例克罗恩病患者进行的前瞻性研究，比较了 EAUS、TPUS 和 MRI 与手术结果的诊断准确性，发现 3 种检查方式的诊断准确性几乎相同。作者认为，TPUS 由于其可用性、低成本和无创性可被视为一线成像技术，但由于其操作依赖性和缺乏高质量的支持数据，这种成像技术尚未得到广泛普及。

### 4. 肛周脓肿

　　（1）急性肛周脓肿患者应立即进行切开引流治疗。推荐等级：基于低质量证据的强烈推荐，1C。

　　肛周脓肿的主要治疗方法仍然是手术引流。一般情况下，切口应足够大，以提供足够的引流，同时注意不要损伤肛门括约肌复合体。肛周切口应尽可能靠近肛门边缘，以减少后续瘘道的长度。另外，如果能提供足够的引流，也可将手术引流管（如 Pezzer、Malecot）置入脓腔[63-64]，不过这种方法通常无法解决脓腔内的定位问题，一般也会省略原发性瘘管切开术。小样本比较分析显示，与切开引流相比，放置引流的疗效相当，患者满意度更高[65-67]。脓肿一旦引流，随机试验报告了相当或更高的脓肿消退率，伤口不填塞的患者疼痛更轻，愈合更快[68-69]。引流后，高达 44% 的患者可出现脓肿复发，最常见于初次治疗后 1 年内[2,10,70]。引流不充分、存在分叶或马蹄形脓肿、未行一期瘘管切开术是脓肿复发的危险因素（初次瘘管切开术在建议 4，中进一步讨论）[10,71-72]。

　　脓肿的位置通常决定了患者应该进行内引流还是外引流。括约肌间脓肿通常应通过括约肌间隙引流，或通过内括约肌切开术进入肛管。[69] 同样，对于括约肌间脓肿向内复杂延伸形成的肛提肌上脓肿，通常最好通过切开直肠壁来引流，以防止瘘管形成。同时，由于坐骨直肠窝脓肿的头侧延伸，肛提肌上脓肿通常应通过肛周皮肤外引流[16,71]。这些脓肿引流方法有助于防止复杂性瘘管的形成。

跨越中线的脓肿（即马蹄形脓肿）处理起来很棘手。这些脓肿最常累及肛门后深部间隙，并向外侧延伸至坐骨直肠间隙[40,71]。在这种情况下，通常应避免初次切开瘘管，因为这些瘘管往往是经括约肌的。Hanley 手术是一种引流深部肛门后的间隙并使用反向切口处理坐骨直肠间隙的技术，在设置马蹄形脓肿方面是有效的[71]，尽管它可能会对肛门括约肌功能产生负面影响[40,71]。使用后正中线部分括约肌切开术来去除肛门后的间隙加挂线的改良 Hanley 技术具有较高的脓肿消退率，据报道与其他手术干预相比，可以更好地保留肛门直肠功能[40,72-73]。

（2）对于特定的单纯肛瘘患者，可在脓肿引流的同时进行瘘管切开术。推荐等级：基于中等质量证据的弱推荐，2B。

尽管 30%～70% 的肛周脓肿患者伴有肛瘘[10-11]，但在脓肿引流时行一期瘘管切开术的作用仍存在争议。虽然瘘管切开术可以有效地解决化脓性过程中的隐窝问题，但化脓性过程中的水肿和炎症可能会增加在探查瘘管时造成假道的风险，并使其难以准确评估解剖，从而可能导致外科医生低估括约肌受累的程度。关于瘘管复发和大便失禁的小型随机研究报告了不同的结果[12,74-75]。

Schouten 和 van Vroonhoven[12] 的一项随机对照研究发现，在 36 例接受一期瘘管切除和部分内括约肌切开术的患者中，仅有 3% 的患者复发，而 39% 的患者在中位随访 42 个月时报告了术后括约肌功能障碍；而单纯切开引流的 34 例患者中，41% 复发，21% 出现术后功能障碍。Bokhari 和 Lindsey[74] 在对 128 例接受瘘管切开术或保肛术治疗的患者的回顾性研究中发现，发现治疗后出现严重尿失禁的患者中，复杂性瘘管患者（13%）明显多于单纯性瘘管患者（5%）。2010 年 Cochrane 的一项回顾性研究，从 6 项随机对照试验纳入了 479 名患者，结果表明，在切开引流时进行括约肌切开（经瘘管切开或瘘管切除术）与脓肿复发、瘘管或脓肿持续存在或需要进行后续手术的可能性显著降低有关（相对危险度，0.13；95%CI 为 0.07～0.24），但在 1 年随访时尿失禁发生率增加，尽管没有统计学意义[75]。值得注意的是，纳入该荟萃分析的随机试验排除了复杂瘘管、复发性脓肿、IBD、原有尿失禁或肛门直肠手术史患者，并纳入了低位瘘管患者。

考虑到瘘管切开术的潜在负面影响，一些外科医生主张进行部分瘘管切开术，然后通过剩余管道放置引流装置。一项回顾性研究评估了 26 名接受部分瘘管切开术并随后置入引流套管的低位经括约肌瘘患者（23 名男性）的治疗效果。术后，保留了肛门括约肌功能的患者接受了分期、完整瘘管切开术。该研究报告显示，所有 24 名接受分期瘘管切开术的患者在术后 1 年都没有出现瘘管或脓肿复发或大小便失禁的情况，这支持了在选定的低经括约肌瘘患者中采用先放置挂线，再进行分期瘘管切开术的方法[76]。

当肛周脓肿切开引流术中遇到单纯性肛瘘时，如果预期的愈合益处大于大便失禁的潜在风险，可以在选定的患者中进行瘘管切开术[1,4-5]。然而，放置引流装置治疗切开引流时发现的瘘管需要患者进行分期手术处理瘘管[4,11,77]。

（3）抗生素通常应仅限于肛周脓肿合并蜂窝织炎、全身感染症状或潜在免疫抑制的患者。推荐等级：基于中等质量证据的弱推荐，2B。

一般来说，在对健康患者进行常规、无并发症的肛门直肠脓肿切开引流术后使用抗生素并不能改善愈合或降低复发率，因此通常不建议使用。但是，对于因蜂窝织炎、全身性疾病或潜在免疫力升高而并发肛门直肠脓肿的患者，可以有选择地使用抗生素[4,10,13,78-79]。鉴于现有证据，该临床实践指南建议的等级从 2016 年的 2C 级改为 2B 级。

一项针对 172 例"无并发症"肛周脓肿患者的回顾性研究显示，使用（$n=64$）或不使用（$n=108$）的切开引流术后口服抗生素治疗 5～7 天，9％的患者需要进行与肛周感染相关的重复手术，但组间差异无统计学意义[80]。与接受抗生素治疗的患者相比，未接受抗生素治疗的有周围蜂窝织炎、硬结或全身脓毒血症征象的患者脓肿复发率增加了 2 倍，但无统计学意义。作者还得出结论，对脓肿进行常规细菌培养并不会影响管理或治疗效果[80]。

2017 年的一项研究评估了术后抗生素对肛门直肠脓肿切开引流术后瘘管形成的影响。在这项由 Ghahramani 和同事进行的单盲、随机试验中[81]，307 名患者接受了切开引流术治疗，术后使用或不使用环丙沙星和甲硝唑治疗 7 天。在 3 个月的随访中，抗生素治疗组中有 14％的患者出现了肛瘘，而对照组中有 30％的患者出现了肛瘘（$P<0.001$）。与这项研究相反，S. zener 等人[13] 在一项随机、安慰剂对照、双盲、多中心试验中对 334 名患者进行了研究，结果显示抗生素对肛瘘的形成没有保护作用。

尽管对肛门直肠脓肿进行常规培养在临床上并无用处，但有报道称高达 33％的患者体内存在耐甲氧西林金黄色葡萄球菌[80,82-83]。当从肛门直肠脓肿中分离出耐甲氧西林金黄色葡萄球菌时，对于有败血症、白细胞增多或白细胞减少等全身症状的患者，通常建议将脓肿引流和针对该菌的抗生素结合使用[84]。在反复感染或伤口不愈合的情况下也应考虑进行细菌培养[80]。

数据表明，抗生素在中性粒细胞缺乏或其他免疫抑制的肛周脓肿患者的治疗中起着重要作用[85-87]。尽管具有较高的中性粒细胞绝对计数较高（即>1 000/mm³）和触诊有波动感的患者通常切开引流分辨率高，但具有较低的中性粒细胞绝对计数和触诊有波动感的免疫抑制患者最初也可单独使用抗生素治疗[88-90]。合并或不典型感染（包括结核病）的潜在 HIV 感染患者也可能从细菌培养和靶向抗生素治疗中获益[85]。

## 5. 肛瘘

肛瘘手术治疗的主要目标是封闭内口及相关上皮化通道，并保留肛门括约肌功能。鉴于没有一种单一的技术适合治疗所有肛瘘，因此治疗时必须考虑瘘道的病因和解剖结构、症状程度、患者的合并症以及外科医生的经验和偏好，并认识到手术括约肌切割范围与愈合问题、复发和功能预后不良的风险之间的相互作用。

（1）对于单纯肛瘘、肛门括约肌功能正常的患者，可考虑行开放式瘘管切开术。推荐等级：基于中等质量证据的强推荐，1B。

首次瘘管切开术与较高的患者满意度和瘘管消退率（90％以上）[11,91-92] 相关。有关瘘管切开术后复发的因素包括瘘管分支、未能准确识别内口和瘘管与克罗恩病相关[93-94]。多项前瞻性、多中心研究表明，当瘘管切开术用于简单、低位肛瘘（即累及不到 1/3 的肛门外括约肌）的患者时，临床显著性大便失禁的风险是最小的[14,91]。一项多中心、回顾性研究报告了 537 例低位肛瘘患者（作者定义为瘘管局限于肛门括约肌复合体下 1/3 或不累及括约肌）术后大便失禁的发生率为 28％[95]。本研究采用的回顾性研究方法和术前控尿评估的缺乏可能影响了报告的结果。

　　高位或其他复杂瘘管的瘘管切开术可能导致 10%～40% 的患者出现明显的术后肛门失禁[74,93,96]。瘘管切开术后肛门括约肌功能障碍的危险因素包括术前大便失禁、复发性瘘管、女性性别、复杂瘘管和既往肛肠手术史[93,96-97]。患有前瘘管的女性或既往分娩创伤可能存在隐匿性括约肌损伤，也是瘘管切开术后括约肌功能障碍的危险因素。对于存在上述危险因素的患者，一般建议采取除瘘管切开术外的其他干预措施以保留功能。

　　多种加速瘘管切开术后伤口愈合的策略已被研究。四项随机对照试验比较了造口术和非造口术，发现造口术导致更少的术后出血和更好的伤口愈合[98-101]。此外，与安慰剂相比，在造口部位局部涂抹 10% 琥珀酸盐和 2% 苯妥英等软膏可减少术后疼痛并改善伤口愈合[102-103]。

　　瘘管切除术与瘘管切开术相比，瘘管切除术是将漏道切除而不是切开。1985 年发表的一项随机对照试验（ $n=47$ ）发现，与接受瘘管切开术的患者相比，瘘管切除术患者的愈合时间更长、缺损面积更大、大便失禁的风险更高，但瘘管复发率相当[104]。对 6 项随机对照试验进行的荟萃分析并未提供确凿证据表明与瘘管切开术相比，瘘管切除术对低位瘘管患者的治疗效果更差[105]。

　　（2）肛瘘可通过直肠黏膜推移皮瓣术治疗。推荐等级：基于中等质量证据的强推荐，1B。

　　直肠黏膜推移皮瓣术包括瘘道的刮除，缝合内口，用游离的直肠段覆盖内口。回顾性系列研究、小型临床试验和一项荟萃分析报告显示，66% 到 87% 的患者在初次使用直肠黏膜推移皮瓣术治疗隐匿性肛瘘后痊愈[106-110]。直肠黏膜推移皮瓣术在皮瓣手术失败后重复进行，或在其他初始方法（包括 LIFT）失败后再次使用直肠黏膜推移皮瓣术，治愈率在 57% 到 100% 之间[106,111-112]。

　　与直肠黏膜推移皮瓣术失败的相关因素包括：盆腔放疗史、基础克罗恩病、活动性直肠炎、脓肿引流史、RVF、吸烟、恶性肿瘤、肥胖以及既往有 1 次以上的修复手术[18,93,109,113-119]。转移造口并未证明能直接改善直肠黏膜推移皮瓣术的效果，因此通常不建议使用[18,109]。

　　从技术角度来看，虽然采用这种方法可以不损伤肛门括约肌，但肛门内括约肌纤维可能被包含在皮瓣中以保留血流，有报道称轻中度尿失禁的患者中，高达 35% 的人在静息和挤压压力降低时会同时出现尿失禁[110,120-121]。在后位直肠内推移皮瓣，尤其是臀部较深的男性，在技术上可能具有挑战性。如果患者的瘘管内部开口在齿状线远端，肛门直肠内推移瓣可能会导致黏膜外翻；在这些情况下，还需要考虑其他方法。

　　（3）跨括约肌瘘管可以用括约肌间瘘管结扎术（LIFT）来治疗。推荐等级：基于中等质量证据的强烈推荐，1B。

　　LIFT 手术包括缝合结扎和分离括约肌间平面上的瘘管[122]。LIFT 手术前可以使用引流套以允许促进手术的瘘管纤维化，但这还没有被证实能影响 LIFT 手术的成功率[123]。对 26 项研究中的 1 378 例 Lift 手术进行的荟萃分析显示，总体成功率为 76%，总体并发症发生率为 14%，大便失禁发生率为 1.4%[124]。在这项研究中，失败的危险因素包括马蹄形解剖结构、克罗恩病瘘和瘘管手术史。其他评估长期疗效的研究表明，一期愈合率较低，从 42% 到 62%[122-128]；然而，LIFT 与手术再干预（通常是括约肌间复发的瘘管切开术）后的二次愈合率相关，从 77% 到 86% 不等[112,129-130]。

　　经更改的 LIFT 手术，包括切除管道的外侧，植入瘘管塞或生物补片，或使用视频辅助技术，已被认为较标准 LIFT 相比有更高的愈合率，这在部分研究中已被证实。然而，评估这些技术的证据仅限于小规模研究，通常不建议对 LIFT 进行这样的修改[125,130-134]。

（4）在复杂的隐腺性肛瘘的治疗中，可选择性地使用切断器。推荐等级：基于低质量证据的弱推荐，2C。

复杂的肛瘘最初的治疗方法通常是放置引流带以控制局部脓毒症，然后进行分阶段的、明确的手术来根除瘘管[131]。在这种情况下，治愈率从62％到100％不等，具体取决于所采用的手术类型[131,135]。或者，也可以保留一个切开的带，每隔一段时间收紧，逐渐将瘘管和任何涉及的肛门括约肌分开[135]。虽然不是一种保留括约肌的手术，但在历史上，当开放式瘘管切开术的大便失禁风险被认为是高得令人望而却步时，就会进行切开套圈的放置。鉴于现有证据，这项临床实践指南建议的等级从2016年的2B改为2C级。

一项对121例低位或复杂瘘管患者的回顾性研究显示，单次手术的瘘管愈合率为98％。136仅8例（7％）患者出现尿失禁。其他回顾性研究评估了切割横纹肌肛门括约肌吻合术和其他复杂肛腺瘘管的缝合线，也显示了高愈合率（约90％），在大多数患者中保留了肛门括约肌功能[136-137]。尽管这些结果看起来很有希望，但一项早期的综述汇集了37项研究，包括1 460名接受了切割缝合线手术的患者，报告了术后大便失禁的广泛范围（0％～67％）以及根据遇到的瘘管类型和使用的大便失禁定义而变化的功能结果[138]。尽管研究表明切割缝合线对于治疗肛瘘，特别是复杂肛瘘是有效和安全的，但这种技术可能会导致功能损害，应该在仔细选择的患者中使用。

（5）肛门瘘管塞和纤维蛋白胶是相对无效的治疗肛瘘的方法。推荐等级：基于中等质量证据的强烈推荐，1B。

生物假体肛门瘘管塞，一种用于封闭内瘘口的无细胞胶原蛋白基质，为原生组织生长提供了一个支架，以消除瘘管。尽管早期数据显示，使用瘘管塞的成功率在70％到100％之间[139-140]，但最近发布的结果则不那么乐观，愈合率在50％或更低[141-147]。2016年的系统综述显示，早期瘘管塞失败，通常归因于局部感染或瘘管塞脱落，在4％到41％的病例中发生[146]。瘘管塞失败在克罗恩病患者、肛阴道瘘或复发性瘘以及正在吸烟的患者中更为常见[148]。

在治疗瘘管方面，尽管历史上使用纤维蛋白胶的数据令人鼓舞[149]，但由于现在的数据令人失望，使用纤维蛋白胶注射治疗肛门瘘管的受欢迎程度已经下降[150-157]。在2019年的一项随机对照双盲试验中，24名接受纤维蛋白胶治疗的患者中只有10名（41％）瘘管完全愈合[158]。在对2005年至2015年间接受保留括约肌手术的462名肛腺瘘患者的回顾性审查中，使用肛门瘘管塞（与24％的愈合率相关）和纤维蛋白胶（与18％的愈合率相关）的使用显著减少，并且整体瘘管愈合率从32％显著增加到64％[159]。尽管与瘘管塞和纤维蛋白胶相关的愈合率普遍较差，但由于成功的可能性以及这些方法保留括约肌的特性，它们仍然被选择性地使用。鉴于有关肛门瘘管塞和纤维蛋白胶的现有证据，这一临床实践指南的推荐等级已从2016年的2B级更改为1B级。

（6）使用内窥镜或激光闭合技术治疗肛瘘的微创方法具有合理的短期愈合率，但长期瘘管愈合和复发率尚不清楚。推荐等级：基于低质量证据的弱推荐，2C。

在过去20年中，微创技术治疗肛瘘已被研究，以发展与传统瘘管手术相比具有更好结果的方法。这些技术在小型、单机构的系列研究中被描述，这些研究随访时间有限，且有不同程度的行业支持，包括VAAFT、FiLaC和使用OTSC装置的内窥镜夹闭。这些方法在2016年的临床实践指南中没有特别提及，但鉴于评估这些技术的文献不断发展，相关证据在以下内容中进行了回顾。

大多数机构对VAAFT的经验都是初步的。这种技术涉及通过外口进行瘘管镜检查以识别内口，使用缝合线、夹子或缝合器关闭内口，以及选择性清创或填塞瘘管。VAAFT 后的报告愈合率在 71％ 到 85％ 之间，随访间隔通常小于 12 个月，并且报告轻微或无大便失禁[160-163]。

FiLaC 使用一种径向发射的激光探头，当其沿瘘管通过时，会损伤上皮组织，理论上可以消除瘘管。在最近的一项元分析中，Elfeki 及其同事 164 回顾了 7 个病例系列和比较研究，涉及 454 名患者（69％ 有横穿肛门括约肌的瘘管，35％ 有复发性瘘管）接受了 FiLaC 治疗。在平均 24 个月的随访中，65％ 的患者愈合，4％ 的患者经历了并发症，大便失禁的平均率为 1％。

使用 OTSC 装置闭合瘘管的内口也已被描述。这种方法经常与瘘管镜检查结合使用，通过肛门应用器在内瘘口上放置一个超弹性镍钛夹。这种技术的成果已在小型、单机构的回顾中报告，显示初级愈合率在 79％ 到 90％ 之间，但随访时间有限[165-166]。在少数患者中，需要移除夹子以缓解疼痛。在一项包括 55 例横穿肛门括约肌、38 例位于肛门括约肌上方、2 例位于肛门括约肌外和 5 例放射性直肠瘘的德国系列研究中，首次瘘管治疗的 6 个月愈合率为 79％，而复发性瘘管患者的成功率为 26％[166]。

## 6. 直肠阴道瘘

对直肠阴道瘘（RVFs）患者的初步评估应确定潜在原因，如产科创伤、克罗恩病、隐窝腺感染或恶性肿瘤。通常需要在麻醉下进行检查和放射学评估，以确定瘘管的解剖结构并评估受累组织。由于肛门括约肌复合体的状态在选择修复方法中起着重要作用，因此在评估直肠阴道瘘（RVFs）患者的肛门括约肌解剖结构和功能是关键步骤[22,27,29,167-172]。尽管没有一种修复技术适用于所有 RVFs，但现有证据可以帮助确定有效的治疗策略。纤维蛋白胶治疗和使用瘘管塞没有包含在以下指南中，因为这些干预措施对 RVFs 的成功率非常低[167-168]。

（1）对于产科直肠阴道瘘的初步治疗，通常推荐非手术管理，对于其他良性和症状轻微的瘘管，也可以考虑使用。推荐等级：基于低质量证据的弱推荐，2C。

在大多数情况下，直肠阴道瘘（RVFs）的初步治疗，特别是产科原因引起的，是非手术性的[22,43]，可能包括坐浴、伤口护理、必要时清创、感染时使用抗生素，以及通常为期 3 到 6 个月的大便软化纤维补充剂[43]。这种方法的目的是解决急性炎症和感染。此外，Homsi 等[169] 的较早元分析数据，以及 Oakley 等[170] 和 Lo 等[171] 的最新研究表明，在这些情况下，非手术方法可能导致愈合率在 52％ 到 66％ 之间。尽管随访有限，与产科损伤无关的良性、症状轻微的 RVFs 也可能通过非手术治疗成功控制[170]。

（2）引流线可能有助于解决与直肠阴道瘘相关的急性炎症或感染。推荐等级：基于低质量证据的强烈推荐，1C。

引流线在治疗或预防直肠阴道隔内脓肿形成方面可能很有帮助，特别是在瘘管狭窄、阴道侧开口直径小或有多个瘘管的患者中[29,119,167-168]。引流线还可以为那些不适合确定性修复的患者提供长期的症状缓解。那些有活跃的炎症或肿瘤的患者，需要在确定性修复前进一步治疗，也可能从放置引流线中受益。在那些已确定行修复的患者中，引流线可以缓解急性炎症、水肿和感染，并可能提高随后确定性瘘管修复成功的可能性[119,141,168,172]。

（3）对于大多数直肠阴道瘘患者来说，经肛门推进皮瓣修复术，伴或不伴括约肌成形术，是首选的手术方法。推荐等级：基于低质量证据的强烈推荐，1C。

直肠阴道瘘（RVF）修复手术使用经肛门推进皮瓣的成功率因瘘管原因、手术技术以及瘘管愈合的定义而异，从 41% 到 78% 不等[167-168,173-174]。与失败相关的因素包括肛门括约肌复合体的内镜超声和测压异常、克罗恩病、既往盆腔放疗以及复发性瘘管[22,109,119,175]。尽管瘘管修复失败的历史增加了经肛门推进皮瓣失败的风险，但重复皮瓣手术的成功率在 55%～93% 之间[22,125,174]。尽管尚未证明改道造口术能显著改善接受经肛门推进皮瓣治疗 RVF 患者的预后，但应根据个别病例考虑改道[109,119,176]。

经肛门推进皮瓣单独用于治疗直肠阴道瘘（RVF）和已知括约肌缺陷的大便失禁患者效果较差。在 Tsang 等[177] 进行的一项回顾性研究中，包括 52 名患有"简单"产科直肠阴道瘘的患者，他们接受了 62 次手术（48% 的患者有不同程度的大便失禁），报告了 27 名接受经肛门推进皮瓣治疗的患者中有 11 名（41%）愈合，而 35 名接受括约肌成形术±肛提肌成形术的患者中有 28 名（80%）愈合。与单独使用经肛门推进皮瓣相比，在这些情况下，括约肌成形术的瘘管愈合率更高（超过 80%），其他人也有类似的报道[22,109,167]。

在低位直肠阴道瘘（RVF）的情况下，经肛门推进皮瓣可能会导致黏膜外翻。在这些情况下，应考虑从肛周皮肤和会阴皮肤而不是直肠采集皮瓣。Chew 和 Rieger176 在 7 名连续的产科低位 RVF 患者中使用这种技术，结合括约肌成形术，平均随访 24 个月，结果实现了 100% 的愈合。

（4）会阴直肠阴道瘘管切开术可用于修复具有肛门括约肌缺陷的患者的产科或隐性腺体直肠阴道瘘。推荐等级：基于低质量证据的强烈推荐，1C。

会阴直肠阴道瘘管切开术是一种经会阴技术，用于修复具有肛门括约肌缺陷的患者的直肠阴道瘘管（RVFs），涉及不同程度的前部肛门括约肌复合体和直肠阴道隔的分离。这种方法与瘘管愈合有关，在 78% 至 100% 的患者中观察到，并显示出可接受的功能结果[27,173,176,178-181]。

会阴直肠阴道瘘管切开术与括约肌成形术不同，后者需要分离更多的会阴皮肤、外肛门括约肌和直肠阴道隔，以到达并修复 RVF。Hull 等人在 2007 年的一份报告中 178 回顾性地回顾了 42 名主要与显著前部肛门括约肌缺陷相关的产科 RVFs 患者接受会阴直肠阴道瘘管切开术的结果，并报告只有 11 名患者（26%）复发瘘管。尽管有 23 名患者（55%）在会阴直肠阴道瘘管切开术时有造口，但粪便转流与结果没有显著关联。在一项较小的研究中，Rahman 等人 182 报告了 8 名接受会阴直肠阴道瘘管切开术治疗产科瘘管的患者瘘管愈合，并且没有患者报告粪便失禁，随访时间从 6 个月到 8 年不等。Hull 等人，179 在另一项对 50 名通过会阴直肠阴道瘘管切开术修复产科或隐性腺体 RVFs 的患者进行回顾性分析的研究中，报告了 39 名患者（78%）瘘管愈合，并且在 46 名患者（92%）中"罕见"术后粪便失禁，中位随访时间为 49 个月。在 36 名（72%）会阴直肠阴道瘘管切开术前有造口的患者中，大多数在瘘管修复后的 3 个月内接受了造口闭合（中位数，3.4 个月）。此外，在 25 名（50%）术前有粪便失禁的患者中，只有 4 名患者（8%）经历了术后粪便失禁。在 50 名接受会阴直肠阴道瘘管切开术的患者队列中，El-Gazzaz 等人 29 报告了 39 名患者（78%）在平均 46 个月的随访后愈合。在这项研究中，结果是由电话访谈和邮寄标准化问卷确定的。在这些患者中有 36 名（72%）因为复发瘘管或主观上广泛的瘢痕而进行了临时粪便转流。

（5）通常推荐使用股薄肌或球海绵体肌（Martius）瓣治疗复发性或其他复杂的直肠阴道瘘。推荐等级：基于低质量证据的强烈推荐，1C。

股薄肌瓣用于治疗复发性直肠阴道瘘（RVF）的使用主要在小规模的回顾性研究中有所报道，这些研究的随访时间有限[119,183-188]。在评估这种环境下股薄肌瓣的较大系列研究中，Pinto 等人的研究 119 显示 24 名患者中有 19 名（79%）瘘管愈合。其他回顾性研究报告的愈合率从 50% 到 92% 不等[167,184,185,187-190]。两个系列报告了术后并发症的比率，介于 28% 到 47% 之间，最常见的并发症包括手术部位感染、大腿麻木和血肿[184,188]。Picciariello 及其同事[191] 报告了股薄肌成形术后的生活质量，并指出 36 项简短健康调查量表得分以及性功能都有改善。

使用 Martius（球海绵体肌）瓣修复直肠阴道瘘（RVF）的方法也在包括不同瘘管原因患者的小规模回顾性研究中有所报道，且随访时间有限。Trompetto 等[192] 报告了 24 名低位 RVF 患者接受 Martius 瓣手术的情况。在这项研究中，42% 的患者瘘管起源于产科，平均随访 42 个月时的总成功率为 91%。Pitel 等[193] 在连续 20 名接受 Martius 瓣手术的患者系列中（70% 进行了粪便转流），平均随访 35 个月时报告了 3 名患者（15%）的轻微并发症和 13 名患者（65%）的愈合。在 Songne 等人的系列中[194]，包括 14 名 RVF 患者（6 名患有克罗恩病），所有患者均使用了转流性造口，13 名患者（93%）愈合。在另外两项使用 Martius 瓣治疗与放射相关的 RVF 患者的研究中，分别观察到 12 名患者中的 11 名和 14 名患者中的 13 名愈合[195-196]。

（6）由结直肠吻合并发症引起的直肠阴道瘘通常需要经腹途径进行修复。推荐等级：基于低质量证据的强烈推荐，1C。

在早期研究中，结直肠吻合口瘘管化到阴道的发生率报告高达 2.2% 的病例；然而，更近期的出版物报告了吻合失败后直肠阴道瘘（RVF）的更高发生率。在这些情况下，通常推荐粪便转流作为初始步骤，以促进急性炎症和相关症状的解决；然而，在选定的病例中，如果有立即或术后早期的 RVF，再次手术和重复结直肠吻合可能更为可取。仅通过分流实现瘘管愈合的情况也有报道。2005 年，Kosugi 等人报告，在 16 名因结直肠吻合失败而导致 RVF 的患者中，有 6 名（37%）仅通过分流就实现了愈合。在这个回顾性系列中，持续性瘘管的患者接受了重复结直肠吻合、肛内推进瓣或经会阴间隙瓣治疗。

（7）全直肠切除术，伴或不伴结肠拉出或结肠肛管吻合，可能是治疗与放射相关或复发性复杂直肠阴道瘘所需的方法。推荐等级：基于低质量证据的弱推荐，2C。

复发性复杂直肠阴道瘘（RVFs）和在盆腔放射治疗背景下发展的瘘管可能适合采用前面描述过的肌肉瓣间置修复[195-196] 或进行直肠切除术，伴原位或分阶段的结肠肛管吻合术。在这些情况下，可能需要使用一种传统的直肠切除术的变体（袖套切除技术），包括切除瘘管通道上方的直肠、瘘管及下方的直肠黏膜切除术、通过直肠剩余的肌肉管道拉出健康的结肠，以及创建缝合的结肠肛管吻合。Nowacki 等[202-203] 描述了这种技术在因宫颈癌盆腔放疗而继发直肠阴道瘘的女性中的应用，并报告了 14 名患者中有 11 名（79%）愈合，并报告说所有愈合的患者的功能性结果都是"良好"的。在 Patsouras 等人[204] 最近的一项回顾性研究中，这项技术在 34 名患者中进行，51% 的患者报告了早期术后并发症，32% 的患者报告了晚期术后并发症。在这项研究中，瘘管愈合发生在 75% 的患者中，25 名患者中有 18 名（72%）调查报告称术后粪便控制正常。

在直肠切除术的情况下，可以使用原位或分阶段（例如，Turnbull-Cutait 手术）的结肠肛管吻合术来恢复肠道的连续性。在对 67 名因各种原因接受 Turnbull-Cutait 手术的患者（仅有 3 名患者有直肠阴道瘘）进行回顾性比较中，Turnbull-Cutait 手术与原位结肠肛管吻合术相比，吻合口漏的发生率（3％对 7％）和盆腔脓肿的发生率（0％对 5％）较低，尽管功能结果相似[199]。在 Corte 等人[167] 对 79 名直肠阴道瘘患者（43％继发于克罗恩病）的研究中，19 名患者接受了切除术，原位（n=8）或延迟（n=11）结肠肛管吻合术，总体成功率为 91％。2016 年，Karakayali 等人[205] 报告了 10 名因盆腔放射继发直肠阴道瘘的患者，他们接受了拉通和直接结肠肛管吻合术，并进行了分流环状回肠造口术，所有患者均未发生吻合口漏并愈合。在这项研究中，术后粪便失禁生活质量指数以及抑郁、生活方式和尴尬评分有所改善，报告的大便控制情况没有显著变化。

尽管许多直肠阴道瘘（RVF）患者在保留受影响直肠的转流性造口术后报告症状缓解，但钟等人[206] 在盆腔放射引起的 RVF 情况下，注意到与单独造口（n=16）相比，接受直肠切除术和转流性造口的患者（n=10）生活质量显著改善。在这项研究中，直肠切除术组在 6 个月和 12 个月时，比单独造口组显著减少了里急后重和肛门分泌物。

### 7. 与克罗恩病相关的肛门直肠瘘

（1）与克罗恩病相关的肛门直肠瘘通常采用外科和内科治疗相结合的方法进行管理。推荐等级：基于中等质量证据的强烈推荐，1B。

管理瘘管型肛门直肠克罗恩病通常涉及多学科方法来控制感染并优化克罗恩病的内科治疗。鉴于支持多学科管理瘘管型克罗恩病患者的证据不断发展，这一实践建议在 2016 年的指南中未被包括，因此被添加到了临床实践指南中。

肛门直肠克罗恩病的内科治疗主要是生物治疗[36,207-210]。关于使用免疫抑制剂如硫唑嘌呤、6-巯基嘌呤、环孢素和他克莫司治疗肛门直肠瘘管的数据有限[211-212]。随机对照试验显示，接受英夫利昔单抗治疗的患者初始瘘管愈合率为 38％～55％[36]，长期愈合发生在 39％的患者中[209]。尽管 2 项随机试验显示，在这种情况下阿达木单抗没有比安慰剂更好的效果[210,213]，随后的随机双盲试验显示阿达木单抗组有 33％的愈合率，而安慰剂组为 13％（P<0.05）[214]。

支持使用赛妥珠单抗的证据不那么有力。然而，克罗恩病中的聚乙二醇化抗体片段评估：安全性和有效性试验表明，在 36％的患者中，肛门瘘管在接受赛妥珠单抗治疗后愈合，而接受安慰剂治疗的患者只有 17％（p=0.03）；当治愈标准被定义为在两次连续随访中愈合 50％或更多，且随访间隔至少 3 周时，两组之间没有发现差异[215]。在许多情况下，至少在治疗初期，内科治疗常与引流挂线联合使用[207-208,216]。

关于手术治疗，肛门直肠克罗恩病瘘管患者是否进行确定性瘘管手术的决定必须个体化，并应考虑症状的严重程度、感染状况、瘘管通道解剖、狭窄的存在以及克罗恩病的状况（特别是直肠炎的存在）。瘘管手术后，与隐性腺体瘘管患者相比，克罗恩病患者更常需要额外的干预措施来处理不愈合的伤口或复发的瘘管[17,172]。对于不需要引流的患者，单独使用抗生素治疗已证明对瘘管型克罗恩病有效；使用甲硝唑和氟喹诺酮类药物治疗已在 90％以上的患者中显示出症状改善（至少是暂时的）[217]。尽管有内科和外科管理，患有严重难治性肛门直肠瘘管疾病的克罗恩病患者最终可能需要进行直肠切除术和永久性粪便转流[218-221]。

（2）克罗恩病患者中的无症状瘘管通常不需要外科治疗。推荐等级：基于低质量证据的强烈推荐，1C。

患有克罗恩病的患者，如果出现无症状的肛瘘，这些肛瘘继发于克罗恩病或隐窝腺感染，且没有局部感染的迹象，通常不需要外科手术干预，因为这些瘘管可能会长时间保持静止状态。在这些情况下，进行手术需承担术后并发症的风险，包括伤口难以愈合或失禁，通常不推荐。

（3）引流性窦道在治疗肛周克罗恩病的多模式治疗中通常很有用，并且可能用于长期疾病控制。推荐等级：基于中等质量证据的强烈推荐，1B。

对于与克罗恩病相关的肛周瘘管，长期引流性窦道（定位窦道）可以成功解决炎症并防止肛周感染，通过保持外部开口并引流来实现[223-226]。然而，窦道可能与持续的渗液有关，这是患者长期且令人烦恼的症状，并且超过20%的患者可能会出现复发性感染[216,227-228]。鉴于关于这一主题的观察和随机证据，这一推荐等级从2016年临床实践指南中的1C等级更改为1B等级。

在一项对32名连续接受英夫利昔单抗治疗肛周克罗恩病的患者的回顾性研究中，同时接受窦道放置的患者（$n=9$）在3个月时的瘘管复发率较低（44%对79%；$P<0.001$），并且复发时间更长（13.5个月对3.6个月；$P<0.001$）[227]。一项针对10例研究（包含4例随机对照实验）的综述和meta分析得出结论，抗肿瘤坏死因子（TNF）治疗结合临时窦道放置可能对瘘管愈合有益[228]。尽管一项对4项比较抗TNF治疗与安慰剂的随机对照试验的meta分析显示，在完全或部分瘘管愈合方面没有差异，但对随访时间超过4周的2项试验的亚组分析显示，完全瘘管愈合的比率增加（46%对13%，$P=0.003$和30%对13%，$P=0.03$）。

包含生物制剂与窦道引流的多模式治疗也与提高瘘管愈合率有关[229-230]。此外，联合疗法已被证明比单独使用抗肿瘤坏死因子（TNF）疗法更具成本效益，并且使用的总体资源更少[231]。关于开始英夫利昔单抗治疗的时机，无论是在窦道放置后30天内还是手术后超过30天，并未显示对愈合率有影响[232-233]。

在接收抗肿瘤坏死因子（TNF）治疗的患者中，去除窦道的最佳时机也不清楚。在一项多中心、随机对照的克罗恩病临床试验中，评估了英夫利昔单抗在一种新的长期治疗方案中对肛周（$n=246$）、直肠阴道或肠皮瘘患者的效果，该试验包括282名患者，窦道在开始英夫利昔单抗诱导治疗后的2周内被去除。在第14周，195名患者（69%）观察到反应，定义为引流瘘管数量减少50%以上，而87名患者（31%）没有反应。与此同时，继续接受维持治疗的患者在54周时有46%显示出反应，而最初对诱导治疗没有反应的患者在54周时有21%显示出反应[234]。尽管这项试验研究了在英夫利昔单抗诱导后2周内去除窦道的患者，但另一项针对21名患者的小型前瞻性研究发现，当在英夫利昔单抗诱导阶段保留窦道时，85%的患者在12周时瘘管症状得到解决[208]。

（4）对于特定的克罗恩病患者，有症状的、简单的、低位的肛瘘可能通过开放性瘘管切开术进行治疗。推荐等级：基于低质量证据的弱推荐，2C。

鉴于克罗恩病肛周瘘管患者可能存在的基线失禁（由疾病过程或作为以前治疗瘘管的干预措施的后果）以及患者将来发展额外的克罗恩病相关瘘管的可能性，在这个情况下，保留括约肌和功能通常是最重要的关注点[238]；在这些情况下进行瘘管切开术需要仔细考虑[239-242]。瘘管切开术后的愈合率从 62％到 100％不等，6％到 12％的患者报告轻度失禁[223-224,237]。然而，一些研究报告了更高的术后失禁率（高达 50％），特别是在有活动性直肠炎的患者中，这强调了选择患者的重要性[223]。

考虑到在克罗恩病背景下瘘管切开术的利弊，这一推荐等级已从 2016 年临床实践指南中的 1C 等级更改为 2C 等级。

（5）经肛内翻推进皮瓣术和 LIFT（经肛括约肌间瘘管切除术）可用于治疗与克罗恩病相关的肛瘘。推荐等级：基于中等质量证据的强烈推荐，1B。

患有克罗恩病和瘘管的患者，理想情况下，瘘管被为单通道，并且没有相关的感染、肛门狭窄、直肠炎或由于以前的肛门直肠疾病或手术造成的干扰性瘢痕，可能被考虑进行手术治疗。在存在局部感染的情况下，通常建议在外科干预之前放置引流性窦道，以提高成功修复瘘管的可能性[217,235,236]。在没有感染迹象并且克罗恩病得到良好控制的患者中，最常见的修复手术是经肛内翻推进皮瓣术和 LIFT。鉴于关于经肛内翻推进皮瓣术和 LIFT 在克罗恩病患者中不断发展作用的观察性证据，这一推荐等级已从 2016 年临床实践指南中的 2B 等级更改为 1B 等级。

一项系统综述包括了 91 名接受经肛内翻推进皮瓣治疗的克罗恩病患者，报告了在平均 29 个月的随访期间，64％的患者实现了瘘管愈合（范围，33％～93％）。在皮瓣手术后，9.4％的患者报告了失禁（范围，0％～29％），这与之前进行过外科修复有关[18,110]。另外，LIFT 手术在一项前瞻性研究中进行了评估，该研究涉及 15 名患有穿透括约肌瘘管的克罗恩病患者。在这项研究中，10 名患者（67％）在手术后 12 个月仍然愈合，没有患者报告失禁，并且术后生活质量显著提高[243]。随后的一项回顾性研究对 23 名连续接受 LIFT 手术的穿透括约肌瘘管的克罗恩病患者进行了评估，发现 11 名患者（48％）在平均 23 个月的随访后愈合；在 LIFT 手术失败的患者中，失败的中位时间为 9 个月[244]。

（6）患有复杂肛周瘘管性克罗恩病且症状未得到控制的患者可能需要进行粪便转流或直肠切除术。推荐等级：基于低质量证据的强烈推荐，1C。

患有严重肛周瘘管性克罗恩病且对药物治疗、局部外科干预或长期窦道引流反应不足的患者，可能考虑进行粪便转流伴或不伴直肠切除术，以控制肛周感染并改善失禁症状和整体生活质量[245]。回顾性评估在这些情况下进行转流的研究表明，64％至 81％的患者对这种方法有初步反应[246]；然而，只有 26％至 50％的这些患者经历了持续的缓解，而其余患者则发展为复发性或持续性难治性直肠炎和/或与持续性瘘管相关的症状[221,245]。总体而言，45％至 68％接受初步粪便转流治疗的患者最终需要进行直肠切除术以控制难治性症状[222,235]。同时存在结肠疾病、持续性直肠炎或肛周感染、以前的临时粪便转流、超过 2 次的窦道放置、大便失禁和肛管狭窄与在这种情况下需要直肠切除术和永久性粪便转流[221,246-247]。在对 556 名因严重难治性肛周克罗恩病接受粪便转流的患者进行的 meta 分析中，64％的患者（95％ CI，54.1～72.5）在粪便转流后有早期的临床反应[246]。在这项研究中，尝试在 34.5％的患者中进行造口回纳，并且只在 17％的患者中成功（95％ CI，11.8～22.9）。在那些接受造口回纳的患者中，有 26.5％的患者（95％ CI，14.1～44.2）因为严重的临床复发需要再次转流。总体而言，42％的患者（95％ CI，32.6～51.2）在接受原本是临时性的粪便转流后需要进行直肠切除术。当比较前生物制剂时代（14％）和生物制剂时代患者（18％）恢复肠道连续性的比率时，没有发现显著差异。在这项研究中，没有直肠炎是与肠道连续性恢复相关的最一致的因素。

（7）在克罗恩病背景下，对于难治性肛周瘘管的特定患者，局部施用间充质干细胞是一种安全有效的治疗方法。推荐等级：基于中等质量证据的弱推荐，2B。

几项一期[248-253]、二期[252,254-255]以及三期[256]临床试验证明了直接输送间充质干细胞（MSCs）治疗药物和外科难治性肛周瘘管性克罗恩病的安全性和有效性。这种治疗肛周瘘管性克罗恩病的方法尚未广泛应用，并且在2016年的临床实践指南中没有被讨论，但自那时以来已经积累了足够的证据，以支持在这些更新的指南中包含这种方法。

尽管在研究方案中存在区别，不论这些方案使用的是同种异体间充质干细胞（MSCs）[250,253,255-256]或自体间充质干细胞[250,252-253,257-259]，这些细胞源自骨髓[254,257]或脂肪组织[251-253,257,258,260]，在输送时有[251-252,257]或没有[254,260]支架，剂量从2 000万到1.2亿个细胞不等[251,260-261]，报告的唯一不良事件是肛周疼痛和脓肿[260-261]。这在6个月到1年的随访期间，这种方法的疗效从50%到83%不等[251,260-261]。与MCSs相关的最大的三期随机对照试验包括212名患者，他们接受安慰剂或1.2亿MSCs，报告两组研究中肛周疼痛和脓肿的比率相当（分别为13%对比11%和12%对比13%）。在这项试验中，与安慰剂组患者相比，用药组患者在6个月随访时显著提高了瘘管愈合率（50%对比34%；$p=0.02$）[255]。一项meta分析确认了MSC治疗与对照组相比具有更高的瘘管愈合率259。两项对患者随访了1年（$n=131$）或4年（$n=13$）的前瞻性研究报道了患者在MSC单次注射后完全愈合后没有复发性肛周瘘管疾病[261-262]。正在进行进一步的临床试验，研究MSCs在克罗恩病背景下的应用。此外，有关使用MSCs治疗隐窝腺性肛周瘘管的数据正在积累，已表明MSCs在这种情况下是安全的，但可能不如在肛周克罗恩病中那么有效。然而，在可以就使用MSCs治疗隐窝腺瘘管提出建议之前，还需要进行更多的试验[263-267]。

（参考文献略）

# 附录二　英国圣马克医院手术记录模板

## 肛　瘘

姓名：

手术日期：

原发瘘管：

窦道　□

皮下　□

括约肌间　□

经括约肌　□

括约肌上　□

括约肌外　□

前侧

内口：

截石位"　"点

位置：齿线下　□

齿线处　□

齿线上　□

直肠　□

右侧　　　　　左侧

马蹄形瘘管：

括约肌间　□

坐骨直肠间隙　□

肛提肌上　□

脓肿：

皮下　□

括约肌间　□

坐骨直肠间隙　□

肛提肌上　□

手术记录

前侧